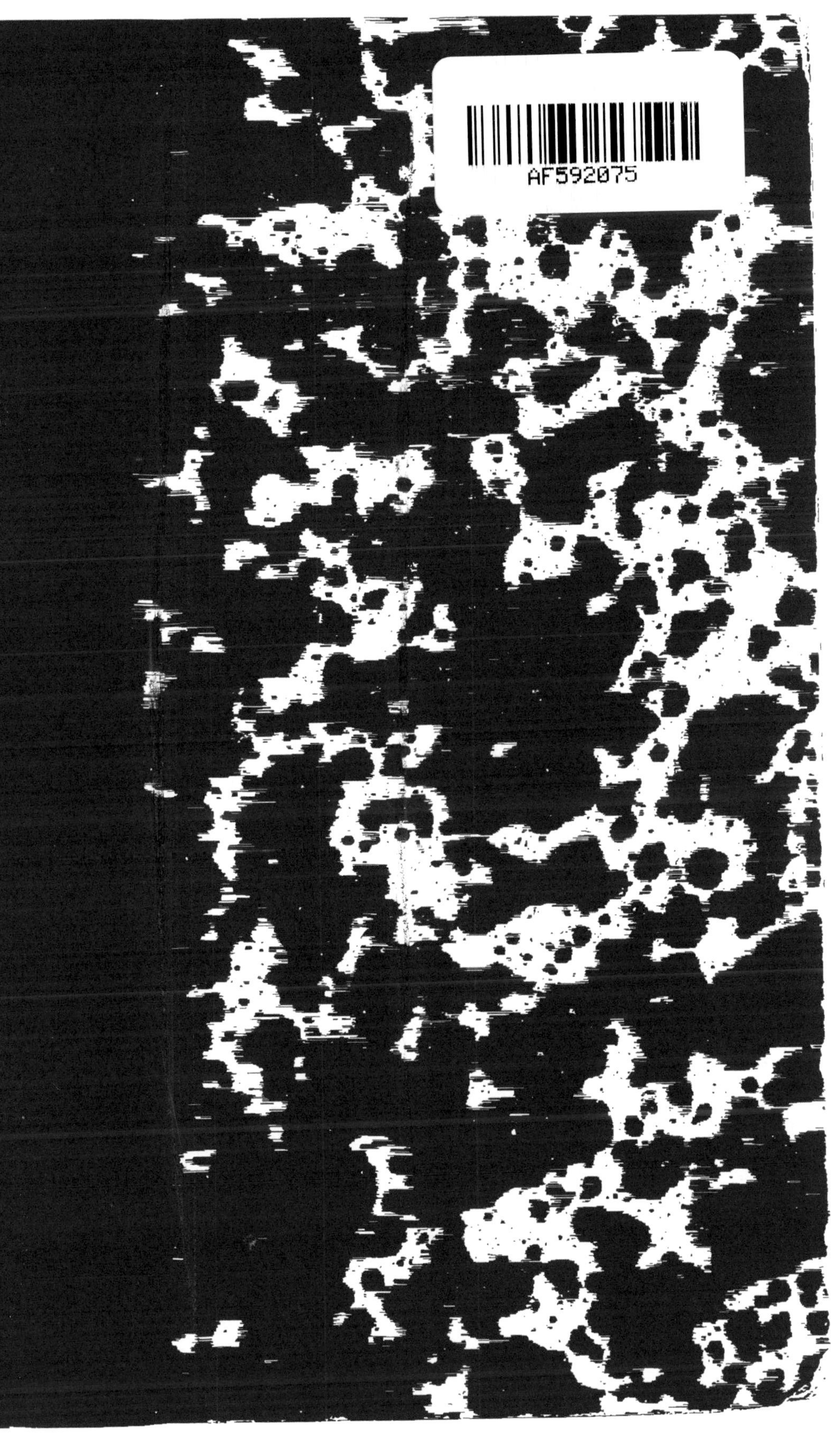
AF592075

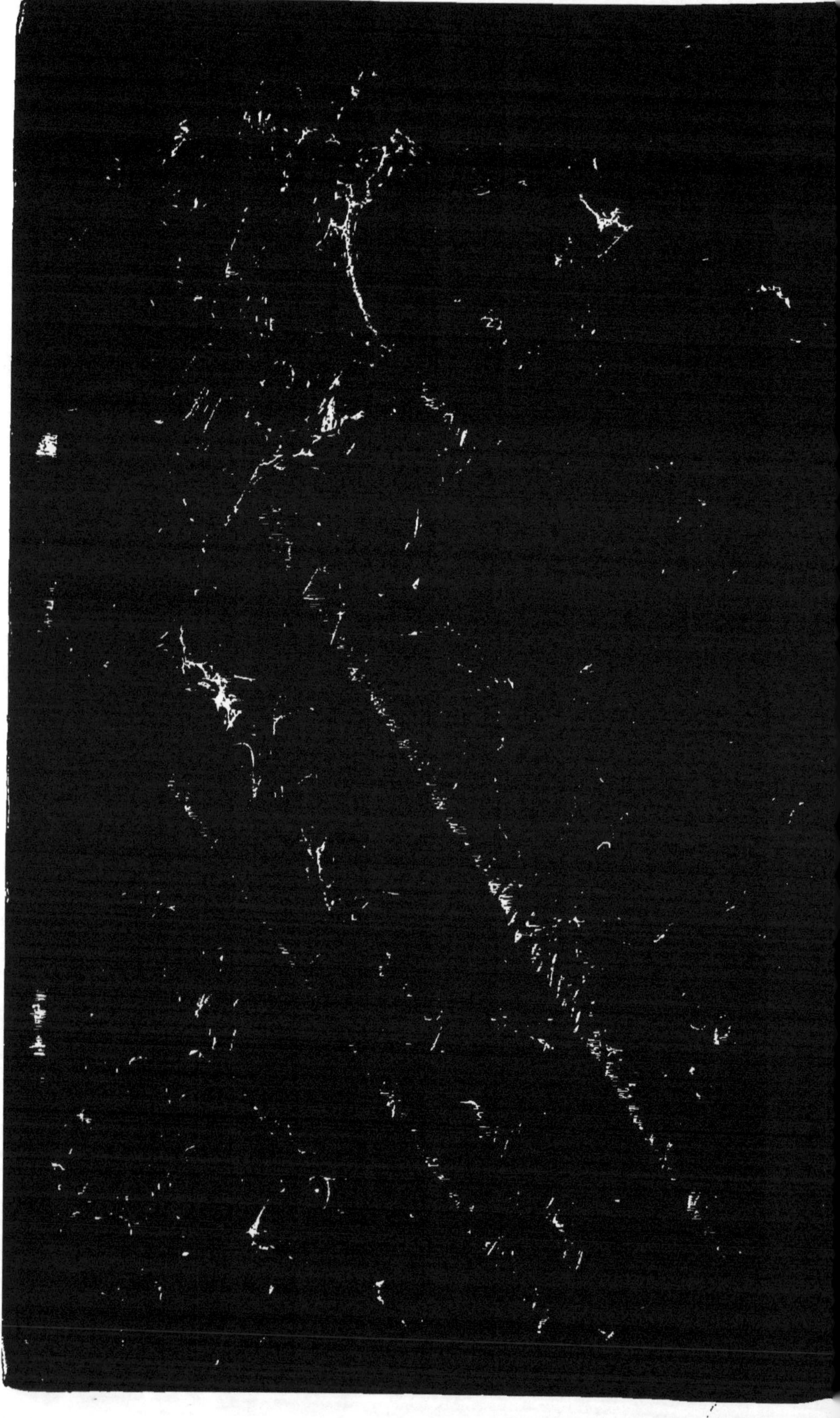

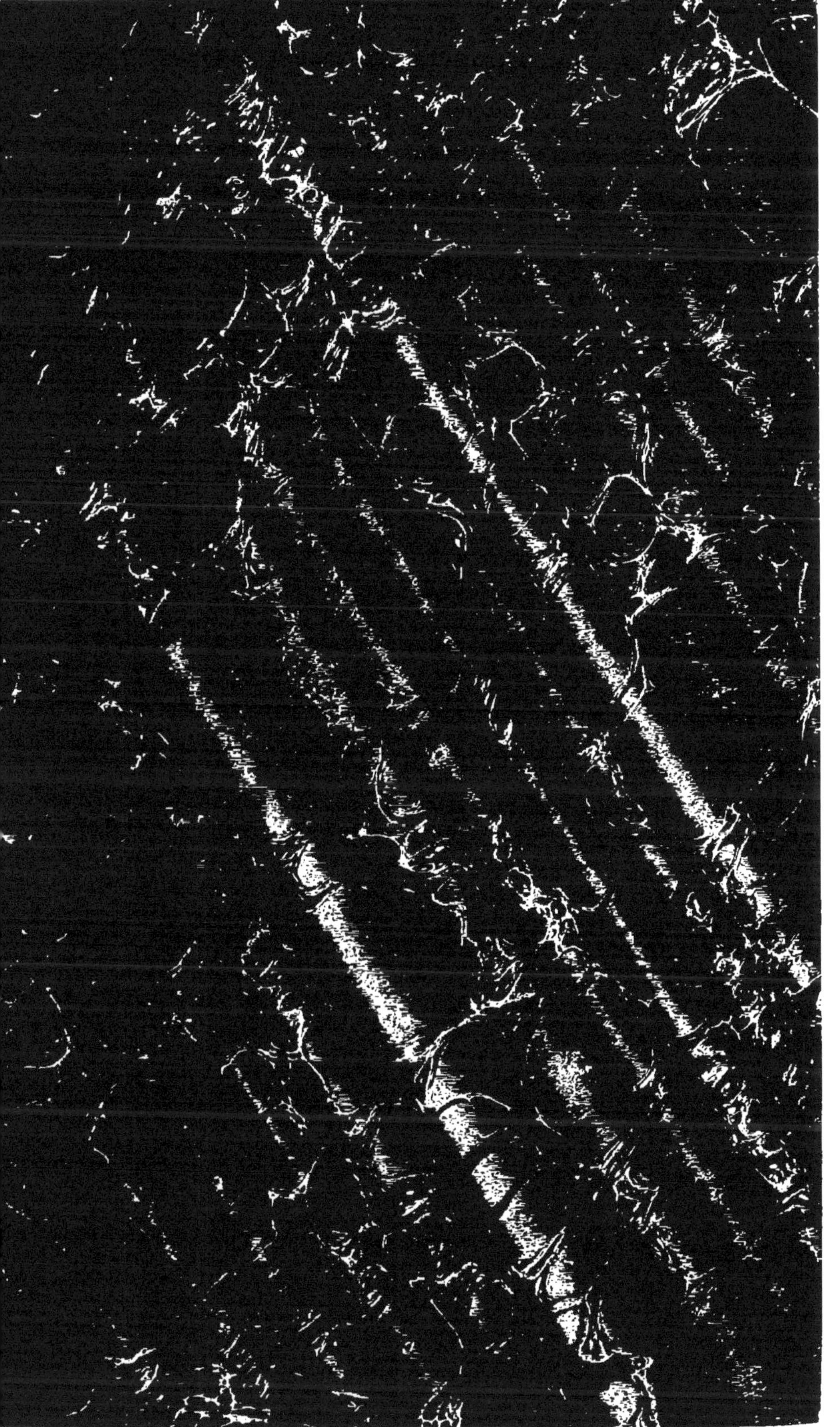

Fonctions

DU

SYSTÈME NERVEUX

GANGLIONAIRE.

Ut potero explicabo, non tamen quasi Pythius Apollo, certa ut sint et fixa quæ dixero.

CICERO, *Tusc., quæst., lib. I.*

LYON. — IMPRIM. DE G. ROSSARY,
RUE SAINT-DOMINIQUE, N° 1.

RECHERCHES
EXPÉRIMENTALES
SUR LES
FONCTIONS
DU
SYSTÈME NERVEUX
GANGLIONAIRE,
ET SUR
LEUR APPLICATION A LA PATHOLOGIE,

Par J.-L. Brachet,

MÉDECIN DE L'HÔTEL-DIEU ET DE LA PRISON DE ROANNE DE LYON,
MEMBRE DE L'ACADÉMIE ROYALE DE MÉDECINE,
DE L'ACADÉMIE DE MÉDECINE DE BERLIN, DE LA SOCIÉTÉ MÉDICALE D'ÉMULATION,
DU CERCLE MÉDICAL, DE LA SOCIÉTÉ MÉDICO-PRATIQUE
ET DES SOCIÉTÉS DE MÉDECINE
DE PARIS, LYON, BORDEAUX, MARSEILLE, ETC.

OUVRAGE QUI, EN 1826,
A OBTENU, A L'INSTITUT, LA VALEUR DU PRIX DE PHYSIOLOGIE
FONDÉ PAR LE BARON DE MONTYON.

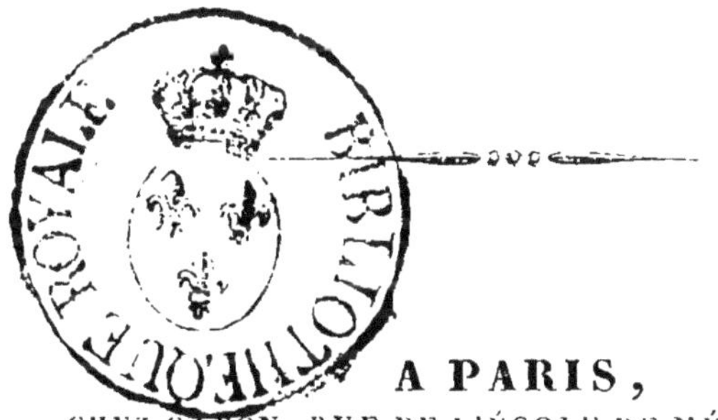

A PARIS,
CHEZ GABON, RUE DE L'ÉCOLE DE MÉDECINE, N° 10.

A MONTPELLIER,
CHEZ LE MÊME LIBRAIRE, GRANDE RUE, N° 321.

A BRUXELLES,
AU DÉPÔT GÉNÉRAL DE LA LIBRAIRIE MÉDICALE-FRANÇAISE.

1830.

PRÉFACE.

Lorsque je me livrais à l'étude de la physiologie, j'étais frappé des nombreuses lacunes que cette science présentait, et des explications gratuites qui ne me paraissaient reposer sur aucun fait; et je me proposais de chercher moi-même la vérité sur ces différens points. Telle a été l'origine des expériences que j'entrepris, aussitôt que je fus débarrassé de mes examens. Le système nerveux ganglionaire fut, de tous les sujets vagues et obscurs, celui qui fixa le plus mon attention. Ses fonctions mal déterminées, ou même plutôt supposées que démontrées, me concentrèrent sur lui une fois que je l'eus abordé. L'importance du sujet qui s'agrandissait à chaque instant, et les heureuses applications qui s'en faisaient naturellement à la physiologie et à la pathologie, me firent appesantir sur son compte beaucoup plus que je ne le pensais d'abord : une expérience en amenait une autre: un obstacle que je surmontais d'un côté, soulevait d'un autre une difficulté qu'il fallait résoudre.

Le plaisir que j'éprouvais chaque fois que ma curiosité était satisfaite, soutenait et excitait mon zèle. Mes expériences se multiplièrent ainsi à l'infini; et j'obtins des résultats qui me fournirent l'explication d'un grand nombre d'actes physiologiques qu'on n'avait point encore expliqués. Comme je n'avais travaillé que pour mon instruction personnelle, je jouissais paisiblement de mon travail, sans songer que je dusse jamais le faire connaître, lorsque la Société médicale d'émulation mit au concours pour le mois d'août 1822, une question sur l'anatomie, la physiologie, et la pathologie du système nerveux ganglionaire. Le programme me tomba entre les mains, un mois avant le terme fixé. Je résolus de me mettre sur les rangs; mais il me fut impossible de faire usage de mes expériences; je n'aurais pas même eu le temps de les mettre en ordre. Je rédigeai à la hâte les résultats que j'avais obtenus, et je les envoyai. Mon mémoire ne fut reçu que cinq jours après la clôture du concours, ce dont je fus informé par M. le docteur Villermé, alors secrétaire général de la société, qui avait reconnu mon écriture. Mon travail fut connu de quelques personnes qui m'engagèrent à le refaire, en appuyant chaque opinion des expériences qui l'avaient fait naître, et à le publier promptement : ou, si cette réforme devait être trop longue, à publier la partie physiologique, tout imparfaite qu'elle était, afin de prendre date. L'événement a prouvé combien leur conseil avait été sage. Le 1er Janvier 1823, je mis donc au jour mon *Mémoire sur les fonctions du système nerveux ganglionaire.* La manière dont il fut reçu, et le langage peu mesuré dont certains critiques se servirent, me firent faire une revue sincère de mes opinions et de leurs motifs. Heureusement je pouvais les appuyer chacune sur des faits nombreux et détaillés, et il en résulta une conviction et une sûreté nouvelle et plus positive pour moi. Seulement je sentis de plus en plus la nécessité de reprendre mon travail par ses bases. La fondation du prix de physiologie expérimentale par feu le Baron de Montyon, stimula mon zèle, et au commencement de 1826, j'envoyai à l'institut ce que j'avais pu refaire sur une base large et vraiment expérimentale. Cette partie comprenait les deux tiers de l'ouvrage. Le succès flatteur que j'obtins, me confirma dans l'idée que j'étais dans la bonne route ; et j'achevai sur le même plan. Si je ne l'ai pas livré plus tôt à l'impression, c'est que j'aurais désiré refaire quelques expériences, et en ajouter même de nouvelles sur plusieurs points. Mes occupations s'y sont toujours opposées; et comme je vois l'impossibilité de m'y remettre, je me décide à ne pas différer davantage. J'ai cru devoir rappeler ces circonstances, afin de faire connaître les époques auxquelles remontent les idées consignées dans cet ouvrage, et de prévenir toute espèce d'inculpation, ou de récrimination, en mettant le lecteur à même de juger à qui appartient la priorité. Il est d'ailleurs si naturel de voir les mêmes idées se présenter aux personnes qui s'occupent du même sujet. Depuis quelques années, le système nerveux a été le sujet des plus laborieuses et des plus utiles recherches des savans. C'est aux brillans résultats auxquels sont arrivés les Magendie, les Tiedemann, les Flourens, les Serres, les Rolando, les Meckel, etc., que la science est redevable des progrès immenses qu'elle a faits. Ces physiologistes célèbres ont concentré leurs recherches sur le système nerveux cérébro-spinal, ce qui doit faire regretter qu'ils ne se soient pas également occupés du système nerveux ganglionaire, parce qu'ils y auraient apporté cet esprit méthodique d'investigation qui prépare et qui assure le succès. Ils ne l'ont point fait. Puissé-je, en publiant mes recherches, sinon remplir entièrement cette immense lacune, du moins signaler ce qui reste à faire. Cependant la facilité avec laquelle les faits pathologiques trouvent une explication naturelle puisée dans mes opinions physiologiques, me fait espérer que mon travail ne sera peut-être pas trouvé sans intérêt. Aussi ai-je cherché à faire l'application sévère de la physiologie à la pathologie, autant qu'il m'a été possible sans m'écarter de mon sujet; de même que je me suis appuyé bien des fois sur des faits pathologiques, pour confirmer l'exactitude du résultat de mes expériences. De façon que mon travail est en quelque sorte un ouvrage de physiologie fait avec de la pathologie, et un ouvrage de pathologie fait avec de la physiologie. J'aurais voulu, s'il eût été possible, traiter ces deux sciences en entier, au sujet du grand sympathique, parce qu'elles se prêtent un secours mutuel, et que je regarde comme impossible de les séparer, quoi qu'en aient dit quelques détracteurs de la physiologie, et surtout de son application à la pathologie, entre autres le docteur Prus, qui s'est le plus déchaîné contre cette alliance, en s'étayant des raisonnemens les plus spécieux et des sophismes les plus séduisans. Il n'importe pas en effet, de savoir, par exemple, *comment un même nerf transmet au cerveau des impressions aussi différentes que le sont celles du chaud, du froid, du sec, de l'humide, de la douleur, du plaisir, du chatouillement, du fourmillement, de la cuisson, de la piqûre,* etc. ; mais de savoir qu'il les transmet ; que c'est bien lui qui est l'organe, le seul organe de cette transmission. Tout son échafaudage de raisonnemens ne paraît être bientôt qu'un badinage, lorsque immédiatement après, on voit l'auteur fonder toute sa théorie sur des idées physiologiques, qui sont au moins tout aussi sujettes à la controverse que celles qu'il a combattues. Au reste, je n'ai jamais dit que ce que j'ai vu, et quoique je sois bien loin d'avoir tout dit et tout vu, toutes mes conséquences n'en sont pas moins si sévèrement déduites de l'expérience et de l'observation, qu'il me semble impossible d'en déduire d'autres, et que les opinions théoriques auxquelles j'ai été conduit, me paraissent les plus naturelles. Je les crois l'expression simple et franche de la vérité, qui a toujours été le but de toutes mes recherches.

En étudiant les fonctions du système nerveux ganglionaire, ou plutôt la part qu'il a dans chaque fonction, je ne me suis attaché qu'à la fonction elle-même. J'ai négligé une foule de questions très-importantes d'ailleurs. Ainsi je n'ai pas cru devoir parler des conduits que Leuwenoek, Housset, etc., avaient trouvés dans les filets nerveux, et que le docteur Bogros y a retrouvés tout seul en 1825. Je n'ai pas cru devoir m'occuper non plus de l'embryogénie et de la névrogénie, partie de la science, qui est si redevable à MM. Serres, Geoffroy-St-Hilaire; je me suis strictement renfermé dans les bornes de mon sujet, afin de mieux l'approfondir. Cependant je ne me dissimule pas les nombreuses lacunes qu'il présente encore; mais à qui la nature a-t-elle jamais dévoilé tous ses mystères à la fois? *Illa arcana (naturæ) non promiscuè patent; reducta et in interiore sacrario clausa sunt*[1].

[1] *Senecæ*, natur. lib. 7, cap. 3.

RECHERCHES
EXPÉRIMENTALES
SUR LES FONCTIONS
DU
SYSTÈME NERVEUX GANGLIONAIRE.

La science de l'homme est la première des sciences ; elle nous intéresse pardessus toutes les autres : et cependant à peine quelques hommes en font une étude particulière. Les chirurgiens et les médecins sont les seuls qui s'en occupent ; et, parmi eux, combien il en est qui ne font que l'effleurer ! Pourquoi notre système social repousse-t-il cette étude au lieu d'en faire une base essentielle de l'éducation, aujourd'hui surtout que les préjugés du fanatisme et de l'ignorance sont dissipés, et n'y apportent plus des obstacles qu'on n'osait pas jadis braver impunément [1]. Les entraves que de vieilles

[1] En reproduisant cette idée dans son discours inaugural pour son entrée en exercice dans les fonctions de chirurgien en chef de l'Hôtel-Dieu, Mortier, victime de son zèle, enlevé trop tôt à la science, à l'humanité et à ses amis, l'appuie de l'exemple donné par le célèbre Bossuet. Ce prélat suivit les leçons de Duvernay et les

erreurs y mettaient, ont tenu dans une longue enfance l'étude de l'anatomie et de la physiologie. Des hommes célèbres ont su de temps en temps se placer au dessus de leur siècle et faire briller une nouvelle aurore, qui bientôt s'éclipsait avec eux. Aujourd'hui un nouvel essor est donné, et l'anatomie de l'homme, riche de nombreuses découvertes, prête son appui à la physiologie, qui n'aurait dû jamais en être séparée, et qui, prenant une marche imposante, s'élève majestueuse au dessus des brillantes hypothèses qui en firent longtemps le roman de la médecine, et écartèrent de son étude un grand nombre d'esprits exacts. Mais c'est sur l'homme vivant qu'il faut surtout apprendre à connaître l'homme vivant. Aussi, doit-on attendre de la médecine les matériaux les plus précieux pour conduire à de nouvelles découvertes : elle est la première source où la physiologie doit puiser, de même qu'elle doit emprunter le secours de la physiologie pour mieux faire apprécier l'altération et le mode d'altération des organes et de leurs fonctions. En se prêtant un mutuel appui, ces deux sciences marcheront à des résultats toujours plus positifs. Une seconde source non moins féconde est

rédigea en corps de doctrine, pour l'éducation de son élève royal, le fils de Louis XIV. Cet exemple mémorable ne prouve-t-il pas l'importance que cet orateur ajoutait à la connaissance de l'homme, et ne doit-il pas dissiper les scrupules de ces ames timorées par une religion mal entendue?

Ne pourrait-on pas encore interpréter, en faveur des études anatomiques, cette inscription placée sur le frontispice de l'un des plus fameux temples de l'antiquité : Γνωθι σεαυτον, *nosce te ipsum*.

fournie par les expériences sur les animaux, et les vivisections, qui, avouons-le, n'ont pas toujours conduit à des données aussi satisfaisantes qu'on avait lieu de se le promettre. Il est une troisième source qu'on a peut-être trop négligée jusqu'à ce jour, c'est l'anatomie comparée. Que ne doit-on pas attendre de cette branche de l'histoire naturelle, si on ne la borne point, comme l'ont fait quelques auteurs à l'étude des grands animaux, dont la structure analogue à celle de l'homme, satisfait la curiosité et ne mène à rien de plus! C'est en examinant les différences des organes, chargés des mêmes fonctions dans les différentes classes d'animaux; c'est en étudiant, et surtout en comparant la manière dont ils remplissent chacun leurs fonctions; c'est en recherchant comment certains organes disparaissent dans quelques espèces, par quels organes nouveaux ils sont remplacés dans d'autres, et quels phénomènes en résultent dans la vie individuelle de chacun, qu'on arrive à ces grandes vues physiologiques, que des siècles d'expériences et de vivisections sur des animaux de la même classe n'auraient pas même fait soupçonner. Si l'on se fût rappelé que beaucoup d'animaux vivaient sans cœur, aurait-on vu, dans ces derniers temps, se reproduire l'opinion qui refuse toute action aux capillaires, et ne reconnaît que le cœur pour agent unique de la circulation? Si l'on eût fait attention que les mollusques ont un foie, ont une veine-porte, que cette veine-porte ne passe point par le foie, que cet organe glanduleux sécrète cependant la bile, on n'aurait pas autant disputé pour savoir si les matériaux de cette liqueur étaient apportés par l'artère hépatique ou par la veine-porte.

La physiologie doit tout attendre de ces trois sources inépuisables ; elle leur doit tous les progrès qu'elle a faits depuis quelque temps, et elle leur devra tous ceux qu'il lui reste à faire : car, ne nous le dissimulons point, les travaux des Haller, des Bichat, des Chaussier, etc., sont loin encore de lui avoir donné cet état de certitude qui en assure la stabilité ; la nature couvre d'un voile épais les fonctions d'un grand nombre d'organes. Ces fonctions seraient connues, que le génie saurait encore les présenter sous un aspect nouveau et leur trouver des rapports intéressans, parce qu'il ne connaît point de limite, et qu'on ne saurait lui en assigner. Malheureusement nous n'en sommes point là ; ce champ fertile offre d'abondantes moissons à celui qui voudra le cultiver. MM. Cuvier, Geoffroy-Saint-Hilaire, Serres, de Blainville, Duméril, Flourens, Dutrochet, etc., nous apprennent comment on peut surprendre les secrets de la nature.

Parmi les points obscurs de la physiologie, les fonctions du système nerveux ganglionaire, tiennent le premier rang. Les efforts des anatomistes et des physiologistes les plus distingués ont échoué jusqu'à ce jour, et à part quelques expériences qui nous restent, presque tout est à faire.

On reconnaît, il est vrai, plusieurs sortes de

nerfs; mais quel vague, quelle incertitude, si l'on veut étudier les attributions de chacun, et lui répartir ce qui est de son ressort! Rien n'est fixé : les hypothèses les plus contradictoires, les plus absurdes, se sont échafaudées les unes sur les autres, et toutes, portant sur des bases mal assurées, sur des suppositions gratuites bien plus que sur des faits, ne forment qu'un chaos, qu'un mélange de confusion et d'obscurité dans lequel un esprit exact cherche en vain la vérité. Cependant, il n'est peut-être pas d'organe qui mérite une étude plus approfondie, à cause de l'importance de ses fonctions, et du jour que jetterait cette connaissance sur l'organisme en général et sur la plupart des fonctions en particulier.

Deux systèmes nerveux sont distribués dans l'économie animale, répandent et entretiennent la vie dans tous les organes, sont les agens de tout sentiment et de tout mouvement, les dispensateurs et les régulateurs des actions vitales, les premiers moteurs de toutes les fonctions. L'un est sous la dépendance directe d'un centre principal auquel, en dernière analyse, tout vient se rapporter. Toutes les expériences tentées sur lui, produisent des effets sensibles et appréciables, et conduisent à des résultats positifs. Piquez un nerf du système cérébral : la douleur d'une part, et l'agitation d'une autre, vous mettent déjà sur la voie de la vérité. Coupez ce nerf, la paralysie des organes auxquels il se distribue achève de la faire découvrir. Changeons de système, et transportons nos expériences sur les nerfs des ganglions. Quelle différence! Les organes paraissent muets.

Mais avant de porter un jugement peut-être prématuré, il faut commencer par tenir compte de la situation profonde du trisplanchnique, qui le soustrait, dans presque toute son étendue, à l'action de nos instrumens. Dans quelques points seulement, on peut arriver jusqu'à lui, et là, il ne se rend à aucun organe important. La manière dont ce nerf pénètre dans nos organes lui fait aussi éluder la plupart des tentatives qu'on pourrait faire sur lui. Ce n'est point un nerf, un cordon, ce sont des milliers de nerfs, de cordons qui y arrivent à la fois et les pénètrent presque de tous les côtés : de sorte que pour intercepter la communication d'un organe important avec le système ganglionaire; il faut presque détacher en entier cet organe, et le priver des matériaux de la nutrition, puisqu'il est indispensable de faire aussi la section des vaisseaux, leurs tuniques étant parcourues d'un grand nombre de filets nerveux. La difficulté de pratiquer de semblables expériences a prolongé notre ignorance sur les fonctions de cet appareil nerveux. On n'obtient même de la plupart que des résultats négatifs; et aujourd'hui encore, nos connaissances sur cet appareil ne sont guère plus étendues, malgré les efforts des Scarpa, des Bichat, et dans ces derniers temps de MM. Ribes [1], Broussais [2], et Lobs-

[1] *Exposé sommaire de quelques recherches anatomiques, physiologiques et pathologiques;* mémoire inséré dans le tome VIII des mémoires de la Société médicale d'émulation.

[2] Mémoire inséré dans le journal universel des sciences médicales.

tein. Depuis Willis, les anatomistes les plus célèbres ont fait du grand sympathique l'objet de leurs recherches. Vieussens, Winslow, Zinn, Johnstone, Haase, Reil, Meckel, etc., ont émis successivement des opinions plus ou moins vraisemblables. Le génie de Bichat avait montré la vérité à cet homme étonnant; mais, privé du secours des expériences et de l'analogie, il n'a pu avancer rien de positif; et quelquefois les hypothèses ont pris la place de la vérité. M. Broussais, dans son mémoire, fait beaucoup d'efforts pour débrouiller le chaos des fonctions du trisplanchnique, et statuer son mode d'action, sa physiologie; mais, plus rempli des brillantes conceptions d'une imagination féconde que des résultats de la sévère expérience, cet ouvrage ne nous semble pas avoir atteint le but désiré. Ainsi, tout ce qui a été fait ou dit jusqu'à présent sur cette question, n'a peut-être fait que l'obscurcir davantage, ou tout au moins que reculer la difficulté. La matière est encore neuve et difficile : *res ardua et inextricata.* Aussi, pour la traiter, faut-il, à l'exemple de Descartes, oublier tout ce qui a été fait ou dit, recommencer sur de nouveaux faits; et puisque les vivisections seules n'ont conduit et ne peuvent conduire à des résultats désirés, se frayer une nouvelle route pour chercher la vérité, étudier les fonctions de l'organe dans les êtres les plus simples, et en faire l'application aux êtres les plus composés. Cette méthode d'analogie, associée aux autres méthodes, nous rendra, je l'espère, plus heureux qu'on ne l'a été jusqu'à ce jour.

Pour mettre de l'ordre dans l'étude des fonctions du système nerveux dont je vais m'occuper, j'examinerai son action : 1° dans tous les êtres organisés considérés en général ; 2° dans quelques organes spéciaux : ce qui établit deux sections principales ; la première est relative aux fonctions générales du grand sympathique ; la seconde, à ses fonctions particulières ou spéciales. Cette dernière présenterait autant de subdivisions qu'il y a d'organes, parce qu'il n'y en a pas qui ne reçoive des nerfs ganglionaires ; mais je me bornerai à en étudier l'influence dans quelques-uns seulement, et je choisirai ceux dans lesquels leur influence se trouve combinée avec l'action des nerfs cérébraux. Je ferai tous mes efforts pour favoriser l'intelligence du mode d'action de chaque système nerveux dans la plupart des fonctions.

SECTION PREMIÈRE.

FONCTIONS GÉNÉRALES DU SYSTÈME NERVEUX GANGLIONAIRE.

La matière revêt deux formes : ou bien elle est matière brute, inorganique, soumise à toutes les lois physiques qui régissent ce vaste univers; ou bien elle est matière vivante, organisée, et sous l'empire de la vie, des lois physiologiques. La différence qui sépare ces deux manières d'être des corps est immense; d'un côté, mort, immobilité, existence illimitée que le hasard produit et que le hasard détruit : de l'autre côté, vie, sensibilité, mouvement, accroissement, durée limitée, reproduction par un appareil générateur qui éternise l'espèce. Tout cela est connu, tout cela tombe sous le sens; mais quelle est la cause première de cette différence? quelle est la cause qui établit la démarcation, qui pose la limite entre ces deux grandes classes des êtres? Serait-ce l'organisation? Cependant, quelque parfait que soit un être organisé, la mort le frappe, et le voilà immobile, insensible; il rentre dans le domaine des lois physiques. Son organisation n'a pourtant pas changé. Il avait donc en lui quelque chose de plus, qui, l'instant auparavant, le faisait sentir, le faisait mouvoir, lui faisait exécuter les actes nombreux qui constituent ses fonctions. Quel est ce quelque chose? la vie, nous dit-on, et l'on croit avoir tout expliqué; mais à présent, qu'est-ce que la vie? ce mot heureux, créé pour voiler notre ignorance, élude la question, et ne la résout point, non plus que tous ceux d'ame, d'archée, de principe vital, etc., qu'on a voulu lui substituer, et qui, malgré les talens et les efforts de leurs créateurs, ne mènent pas plus à la vérité. Sans chercher à pénétrer, dans ce moment, un mystère peut-être à jamais impénétrable, contentons-nous d'observer les faits et leur enchaînement, et d'en déduire des conséquences naturelles, et abandonnons aux métaphysiciens les recherches sublimes sur la nature et le principe des êtres métaphysiques. Quel que soit ce principe de vie, ce n'est plus là ce qui nous importe; ses effets seuls rentrent dans notre attribution : *ubi desinit physicus, ibi incipit medicus*, disait Aristote; axiome que nous pourrions étendre de la manière suivante : *ubi desinit medicus, ibi incipit metaphysicus* [1].

[1] « Les corps à activité spontanée furent dits composés d'une matière inerte et d'un agent moteur. Il restait alors à spécifier ce dernier. D'abord on le dit matériel, ce qui était, dès le premier pas, se mettre en contradiction avec le principe de l'inactivité de la matière; et comme les corps gazeux contrastent par leur mobilité avec l'inertie apparente des corps solides minéraux, ce fut d'abord dans des gaz qu'on chercha cette puissance motrice des corps; car on indiqua comme telle, tantôt l'air, tantôt la matière de la chaleur.

Arrêtons-nous donc un instant à rechercher comment la vie agit sur les êtres vivans, par quel moyen, par quel mécanisme, elle porte son influence à tous les organes; en un mot, quel est l'instrument, quel est l'organe de cette fonction première. Que notre ignorance sur ce mystère ne nous étonne point, les naturalistes, peu versés dans la connaissance de l'organisation, n'ont dû qu'être conduits à de fausses conséquences, et entraînés hors de la voie de la vérité, parce que l'erreur ne peut engendrer que l'erreur.

Comme il ne peut y avoir d'action ou d'effet

Mais il était impossible souvent de rapporter à l'influence de ce gaz les mouvemens qui étaient observés; alors on en cherchait de plus subtils; car, chose étrange, plus une matière était déliée, plus on la croyait active et puissante; à défaut d'en trouver dans les corps, on en imaginait: ainsi, on supposa des *ethers*, des *pneuma*, êtres tout-à-fait chimériques pour la chimie positive de notre siècle. Enfin, à force de chercher des corps de plus en plus déliés, qui fussent de moins en moins corps, si l'on peut parler ainsi, on vint à en supposer qui ne l'étaient pas du tout, des êtres *immatériels*, des esprits, et ces esprits furent dits animer partout la matière, et lui faire produire ses mouvemens. C'est ainsi que *Thalès* plaça des ames dans chaque astre, chaque végétal, chaque animal, pour l'explication des différens phénomènes de l'univers. » (M. Adelon, *Physiologie de l'homme*, tome IV, page 647.)

Il ne nous est pas permis de parler de quelques expériences extraordinaires, dans lesquelles on aurait remplacé le cerveau et la moelle épinière par différens métaux, et fait vivre ainsi plusieurs heures des animaux; et d'autres, dans lesquelles on aurait aimanté des aiguilles avec le fluide nerveux. Cette apparente fusion des fluides nerveux et électrique est encore à son enfance. Au reste, fût-elle vraie, elle n'ôterait rien à la précision de mes recherches. Quelle que soit la nature du fluide vivifiant, ce sont toujours les nerfs qui en sont les organes, les agens de transmission.

sans causes, toutes les fonctions ont un agent, un instrument. Or, la sensibilité et les sensations étant un effet, une action, une fonction, ne peuvent avoir lieu par elles-mêmes ; elles ont besoin d'un agent spécial. De même que la bile ne peut être sécrétée que par le foie ; l'urine par les reins, etc. ; de même aussi, aucune sensation ne peut être perçue sans les nerfs.

La physiologie est riche d'un si grand nombre de faits qui établissent les preuves de l'action des nerfs des sens, que ce serait perdre un temps précieux à les rapporter. Les nerfs sont donc le siége et les agens des sensations, et comme ils pénètrent partout, partout ils doivent porter leur action. Si la manière dont ils l'exécutent n'est pas toujours la même, cela tient à des modifications qui leur sont propres, ou qui sont dues à l'organisation différente de l'organe, qui en modifie l'action pour l'adapter à l'exercice spécial de ses fonctions. Si l'air eut produit sur les membranes muqueuses le même effet que sur les séreuses, la respiration eût été bientôt troublée ; elle eût enrayé les autres fonctions et fait périr l'individu. La sage nature, en repartissant la sensibilité à tous les organes, l'a modifiée selon les fonctions de chacun. Ainsi, ne nous étonnons point de ne pas la trouver dans quelques organes : ce défaut de sensibilité n'est qu'apparent ; elle y est latente, et mille circonstances pathologiques viennent bientôt la développer et la mettre en évidence. Chaque organe possédant la sensibilité au seul degré convenable ;

c'est par elle, telle qu'elle est, qu'il peut exécuter régulièrement ses fonctions ; une dose, ou un degré de plus, deviendrait un obstacle à ce libre exercice. Laissons à d'autres le soin d'exercer leur talent sur les divers modes de la sensibilité [1]. Ce qu'il nous importe de savoir, c'est que tous les organes sentent, qu'ils ne peuvent rien opérer que par la sensibilité, et qu'il n'y a pas de sensibilité sans les nerfs ; d'où nous pouvons conclure qu'il n'existe pas d'organe vivant privé de nerfs. Ce sont là des vérités qui pourraient être regardées comme des axiomes physiologiques.

C'est peu que d'avoir reconnu la sensibilité dans les animaux et dans leurs organes ; je vais plus loin, et j'établis que la sensibilité n'appartient pas exclusivement aux animaux, qu'elle est aussi l'apanage des végétaux, en un mot, de tous les êtres organisés ou vivans, et que partout, elle s'opère de la même manière, c'est-à-dire, par le ministère des nerfs. Tous les végétaux possèdent la faculté de sentir ; voilà un de ces phénomènes si évidens, si palpables, qu'on serait étonné qu'on ait jamais pu la leur disputer, si nous ne savions pas que les animaux eux-mêmes ont été souvent dépouillés de leurs attributs de vitalité et réduits à la condition de machine, d'automate, par des hommes d'un talent supérieur : tant il est vrai que le plus beau génie peut donner dans les plus grands écarts,

[1] Consultez là-dessus Haller et les écrits nombreux de ses sectateurs et de ses antagonistes, vers la fin du dernier siècle, les expériences pour et contre ses opinions, etc.

toutes les fois qu'il substituera des idées préconçues à l'observation des faits et de la nature. Quelqu'un pourrait-il douter encore de la sensibilité des végétaux, en voyant la sensitive témoigner, par son mouvement de contraction [1], combien elle a été sensible au moindre attouchement : la dionœa muscipula punir de son imprudence l'insecte qui va lui dérober sa liqueur mielleuse, en resserrant sur lui ses deux feuilles hérissées de pointes : l'hedysarum gyrans agiter constamment ses folioles quand il fait chaud : l'épine-vinette, l'héliantème commun renouveler tous les printemps le mouvement connu de leurs étamines au moment de la fécondation? En voyant la plante, avertie de quel côté est un bon terrein, y diriger ses racines; tous les végétaux rechercher la lumière avec une intelligence qui ne les trompe jamais; toutes les fleurs lui annoncer, chacune à sa manière, combien elles sont affectées par le retour et la disparition de la lumière; l'une s'épanouir au moment où les premiers rayons du soleil embrasent l'horizon, pour se fermer quand il abandonne notre hémisphère; l'autre se resserrer à son approche, et n'étaler ses belles couleurs que lorsqu'elle n'a plus à craindre l'ardeur de ses feux? Faisons remarquer que cette réaction de sensibi-

[1] On doit à M. Dutrochet la découverte de la cause et des organes du mouvement dans plusieurs végétaux, et surtout dans la sensitive. Mais pour que ces organes soient mis en jeu, il faut qu'ils soient avertis du touchant de la plante, et ils ne peuvent l'être que par ce qu'elle a senti.

lité s'éteint aussitôt que la fécondation a eu lieu. Si nous voulions étendre ces considérations, il nous serait facile de montrer la puissante influence de la chaleur et du froid sur le règne végétal, qui y est très-sensible. Les phénomènes de sensibilité des conferves ont même paru si étonnans à quelques naturalistes, qu'ils ne les ont placés qu'avec effort parmi les plantes.

De ces actes d'une sensibilité apparente, passons à des phénomènes plus cachés, mais qui n'en démontrent pas moins que les végétaux possèdent la faculté de sentir. C'est une vérité reconnue de tous les physiologistes, que dans l'économie vivante, toutes les fonctions sont sous la dépendance de l'action nerveuse, et qu'aucune ne s'exécuterait, si cette action venait à cesser.

A mesure que nous descendons dans l'échelle des êtres, nous voyons disparaître quelques organes et quelques fonctions. Dans les dernières classes, il ne reste plus ni organe des sens, ni organe de l'intelligence; l'appareil si compliqué de la respiration n'est plus, celui de la voix a disparu, la circulation est toute capillaire, la reproduction ne s'opère plus que par bouture, et l'appareil de la locomotion n'est qu'une ébauche : l'animal est réduit à la digestion, l'absorption, la nutrition, l'accroissement, l'exhalation, la circulation capillaire, la génération et la destruction. Eh bien! dans ces animaux, si voisins du règne végétal, qu'ils y ont été classés par quelques naturalistes, les fonctions s'exécutent toutes sous l'influence nerveuse.

Le défaut d'attention avait fait méconnaître chez eux le système nerveux : mais il est prouvé aujourd'hui que les renflemens tuberculeux, et les filamens blanchâtres qu'ils présentent, sont de véritables nerfs. Ces fonctions, qui restent aux animaux les plus imparfaits, à l'exception de la digestion, nous les retrouverons toutes dans les végétaux. Dans les racines, l'absorption s'exerce sur les matériaux avec lesquels les pores absorbans sont en contact. La circulation capillaire fait cheminer les substances qui ont été absorbées avec une rapidité qui varie selon les époques, et qui surtout est très-grande au moment de la sève, comme on peut s'en convaincre, en coupant un sarment, ou en faisant une incision aux branches de quelques arbres : on est étonné de la quantité de liquide qui s'écoule en peu de temps. C'est la nutrition, qui, dans l'intérieur du végétal, fait assimiler à chaque partie les matériaux qui lui sont apportés, et le fait ainsi développer et grandir jusqu'à son état de maturité. Sous le rapport de la nutrition et du développement, le végétal vivace présente une particularité qui est étrangère à l'animal : il a un vaste appareil d'organes, qui se développe à l'extérieur, croît et meurt chaque année; ce sont les feuilles, qui pendant leur accroissement, sont ainsi que les jeunes pousses, douées d'une nutrition des plus actives? N'est-ce pas par exhalation que les feuilles, les tiges de certains végétaux se couvrent d'une liqueur, d'un enduit qui varie selon les espèces? que les gommes, les résines et différens sucs découlent de beaucoup d'arbres ? Que différentes liqueurs sont déposées dans des vésicules, des drupes, des noix et autres parties des végétaux ? La génération est la fonction la plus féconde en merveilles ; le végétal ne semble exister que pour elle : ou il meurt aussitôt que son objet est rempli, ou il tombe dans un sommeil voisin de la mort. C'est à l'éclat et aux variétés de ses fleurs, et à leurs odeurs suaves, que le printemps doit sa richesse et ses charmes. C'est à la multitude innombrable de ses fruits que l'été doit l'abondance de ses moissons, et l'automne ses vendanges et ses récoltes variées. C'est encore la génération des plantes qui a servi de base au système de Linnée, qui l'a mise dans son grand jour, et a su, dans son étude, allier le charme à la conviction. La destruction n'est point une fonction, mais elle assimile davantage les végétaux aux animaux : comme eux, lorsque la vie les abandonne, ils cessent de remplir aucune fonction ; les forces assimilatrices sont éteintes, et ils rentrent sous l'empire destructeur des lois physiques auxquelles ils ne résistaient que par la puissance des lois vitales.

Puisque les végétaux nous ont donné une foule de preuves de sensibilité, puisqu'ils exécutent les mêmes fonctions que les animaux, ils ne peuvent pas en différer autant qu'on l'a pensé, et celui qui a comparé la plante à un animal privé du mouvement, et l'animal à une plante mobile, a exprimé une grande vérité. Cette analogie de fonctions entre les végétaux et les animaux suppose analogie dans la manière dont chaque fonction s'exécute, dont la vie se développe, s'entretient et meurt. Avant d'aller plus loin, je rappellerai que tous les physiologistes modernes regardent le système nerveux ganglionaire, comme l'agent des fonctions organiques. Je ne parle pas de cette question dubitative, par laquelle un physiologiste distingué se demande si le grand sympathique est bien un nerf, parce que je ne crois pas qu'il ait eu l'intention de parler sérieusement; ainsi je reçois et j'adopte la croyance générale comme prouvée et suffisamment établie.

Les nerfs, avons-nous dit, sont les agens de la sensibilité, et, en quelque sorte, l'organe de toutes les fonctions. Il nous faut trouver cet organe, cet agent de la sensibilité dans les végétaux, puisque les végétaux sont sensibles, et exécutent des fonctions. Eh bien! cet organe ou cet appareil, ils le possèdent. Déjà quelques naturalistes leur avaient reconnu des propriétés vitales; ainsi J. Gorter, le premier, distingua l'irritabilité vitale des plantes, de la simple élasticité mécanique [1]; Darwin leur attribue des sensations, quelques sentimens, et même un certain degré de puissance volontaire, un *sensorium commune*, d'où dérive, comme dans les animaux, un certain nombre de *caténations*, de mouvemens; Lups reconnut cette irritabilité, surtout dans l'explosion des anthères de l'épine-

[1] *Exercitationes medicæ quatuor.* Amsterdam, 1737.

vinette. Quelques autres physiologistes ont observé le même phénomène sur différentes plantes. Vicq-d'Azir accorde de la sensibilité aux plantes, et les place à côté des zoophytes [1]. Lametterie, dans un ouvrage fort étendu sur la physiologie des plantes, leur trouve toutes les fonctions des animaux. Si les interprétations qu'il donne des phénomènes, sont un peu forcées, elles n'en prouvent pas moins la susceptibilité des végétaux et l'influence des différens modificateurs. Quel est donc cet appareil nerveux végétal qu'on n'avait pas encore soupçonné, quoiqu'il soit bien développé? Comme dans les animaux, la nature, à cause de son importance, l'a placé profondément à l'abri des agens destructeurs, lui a creusé une demeure au centre du végétal, qui l'enveloppe dans tous les sens et le protège puissamment. Cet appareil, c'est la moelle : ceci n'est encore qu'une assertion, et comme une assertion sans preuve tombe d'elle-même, les considérations suivantes nous fourniront des développemens qui ne laisseront aucun doute.

Prenons un végétal, ouvrons-le depuis la radicule la plus tenue jusqu'au dernier ramuscule, et nous le verrons composé de différens tissus, jusqu'au centre qui est occupé par une substance spongieuse, sans consistance, qui fournit latéralement les *productions médullaires*, lesquelles vont

[1] *Œuvres complètes*, tome IV, troisième discours sur l'anatomie, pag. 229 et suiv.

s'épanouir à la surface de l'écorce, ou se répandre dans toutes les parties végétales, et les *appendices médullaires*, qui ne s'étendent pas au delà du tissu ligneux, et dont la moelle est toujours incolore, comme celle du canal médullaire. Observons un végétal dans ses premiers rudimens, *ab ovo;* et nous verrons dans la graine, le germe se gonfler par l'humidité, et envoyer bientôt dans leur sens respectif, la plumule et la radicule. Ce germe et ses premiers rudimens ne sont presque que de la substance médullaire, la plumule et la radicule grandissent et sortent des cotylédons; une pellicule sensible les enveloppe et prend peu à peu tous les caractères de l'écorce [1]. Les développemens consécutifs de la plante ne sont pas dans les mêmes proportions que ceux qui ont précédé : la moelle reste pour ainsi dire stationnaire, tandis que les autres parties prennent un accroissement considérable; aussi est-il d'observation constante, que la substance médullaire est proportionnellement d'autant plus abondante que le végétal est plus jeune. Même remarque pour le système nerveux des animaux.

Voyons encore à l'époque de la floraison et de la fructification, la tige de la fleur, organe géné-

[1] Si l'on veut avoir des détails intéressans sur la structure et les développemens de l'ovule végétal, après avoir étudié Grew et Malpighi. on consultera avec fruit les recherches successives de MM. Turpin, Auguste Saint-Hilaire, Tréviranus, Dutrochet, Th. Smith, R. Brown, Adolphe Brongnart, Raspail, et, tout récemment, de M. Mirbel.

rateur doué de la plus grande vitalité, contenir dans son intérieur une portion considérable de moelle.

Une disposition mérite de fixer toute notre attention, ce sont des espèces d'intersections, ou plutôt de gonflemens de la moelle qui sont plus ou moins rapprochés, selon les plantes qu'on étudie. Ces nouûres ne sont pas également développées ou apparentes dans tous les végétaux, aussi pour les étudier et les bien voir, faut-il donner la préférence aux plantes noueuses, telles que la vigne, le sureau, les persicaires, les caryophilées, la brionne, les graminées, les renouées, plusieurs joncs, etc. Prenons, par exemple, une jeune tige de sureau, disséquons-la : se présente d'abord un large canal médullaire, non interrompu dans l'intervalle qui sépare chaque nouûre ; mais dans cet endroit, la moelle, combinée à une substance nouvelle, change un peu de caractère, et envoie çà et là des filamens qui se dirigent dans l'épaisseur du corps ligneux, où leur ténuité les fait bientôt perdre. C'est dans ces renflemens ou *ganglions*, qu'on voit se rendre le filet médullaire de la feuille, et les filets, bien plus marqués de la tige, de la fleur et du bourgeon, qui doit un jour faire une branche. La plante est plus faible dans cet endroit ; et s'y rompt facilement, parce que le ligneux y est aminci et entrecoupé par les filets qui le traversent. Si la tige qu'on étudie est plus ancienne, le ganglion ne conserve pas la même consistance ; en se concentrant davantage, il devient plus ferme, plus résistant, moins épais, et il forme un véritable diaphragme. A quelque âge du végétal qu'on l'examine, cette nodosité est toujours apparente, lorqu'une branche en part; mais si cela n'a pas lieu, la partie ligneuse fait des progrès à l'intérieur, diminue le canal médullaire, le régularise, et rend la substance médullaire à peu près uniforme dans toute son étendue, ainsi qu'on l'observe dans le tronc et dans les grosses branches. Ces espèces de ganglions médullaires sont bien apparens dans les plantes à feuilles opposées; mais ils le sont beaucoup moins dans les plantes où les feuilles sont alternes, excepté dans l'endroit d'où part un rameau; toujours il existe là un ganglion.

Ces dispositions anatomiques indiquent l'importance de l'organe médullaire dans la plante : la nature n'aurait pas pris le soin de lui assigner la place la plus avantageuse et la mieux garantie, si elle n'en eût fait qu'un organe subalterne; mais elles ne suffisent pas. Cependant quelques naturalistes, trompés par la végétation toujours active des vieux arbres dont le tronc creux était dépouillé de moelle, n'ont pas hésité à la regarder comme inutile à la végétation, comme dépourvue de toute action, de toute influence. Une expérience, citée plus loin, nous mettra dans le cas d'apprécier cette opinion. Je n'entre point ici dans le détail de la plupart des hypothèses sur la nature et sur les fonctions de la moelle végétale, je rappellerai seulement qu'elle est assez généralement regardée comme un organe ou un suc nourricier, dans lequel la jeune plante puise d'autant plus abondamment qu'il est alors plus abondant lui-même. Linnée et Haller ont soupçonné une partie de ses fonctions. Le premier lui reconnaît de grands rapports avec les parties sexuelles, avec la génération : il avait vu cette substance se continuer avec le pistil, et il avait remarqué que les plantes se reproduisent d'autant plus facilement par bouture, marcottes et fructification, que la moelle est plus abondante. Le second l'a regardée comme l'organe le plus essentiel à la nutrition. On ne peut pas sérieusement s'occuper de réfuter l'opinion qui place la moelle au rang des sucs nourriciers : en supposant que cela fût, ce ne serait que reculer la difficulté. Comment, en effet, serait-elle devenue elle-même cette matière nutritive? La nature, si simple dans ses opérations, n'aurait-elle pas ici multipliée les moyens sans nécessité? Ne serait-ce pas deux fonctions pour une, puisqu'il est bien plus facile à la nutrition de s'opérer directement dans chaque partie, que de commencer par un organe particulier? Quant aux opinions de Linnée et de Haller, elles sont vraies : seulement elles sont trop limitées.

Dans une longue convalescence que je passai, il y a quelques années, à la campagne, je sentis réveiller mon goût pour la vie champêtre, et je m'empressai de profiter de l'occasion, pour étudier quelques points de la physiologie végétale. Voici le résultat de mes essais sur la moelle.

J'ai pratiqué sur plusieurs branches de sureau

une ouverture assez grande à la partie moyenne du cylindre qui est placé entre deux nouûres, et, au moyen d'un stylet, j'ai détruit la moelle : jamais il n'en est résulté d'effet sensible ; la cavité est restée ou s'est fermée à la longue ; mais la branche n'a point péri ; j'ai examiné dernièrement deux branches que j'ai retrouvé. Dans toutes les deux, le cylindre était irrégulier, plus mince, et enfoncé à l'endroit des ouvertures. La substance ligneuse avait augmenté d'épaisseur, et la cavité médullaire avait disparu ; il m'a été possible de suivre sur l'une des deux branches, et à travers le corps ligneux, deux petits cordons médullaires, qui s'étendaient de l'un à l'autre ganglion.

Je ne m'en suis pas tenu au sureau, plusieurs plantes, entre autres, la vigne, la brionne, et une espèce de jonc, m'ont servi à répéter la même expérience. J'ai obtenu les mêmes résultats négatifs. Mais comme il m'était plus difficile d'opérer convenablement, la tige a souvent péri ; ce que j'ai attribué bien plus à son délabrement dans le point expérimenté qu'à la destruction de la moelle.

Tout le monde connaît l'opération perverse de cultivateurs malveillans qui, pour détruire le verger d'un propriétaire dont ils sont jaloux, en font périr les jeunes arbres en pratiquant une ouverture au tronc, et en y introduisant du mercure : si le métal liquide arrive à la moelle, l'arbre périt. S'il n'y parvient pas, l'opération ne l'empêche pas de vivre. J'ai fait plusieurs essais sur quelques jeunes peupliers, et je me suis convaincu de l'action du mercure sur la moelle, en disséquant l'arbre quelque temps après, soit qu'il fût mort, soit qu'il eût survécu.

Sur les mêmes végétaux, et de préférence sur le sureau, à cause de la plus grande facilité avec laquelle on peut opérer sur ses branches, j'ai fait une ouverture très-près de la nouûre, tantôt au dessus, tantôt au dessous, et avec un stylet, j'ai détruit l'intersection, ou ganglion médullaire. Quand la tige était jeune, la mort suivait de près l'opération : si elle était plus ancienne et qu'un rameau en partit latéralement, la tige mère ne périssait pas toujours, mais le rameau se flétrissait bien vite. Enfin, si la branche expérimentée comptait plusieurs saisons, la mort ne suivait pas toujours l'expérience, et l'ouverture finissait par se cicatriser. Dans tous les rameaux qui ont péri peu après l'expérience, le ganglion avait été bien détruit; mais lorsque le rameau avait survécu, toujours il restait quelques portions du ganglion et quelques-unes des productions médullaires, qui s'étendaient dans le corps ligneux. J'aurais été curieux de voir si le ganglion s'était régénéré, ou si la petite portion qui avait échappé à l'action de l'instrument avait suffi pour entretenir la vie.

Ayant remarqué avec quelle facilité les morceaux de saule, d'acacia, de sureau, reproduisaient un végétal, j'ai tenté plusieurs manières d'opérer cette reproduction. Des rameaux un peu longs et mis en terre, ont constamment repoussé. Des branches plus courtes repoussaient également bien, pourvu qu'il restât plusieurs nouûres ou intersections sur le sureau, ou plusieurs de ces yeux qui annoncent une disposition à former une branche, lorsque c'était le saule ou l'acacia.

Lorsqu'une seule nouûre restait au morceau de sureau, quel qu'ait été le morceau mis en terre, la végétation n'a pas eu lieu. Cependant, dans une circonstance, le rameau était presque entièrement caché dans la terre, la nouûre a fourni d'un côté une tige, et de l'autre, une racine.

Quelque longue que fût la tige mise en terre, elle ne repoussait point, lorsqu'avec un long stylet j'avait détruit au loin la moelle.

Le sureau n'a point non plus repoussé, lorsque sans détruire la moelle entière, je me suis contenté de désorganiser les ganglions médullaires qui correspondaient aux nouûres ligneuses.

Coupez une pomme de terre en plusieurs morceaux, et mettez-les en terre : tous ceux qui ont conservé un ou plusieurs *yeux* intacts, donneront naissance au végétal, et non les autres. Examinez et poursuivez ces *yeux* jusque dans l'intérieur du tubercule, et vous leur trouverez tous les caractères d'un petit appareil médullaire.

Pour bien réussir dans la plupart de ces expériences, il ne suffit pas de passer un stylet dans le ganglion, il faut le détruire en totalité; sans cette précaution, la tige continue à pousser comme auparavant. Pour que le rameau périsse, il faut avec un stylet recourbé aller détruire la moelle jusque dans l'origine du rameau lui-même. Il m'est quelquefois arrivé, malgré toutes ces précautions, de ne pas même ralentir la végétation. Dans ces cas, je n'ai pas cherché à me faire illusion, en me représentant l'opération comme mal faite, et en attribuant la continuation de la végétation à quelque portion intacte du ganglion. Je me suis rendu au fait et je n'ai cherché la cause ailleurs que dans la moelle. D'après cela, j'ai dirigé mes recherches sur l'écorce, et voici ce que j'ai observé.

Lorsqu'en détruisant la moelle, j'ai pratiqué en même temps une section demi circulaire avec perte de substance immédiatement au dessous du bourgeon, d'où sortait un rameau naissant, jamais le bourgeon n'a pris de l'accroissement, il s'est toujours flétri. J'ai répété cette expérience sur un grand nombre de végétaux différens, le résultat a toujours été le même. J'ai dit avec *déperdition de substance*, parce qu'en pratiquant une simple incision, l'écorce reste rapprochée, se réunit bien souvent, et continue ses fonctions comme auparavant.

Lorsque j'ai pratiqué l'excision demi-circulaire au dessous du jeune rameau, sans détruire la moelle, le rameau ne s'est point flétri, mais il a poussé avec moins de vivacité ; sa végétation était bien moins active, il n'a plus fait que languir. Alors j'ai fait autour du bourgeon et très-près de lui, une incision circulaire avec déperdition de substance, sans intéresser la moelle. Le plus souvent la mort du bourgeon ou de la jeune pousse s'en est suivie. Cependant la végétation a quelquefois continué, dans les jeunes végétaux, ou sur les jeunes tiges, surtout dans les végétaux dont le ligneux est moins compact : le rameau s'est développé, mais avec bien moins de rapidité que les rameaux voisins. Mais lorsque en même temps, j'ai détruit la moelle avec les précautions convenables, constamment la végétation a été anéantie dans le rameau.

J'ai répété ces mêmes sections circulaires de l'écorce sur les tiges que je mettais en terre ; elles m'ont fourni les mêmes résultats, c'est-à-dire, que les bourgeons, autour desquels je faisais ma section circulaire avec déperdition de substance, n'ont poussé n'y racine, ni branche, toutes les fois que la moelle était convenablement détruite. Lorsque la section n'était que demi-circulaire, le plus souvent elle n'empêchait pas l'épanouissement du bourgeon.

Ces expériences, en apparences contradictoires, nécessitent quelques explications sur les fonctions de l'écorce. Nous avons vu effectivement cette enveloppe des plantes jouer un grand rôle dans la végétation, et balancer l'importance de la moelle. Comment agit-elle? ou plutôt quelles sont ses véritables fonctions? Voilà ce qu'il nous importe d'exposer, afin de répartir à ces deux appareils la part d'action qu'ils ont chacun dans la végétation, et de dissiper le vague qui résulterait des expériences précédentes. Ce que nous avons vu, prouve l'importance de tous les deux, il ne s'agit que de les isoler pour se convaincre que leur action n'est pas la même.

Les végétaux sont parcourus de vaisseaux sans

nombre et très-variés qui portent les sucs nourriciers dans toutes les parties de la plante. Les différens tissus du végétal ne sont pas également pourvus de ces vaisseaux. Le corps ligneux n'en contient que la faible quantité indispensable à sa nutrition peu active. L'aubier en présente un plus grand nombre ; mais on en trouve une si grande quantité dans l'écorce, qu'on peut la regarder comme le système circulatoire de l'arbre. Elle joue un rôle bien plus important que celui de simple enveloppe ; elle est le soutien de l'appareil de la circulation. Dans le temps de la sève ; fendez l'écorce de la plupart des arbres, vous voyez les sucs en découler. Les résines, les gommes, l'opium, etc. , s'obtiennent de cette manière. Coupez la tige , vous voyez la surface de la solution de continuité se couvrir de gouttelettes , d'autant plus nombreuses et plus volumineuses , qu'elles se rapprochent davantage de l'écorce. Détruisez dans toute sa circonférence , l'écorce d'un jeune arbre ou d'une tige , les sucs ne pouvant plus s'élever à la partie supérieure, l'arbre et la tige périssent. N'en détruisez qu'une partie, la circulation n'étant pas entièrement interceptée , la vie se maintient , il est vrai, dans la partie supérieure ; mais la nourriture n'y arrivant qu'en moindre quantité, la végétation languit, et l'arbre dépérit, à moins que la circulation ne soit suffisante dans la portion d'écorce qui reste, ou que le travail de la cicatrisation ne fasse développer la portion d'aubier mise à nu, de manière à fournir à la partie supérieure la quantité de liquide nécessaire à sa nutrition, à son accroissement, et à ses sécrétions. Il se passe ici précisément la même chose que lorsque, dans un animal, on fait la ligature d'un gros vaisseau. A l'exemple de Sténon, liez l'aorte sur la première vertèbre lombaire; bientôt le sentiment et le mouvement sont abolis dans le train de derrière, pendant que la circulation et la vie continuent dans les parties de devant. Laissez la circulation se rétablir en lâchant la ligature, le retour du sang aux organes y ranime la vie. Interceptez la circulation d'un membre, en en liant, à l'exemple de Cigna et de Fowler, les gros vaisseaux; le membre périt, ou se paralyse, excepté lorsque les ramuscules et les capillaires que la ligature n'a pu comprendre, suffisent pour y entretenir la vie : il vit, mais la nutrition y étant moins complète, il maigrit et s'atrophie, à moins que les moyens supplémentaires de la circulation, n'acquièrent un volume plus considérable et ne parviennent à suppléer complètement à l'artère liée ou obstruée. Ce que je viens de dire, c'est ce que j'ai observé bien des fois, en suivant les conséquences de l'operation de l'anévrisme, et de la ligature des gros vaisseaux, à la suite des plaies plus ou moins graves. L'écorce est donc le principal système circulatoire des végétaux. En supposant même qu'elle soit plus spécialement affectée au retour de la lymphe, ainsi que le veulent entre autres naturalistes, M. Decandole et M. Dutrochet, elle en serait toujours une partie bien essentielle; elle serait leur système veineux, elle présenterait même cette espèce de conformité avec les animaux dont les veines rampent, principalement à la surface, sous les tégumens. Cependant, d'après les expériences même de M. Dutrochet, elle servirait aussi à l'ascension de la sève. De même que le système circulatoire des animaux, celui des végétaux reçoit un grand nombre de filets de prolongement du système nerveux ganglionaire, que Prochafka regardait comme le système nerveux de la circulation. Ces filets accompagnent les capillaires partout; ils s'identifient et se distribuent avec eux; et, de même que sur les vaisseaux des animaux, ils forment dans leur trajet, un plexus perpétuel qui les renouvelle et les entretient indéfiniment, de telle façon que ce plexus, isole en quelque sorte chaque partie de la plante, de la plante entière, et lui permet souvent une existence indépendante, pourvu que la partie séparée conserve quelques ganglions, et que les matériaux nutritifs soient présentés à son absorption. C'est ainsi que de petites tiges d'arbre, de plante ou de fleur, détachées du tronc et placées dans l'eau, y végètent bien long-temps avant de périr. J'ajouterai encore que j'ai plusieurs fois placé des ligatures fortement serrées, autour de jeunes tiges de sureau et de saule, et qu'en interceptant ainsi la circulation, la tige s'est flétrie, et a repris son activité par l'ablation de la ligature, et le retour de la circulation. Enfin, pour lever tous les doutes sur les véritables fonctions de l'écorce, j'ai disséqué la partie de cet organe qui constitue le bourgeon, et j'ai trouvé tous les rudimens d'un ganglion médullaire, qui communique avec le ganglion central de la moelle, et auquel aboutissent plusieurs prolongations médullaires. Pour me convaincre qu'il était bien le germe nerveux de la tige, je l'ai détruit plusieurs fois, et le rameau qui se serait développé dans ce point, ne l'a jamais fait. J'ai greffé à l'écusson plusieurs jeunes arbres, et j'en ai varié la manière pour rendre cette opération intéressante. Lorsque j'ai greffé un *œil*, c'est-à-dire, une portion d'écorce avec un bourgeon, le bourgeon a presque toujours fourni une tige. Ayant observé que la portion d'écorce que l'on soulève pour recouvrir le greffe se frappe de mort et tombe, et que les bords de l'ente s'unissent ensuite avec la partie d'écorce restée saine et attachée à l'arbre, je pensai qu'on pourrait faciliter et abréger ce travail d'adhérence, si l'on retranchait cette portion d'écorce excédante, de manière à faire sur l'arbre greffé une déperdition d'écorce, qui reçût bien exactement la greffe elle-même. Mes espérances n'ont point été trompées : toutes les fois que j'ai greffé de cette manière, avec la précaution d'assujettir la greffe au moyen d'un papier gommé et de quelques tours de fil, en ne laissant libre que l'*œil* ou bourgeon, le résultat a toujours été plus prompt, c'est-à-dire, que dans la partie inférieure, l'ente a toujours été plutôt confondue avec l'écorce de la tige sur laquelle elle était implantée. J'ai détruit les yeux de plusieurs greffes avant de les appliquer sur l'arbre nouveau. Les greffes ont contracté adhérence, mais jamais elles n'ont donné naissance à aucun rameau [1].

Je puis me tromper; mais il me semble que ces expériences ne peuvent plus laisser de doute sur les véritables fonctions de l'écorce. De sorte qu'il est presque inutile de rapporter quelques essais que j'ai faits sur la tige qui servait à greffer à la poupée. Les résultats ne font que confirmer ce que j'ai déjà mentionné, relativement à la destruction de la moelle : car la végétation a été plus ou moins ralentie ou abolie dans la tige, suivant que la moelle en avait été plus ou moins bien détruite. Jamais la greffe n'a poussé, lorsque l'écorce en était détruite en même temps que la moelle, jusqu'au dessus de son implantation dans la tige mère. J'ai souvent vu la greffe végéter faiblement et finir par périr, lorsque son écorce n'était pas en rapport avec l'écorce de l'arbre, soit qu'elle fût trop en dedans ou trop en dehors : aussi, dans cette opération, doit-on avoir la plus grande attention d'établir un rapport bien exact entre les deux écorces. Cela est si vrai, que je n'ai pas remarqué de différence sensible entre la greffe dont j'avais enlevé la portion d'écorce qui aurait été placée sur l'aubier, et la greffe dont je n'avais rien soustrait.

Ainsi, l'action de l'écorce sur la vie des végétaux, bien loin de contredire ce que nous avons dit de la moelle, vient au contraire le confirmer. Il en est de même que pour les animaux, la sensation ne peut pas seule entretenir la vie ; l'être vi-

[1] Je me dispense de parler ici des entes animales.

vant a besoin que des matériaux nouveaux soient sans cesse présentés à tous les organes ; or, dans les uns comme dans les autres, les matériaux sont apportés par un système vasculaire dont la fonction constitue la circulation. Si l'on ne peut entretenir la vie d'un animal dont on anéantit la circulation, pourquoi voudrait-on qu'il en fût différemment pour le végétal? Les mêmes effets reconnaissent toujours les mêmes causes ; la nature ne multiplie pas sans nécessité ses moyens.

Ces expériences, mais principalement celles qui sont relatives à la reproduction, deviennent la preuve la plus convaincante que l'appareil médullaire des végétaux est un véritable système nerveux. Si, en effet, la moelle était sans action, sans influence, pourquoi la destruction des ganglions anéantirait-elle le principe vivifiant, et s'opposerait-elle à la reproduction, tandis qu'un délabrement beaucoup plus étendu du cordon médullaire, n'empêche point le nouvel arbre de se reproduire, pourvu que les ganglions soient intacts? Ces expériences quoique bien incomplètes, ont été suffisantes pour moi ; elles m'ont donné la mesure de l'action de la moelle, et me l'ont fait regarder comme le système nerveux des végétaux. J'aurais pu les multiplier beaucoup ; j'étais tenté surtout d'examiner jusqu'à quel point les anciens avaient été vrais dans l'expérience par laquelle ils essayaient de détruire toute la moelle d'un arbre, pour en rendre les fruits plus savoureux et dépourvus de noyaux ; mais cette opération est évidemment impraticable, surtout dans les arbres à nouûres, et le fût-elle, elle ne prouverait rien, puisqu'elle ne détruirait pas les filets nerveux ou *productions médullaires*, qui marchent dans l'épaisseur de la couche ligneuse de l'aubier et de l'écorce. La moelle est donc le système nerveux végétal ; mais ce système nerveux n'a point de centre unique d'action, ou plutôt chaque point peut devenir un centre indépendant, puisqu'il peut dans les végétaux sans nouûre, donner assez de vie pour reproduire un végétal entier, ce qui tient à ce que les nodosités que j'ai appelées ganglions, parce que je les compare aux ganglions du système nerveux ganglionaire, sont plus rapprochées, plus confondues dans les végétaux sans nœuds, et peuvent chacune devenir un centre d'action ou de vitalité suffisant pour la reproduction du végétal. Le système nerveux végétal présente trois parties distinctes ; l'une est le centre, le siége principal de la vie, ce sont les ganglions ; l'autre, le cordon médullaire, qui établit la continuité, n'a aucune action par elle-même, et doit tout aux ganglions dont elle émane ; la troisième, consiste dans les prolongemens médullaires ou filets qui se rendent dans tout le végétal, et surtout à l'écorce, où ils se ramifient à l'infini avec les vaisseaux du végétal, qu'ils accompagnent partout. Ainsi, les nerfs des végétaux appartiennent tous au système nerveux ganglionaire. Plus nous avancerons, plus nous trouverons une analogie frappante entre les nerfs des plantes et le système ganglionaire des animaux. Les savantes *recherches* de M. Dutrochet, *sur l'organisation in-*

time des végétaux et des animaux, sont venues ajouter plus de confiance à mes premières idées. Tout le monde sait par quelles expériences ingénieuses il a été conduit à trouver le mode de circulation chez les végétaux, et comment il a pu établir les deux lois de l'endosmose et de l'exosmose. On sait aussi comment il est arrivé à prouver que le mécanisme de l'irritabilité chez les végétaux était le résultat de l'incurvabilité des tissus et d'une inégalité de turgescence. Mais ces actes eux-mêmes ont besoin, pour s'exécuter, d'être influencés par le système nerveux, par l'organe de la vie. Jamais sans cette influence l'endosmose ne produira les sécrétions, ni les phénomènes de l'accroissement, de la floraison, de la fructification; les liquides s'élèveront, se traverseront, mais ils ne se transformeront pas. Un arbre meurt: donnez-lui toutes les conditions favorables à l'endosmose, il n'en sera pas moins mort. Placez dans les mêmes conditions une branche de saule vivante et une branche de saule morte, en disposant celle-ci de manière à favoriser l'endosmose, elle ne végétera plus, tandis que la première poussera des racines et s'accroîtra. M. Dutrochet a trouvé le mécanisme ou les organes de la circulation et du mouvement; mais cela ne détruit pas l'influence du système nerveux. Autant vaudrait dire que la découverte du cœur, des vaisseaux et de la circulation, a détruit dans les animaux l'action et l'influence des systèmes nerveux. Je n'entreprendrai point de réfuter l'objection qui m'a été faite, que les végétaux à tiges creuses étaient dépourvus de moelle, puisque l'auteur de l'objection a lui-même pris le soin d'y répondre, en leur trouvant cet organe dont ils paraissent manquer. D'ailleurs, ne sait-on pas que la moelle vertébrale est creuse dans les animaux ovipares vertébrés?

Puisque nous ne pouvons plus douter de l'existence de cet appareil nerveux, de cet organe de la sensibilité, la physiologie végétale ne sera plus un chaos pour nous, et toutes les fonctions des plantes rentreront, avec celles des animaux, dans les attributions de la sensibilité. Dès-lors, nous n'avons plus besoin de chercher une explication particulière pour chaque phénomène : l'absorption, la circulation, la nutrition, l'exhalation, la génération, ne sont plus un mystère, la sensibilité préside à leur exercice. Voyez en effet tous les tissus vivans, parcourus d'innombrables vaisseaux capillaires, qui reçoivent de leurs filets nerveux la faculté de sentir, d'être impressionnables, et qui tiennent de leur structure la propriété de se contracter [1]. C'est à cette double faculté, *sentir et se contracter*, que se rapportent, en dernière analyse, toutes les fonctions végétales. Les absorbans, qui ont leurs bouches béantes à la surface de toute la

[1] On trouve, dans les vaisseaux capillaires de quelques plantes, l'exemple d'une grande irritabilité et d'une contraction bien marquée. En cassant la tige du tithymale, de la chélidoine, de la feuille du figuier, le tiraillement et l'impression de l'air produisent, au moment de la rupture, une irritation qui stimule l'action des vaisseaux, la met en jeu, et lui fait pousser avec rapidité le suc laiteux qui parcourt la plante, et qui vient se déposer en gouttelettes à l'extrémité des tiges rompues. Voyez encore à ce sujet les belles recherches de M. Dutrochet.

plante, sont avertis par les nerfs, par leur sensibilité, de la présence des corps ambians, et s'ouvrent à ceux qui leur conviennent, pour rejeter ceux qui leur seraient inutiles ou nuisibles. Solide ou liquide, la substance absorbée ne circule jamais que sous cette dernière forme. A mesure qu'elle avance dans les capillaires, elle annonce sa présence par la médiation des nerfs, et le vaisseau, en se contractant, la fait cheminer de proche en proche, jusqu'à ce que, arrivée à chaque organe, elle lui abandonne les matériaux qui doivent servir à sa nutrition, à ses sécrétions, à ses exhalations, et dont le choix est déterminé par l'impression qu'ils font sur les nerfs de chacun, dont la sensibilité a été modifiée selon son organisation. Quoique la génération soit exécutée par un appareil complet et très-compliqué, qui annonce le *summum* d'élaboration de l'organisme végétal, comme les autres fonctions, elle emprunte de la sensibilité tous ses moyens d'action. C'est par elle que les matériaux sont choisis pour être mis en œuvre et se développer en organes générateurs, et s'accroître; c'est par elle que les étamines s'inclinent vers le pistil, et lancent le pollen aussitôt que son espèce de maturité leur annonce que le moment de la fécondation est arrivé; c'est par elle que les stigmates du pistil reconnaissent cette poussière fécondante et l'absorbent; que le pistil la transporte, et qu'elle va vivifier un germe, qui, sans elle, n'eût pas été capable de reproduire le végétal. Que l'on se rappelle que beaucoup de moelle se rend à la fleur et que les plantes qui contiennent le plus de moelle, sont aussi celles qui donnent le plus de fleurs et le plus de fruits, et l'on ne sera plus étonné que la génération présente un si grand nombre de phénomènes vitaux.

Le végétal jouit de la vie dont manquent les minéraux; il en jouit comme tous les êtres organisés, moins par l'arrangement organique de ses molécules, que par le ministère des nerfs. Supposez un instant l'être le mieux organisé privé de nerfs, de sensibilité, et je vous défie de lui donner la vie. La vie est tout entière dans les sensations : *Vivre, c'est sentir*, a dit avec beaucoup de vérité un médecin philosophe. Supprimez la sensibilité, toutes les fonctions cessent, il n'y a plus de vie. Cette assertion de Cabanis, si vraie, si grande, si fertile en résultats, a pu paraître fausse, erronée même à ceux qui, limitant les phénomènes de la vie, n'ont reconnu que la sensibilité percevante, sans considérer que ce mode de sensations appartient à un système nerveux particulier à l'animal, à un appareil de fonctions qui n'est pas indispensable à la vie, puisqu'une immense quantité d'êtres vivans en sont privés, et n'en vivent pas moins. Le mystère de la vie n'en reste pas moins caché : nous voyons les organes à l'aide desquels elle se manifeste; nous apprécions leur jeu, leur action; mais son principe, son essence, échappent à notre investigation : nos sens sont trop faibles, notre intelligence trop bornée pour la saisir. Faudra-t-il conclure de notre ignorance, que la vie est un mot vide de sens, et réduire l'homme, l'animal, à une machine statico-hydraulique, hydrostatique, à un laboratoire de chimie, à un automate mécanique, et ne voir dans la digestion qu'une macération; dans la nutrition, les sécrétions, que de nouvelles opérations chimiques? La physiologie moderne ne permet pas une erreur aussi grossière, dans laquelle cependant paraît être entraîné un des physiologistes les plus distingués, qui ne cesse de faire jouer le premier rôle à la *chimie vivante;* qu'on est tout étonné de trouver personnifiée dans ses écrits, lui qui a si heureusement employé son beau talent à saper l'édifice de l'ontologie médicale: *In vitium ducit culpæ fuga.*

On a long-temps cherché le siége de ces principes de la vie; les hypothèses se sont accumulées. Malgré les belles expériences de Legallois et de beaucoup d'autres physiologistes modernes, on n'est guère plus avancé qu'on ne l'était, parce qu'on ne voit et ne veut voir qu'une sorte de sensation et de vie, et qu'il s'en faut bien qu'il en soit ainsi. A mesure qu'on a observé de nouveaux phénomènes, on a reconnu que le *sensorium commune* était loin d'être démontré: il en est de même du siége unique d'un principe de vie, parce qu'il est impossible de concilier tous les faits avec cette idée. L'opiniâtreté avec laquelle on se livre à cette recherche est fondée, parce que ce serait faire un grand pas dans la connaissance de la vie et des fonctions, que de trouver cet organe de la vie; mais ce n'est point en le voulant unique qu'on le trouvera. On manque également la vérité en isolant les phénomènes de la vie, et en les rattachant trop à l'influence nerveuse cérébrale. L'embarras de les expliquer a conduit à l'erreur. Ainsi Legallois a démontré que *la vie du tronc ne dépend pas immédiatement du cerveau*, ce que personne ne croyait; mais en cherchant un principe unique de vie, s'il est arrivé à des résultats brillans, il en a déduit de fausses conséquences. Sa doctrine n'a obtenu qu'une réputation éphémère. S'il eût vécu, je n'en doute point, il aurait rectifié lui-même ce que sa théorie a de faux. A mesure qu'on avancera dans l'étude de l'organisme, on appréciera à leur juste valeur les brillantes et fausses conceptions d'une foule d'expérimentateurs; on étudiera la vie dans sa véritable origine, en attribuant à chaque organe ce qui est du ressort de ses fonctions, et rien de plus.

Les végétaux vivent sans doute, mais ils vivent à leur manière; ils vivent par les organes qu'ils possèdent [1]. Privés des organes de la vue, du toucher, de l'ouïe; privés du centre nerveux cérébro-spinal, ils ne voient, ne touchent, n'entendent, ni ne réfléchissent; ils ne peuvent exécuter des fonctions dont ils ne possèdent point les organes; et parce que nous sommes assez heureux pour être plus riches qu'eux, faut-il les dépouiller encore de ceux que la nature leur a accordé? ou bien, par un

[1] Les anciens, qui ont été en général grands observateurs de la nature, étaient convaincus que les végétaux vivaient, et c'est pour exprimer leur idée, qu'ils avaient créé la fable ingénieuse des dryades et des hamadryades, divinités destinées aux forêts et à chaque arbre.

contraste frappant, leur supposerons-nous un instinct, une intelligence, parce qu'ils manifestent quelques marques de sensibilité? Par quelle fatalité l'homme veut-il toujours aller au delà de la vérité, et ne s'arrête-t-il pas où les faits le forcent à s'arrêter? Pourquoi son impatiente curiosité lui fait-elle devancer l'observation, pour deviner les secrets de la nature, plutôt que de les approfondir? Pourquoi ici vouloir des effets sans causes? Chaque organe a ses fonctions, il est chargé seul de les exécuter; il est la cause, elles sont l'effet, et il ne peut être remplacé par aucun organe. Le cerveau est le siége de l'intelligence, du raisonnement; quelque parfait que vous supposiez tout autre viscère, jamais vous ne le verrez raisonner, transformer les sensations en idées, en jugement, pas plus que vous ne verrez le foie sécréter l'urine; les reins, le sperme. Or, les plantes n'ayant point de cerveau, point d'organe des sens, point de centre sensitif, il serait absurde de leur supposer une volonté, une intelligence raisonnée, ce serait admettre un effet sans cause, ce serait créer un fantôme imaginaire, l'impossible. Accoutumons-nous donc à ne voir que ce qui est, et à rapporter chaque phénomène à sa cause productrice, et nous ne surchargerons plus notre mémoire d'une foule d'opinions dénuées d'intérêt, parce qu'elles ne sont point l'expression de la vérité; et la marche de cette vérité, que l'on dit si lente, ne sera pas rendue plus lente encore par ces écarts mensongers.

Chaque fonction résulte du concours indispensable de deux choses : disposition organique vivifiée par le système nerveux, et action des stimulans ou excitans fonctionnels. Mais, ainsi que l'avait observé Bichat, toutes les fonctions remontent, en dernière analyse, à la sensibilité et à la contractilité. Qu'entend-on par sensibilité? qu'entend-on par contractilité? Un coup d'œil rapide sur ces deux bases fondamentales de la physiologie, nous aidera à mieux apprécier ce qui nous reste à dire. Je ne remonterai point aux immenses travaux de Haller et de ses contemporains, sur l'irritabilité et la sensibilité; je ne parlerai pas davantage des théories de Stahl, de Vanhelmont, de Barthez, de Blumenbach, de Desèze, de Chaussier, de Ducam, etc., je me contenterai de présenter un léger aperçu sur les opinions de la dernière école, de l'école de Bichat.

Ce physiologiste célèbre, dont le génie créateur a donné une impulsion nouvelle aux sciences médicales, a comparé les corps de la nature entre eux. Ayant reconnu que ce qui établissait la grande différence entre les êtres inorganiques et les êtres organisés, consistait dans la faculté qu'avaient ceux-ci de sentir ou de recevoir les impressions des corps avec lesquels ils se trouvaient en rapport, et de réagir sur eux par un mouvement qui partait toujours de la contraction de quelque partie, il en tira la conséquence que les êtres organisés jouissaient de leurs propriétés, tout aussi bien que les êtres inorganiques; et, aux propriétés physiques, attraction, élasticité, etc., il opposa les propriétés vitales, *sensibilité, contractilité*. Considérant ensuite que les animaux, que l'homme surtout, avaient deux sortes d'existences, deux sortes de vies; que par l'une, ils embrassaient la connaissance de tous les êtres environnans, et se mettaient en rapport avec eux; que par l'autre, ils ne faisaient que se nourrir, croître et végéter, et que cette dernière était l'apanage de tous les êtres organisés; il distingua la *vie animale* ou de relation, vie dont jouissent exclusivement les animaux, et la *vie organique*, vie commune à tous les corps organisés [1] : cette distinction en nécessita une dans les propriétés vitales, qui furent, les unes animales ou de relation, les autres organiques ou nutritives. Ainsi, il y eut deux sensibilités et deux contractilités, *sensibilité animale* et *sensibilité organique; contractilité animale, contractilité organique*, et cette dernière fut appelée *sensible* ou *insensible*, selon que les phénomènes étaient apparens ou non à nos sens. Par la sensibilité animale, l'organe central de la vie de relation reçoit toutes les impressions que font sur les nerfs les corps avec lesquels ils se trouvent en rapport. Par la contractilité animale, cet organe central réagit par ses volitions, et détermine des mouvemens qui tendent à nous rapprocher ou à nous éloigner des objets dont il a reçu les sensations, à les saisir ou à les repousser. Par la sensibilité organique, qu'on pourrait encore appeler

[1] Dans un *Mémoire sur les entes animales*, inséré dans le tome II de ses *Œuvres posthumes*, page 456, Pouteau avait déjà établi cette distinction sous un autre nom : Il est évident, dit-il, que la vie végétative est indépendante de la vie sensitive.

moléculaire, chaque partie du corps, de l'organe, du tissu, reçoit l'impression, non plus des corps, mais des molécules avec lesquelles elle se trouve en contact, sans la transmettre à l'organe central des sensations de la vie animale. Par la contractilité organique sensible, certains organes possèdent, dans leur organisation, les élémens d'un mouvement sensible et bien apparent, mais indépendant des actes de la volition. Par la contractilité organique insensible, chaque tissu étant pénétré des matériaux qui le parcourent, et en ayant reçu l'impression locale au moyen de la sensibilité organique, réagit sur eux, molécule par molécule, en leur faisant subir, dans leur trajet, les transformations que nécessitent la nutrition, les sécrétions, exhalations, etc.

En créant les propriétés vitales, Bichat a su leur prêter un si grand intérêt, les présenter sous un aspect si avantageux, et en déduire de si belles conséquences, qu'il a bien racheté les erreurs où il a été entraîné. Peut-on s'empêcher de penser comme lui, et d'adopter ses sublimes considérations physiologiques et médicales, sur les propriétés des organes et des tissus, lorsqu'on lit l'*Anatomie générale* et les *Recherches sur la vie et la mort?* Et cependant il n'est que trop vrai, l'existence des propriétés vitales, enfant de son imagination, n'est rien moins que constatée ; disons mieux, Bichat a transformé en propriétés de véritables fonctions. Les physiologistes modernes partagent, à peu de choses près, ces idées. Cependant, la médecine actuelle a fait justice de l'ontologie ; les maladies ne sont plus des entités ; les symptômes indiquent l'organe souffrant, mais ne sont rien par eux-mêmes, n'ont plus une existence indépendante. Voilà les bases de la médecine physiologique, les partisans de cette doctrine ne varient point et ne peuvent varier à cet égard. Quand on a vu une profession de foi aussi bien prononcée, n'est-on pas étonné de voir ces mêmes ennemis de l'ontologie devenir ontologistes? Ils proscrivent avec indignation les entités médicales, mais ils créent des entités physiologiques. Tous leurs ouvrages de physiologie reconnaissent des propriétés vitales, qu'ils ont, il est vrai, diversement habillées. Mais quel que soit le costume sous lequel on les présente, ce sont toujours des propriétés vitales, le nom ne fait rien à la chose ; qu'on dise *contractilité*, *chimie vivante*, *force vitale*, *incitabilité*, *irritabilité*, *excitabilité*, *tonicité*, *expansibilité*, *agrégation*, etc. ; qu'on les rende indépendantes ou dépendantes les unes des autres, ce ne sont toujours que des propriétés vitales. Or, ces propriétés président aux fonctions, agissent, s'accroissent, diminuent, réagissent, jouissent, en un mot, de toutes les prérogatives des êtres réels. Cependant, où résident-elles? comment existent-elles? rien ne l'indique, personne ne le sait : ce sont des êtres imaginaires, des entités. Voilà donc une physiologie tout-à-fait ontologique, puisque toutes les fonctions émanent des propriétés vitales, que les propriétés vitales ne sont elles-mêmes que de l'ontologie. Maintenant, je le demande, que penser d'une doctrine qui proscrit l'ontologie, et qui s'appuie sur une physiologie qui est toute ontologique? N'est-ce pas une contradiction évidente, un véritable contre-sens médical? Et c'est pourtant ce que tout le monde dit, ce que tout le monde croit, et ce que tout le monde répète. Cet assemblage, en quelque sorte monstrueux, d'une physiologie ontologique avec une médecine qui ne l'est pas, ou qui prétend ne pas l'être, ne peut pas exister sans renverser lui-même l'échafaudage qui repose sur lui. En effet, que devient cette proscription de l'ontologie, lorsqu'on voit l'ontologie elle-même servir de base à la théorie médicale? N'est-ce pas un édifice bâti sur le sable et miné par ses fondemens? En remontant à l'éthiologie des maladies, les médecins, dits physiologistes, nous disent qu'elles dépendent toutes de l'altération des organes, que cette altération dépend presque exclusivement, au moins dès son origine, de l'inflammation, et ils nous apprennent que l'inflammation est l'exaltation des propriétés vitales, sensibilité, contractilité, irritabilité, chimie vivante, etc. Ainsi voilà des êtres factices, dont l'action augmentée, autre être factice, constitue l'inflammation, type de presque toutes les maladies. Voilà donc de l'ontologie, supportant tout l'édifice de la doctrine physiologique, et on nous dit encore qu'elle ne connaît point d'ontologie! ou bien, par un contraste singulier, voudrait-on nous persuader qu'il suffit d'avoir proscrit l'ontologie d'un côté, pour avoir le droit de l'admettre d'un autre, et de nous faire croire que ce n'en est pas. Quoi! je serai ontologiste, lorsque je dirai avec quelques-uns une fièvre ataxique, et je ne le serai pas, lorsque avec d'autres je reconnaîtrai une force vitale qui préside, une chimie vivante qui travaille, une contractilité qui est la base de tout, qui coopère à tout, qui s'accroît, s'affaiblit, etc.! Qu'appellera-t-on ontologie, si cela n'en est pas? Il faut bien compter sur notre crédulité et sur notre aveugle enthousiasme, pour nous croire ainsi disposés à tout adopter sans examen. Il est donc bien démontré que la physiologie est entachée d'ontologie, et qu'elle retient la médecine dans l'obscurité et le vague d'où on s'efforce de la tirer. Vainement essayera-t-on de ne présenter les propriétés vitales que comme des abstractions, comme des métaphores. Est-ce lorsqu'il s'agit du langage médical le plus sévère, qu'on viendra l'obscurcir par des expressions métaphoriques? D'après cette conviction ne devient-il pas nécessaire de faire subir à la physiologie la même réforme que le génie de M. Broussais a fait subir à la médecine? Ne convient-il pas, pour mettre en harmonie le langage de l'une avec le langage de l'autre, de renverser l'ontologie physiologique, en reconnaissant que les entités auxquels elle prête une existence et des actions, ne sont que les résultats, les effets, les actes d'organes? Lorsque cette vérité sera bien répandue, alors la médecine physiologique ne présentera plus ce bizarre assemblage qui choque un esprit exact, et tous les phénomènes de la physiologie et de la pathologie s'expliqueront presque d'eux-mêmes et avec la plus grande facilité. Venons-en aux preuves : 1° la sensibilité animale nécessite la distribution des nerfs dans la partie, et leur intégrité parfaite ; ils en sont les agens, les instrumens : or, nous avons vu que l'action d'un organe en était la fonction, ainsi la sensibilité animale est la fonction de l'appareil nerveux cérébral. Qu'ils perçoivent la lumière, le son, les odeurs, ou les propriétés tactiles des corps, la fonction est la même ; il n'y a de différence que dans l'organe physico-vital qui est à ses extrémités. Par quel contraste bizarre voudrait-on qu'il y eût fonction dans une circonstance et propriété dans l'autre? 2° la contractilité animale est l'action unique, exclusive des muscles, elle en est donc la fonction ; 3° la même chose est applicable à la contractilité organique sensible ; elle est opérée par des muscles qui ne diffèrent des précédens, qu'en ce qu'ils sont soustraits à l'influence de la volonté ; mais leur action n'en reste pas moins la même, et cette action est une fonction, puisqu'elle a ses organes particuliers, et qu'elle ne peut être exécutée par d'autres ; 4° la sensibilité organique n'existe qu'en vertu d'un système nerveux, qui, ne faisant que présider aux fonctions vitales, n'avait pas besoin d'un centre unique auquel il transmît ses sensations ; mais, pour n'être point perçue par l'organe encéphalique, cette sensation n'en existe pas moins : mille expériences l'attesteraient s'il en était besoin. Qui ne voit se faire, avec plus ou moins de rapidité, l'absorption des liquides ingérés dans l'estomac, selon le mode de sensation qu'ils ont produit sur les voies digestives? Qui ne voit ces mêmes liquides absorbés, aller exciter préférablement tel ou tel organe sécréteur ou excréteur, et se changer en liquide récrémentitiel ou se reporter au dehors par la sueur ou les urines? Cette sensibilité étant elle-même une action, puisqu'elle est opérée par un système nerveux, le ganglionique, elle est aussi une fonction, elle est la fonction de ce système. 5° La contractilité organique insensible n'a pu être appréciée que par ses effets éloignés; elle ne tombe point elle-même sous les sens; ses organes d'actions sont trop tenus, et nos sens trop grossiers pour les saisir. Cependant peut-on la méconnaître, pour peu qu'on examine les moindres phénomènes de l'économie vivante; les absorptions, les exhalations, la nutrition, n'en sont-elles pas des preuves sans cesse renouvelées? n'indiquent-elles pas un mouvement perpétuel des liquides? et ce mouvement peut-il s'opérer sans agent d'impulsion, sans resserrement, sans contraction de la part de cet agent? Mais quel est cet agent? Ruisch et Malpighi, quoique avec des moyens différens, nous ont déjà mis sur la voie, en nous montrant les organes presque uniquement composés de vaisseaux. Injectez un vaisseau sécréteur, vous voyez l'organe d'où il sort, se pénétrer du liquide, et quelquefois il vous sera possible de suivre la continuation des vaisseaux sanguins avec les sécréteurs et excréteurs. Eh bien! examinez, dans les plus gros troncs, le cours du fluide sécrété, et vous le verrez aisément avancer, remonter de proche en proche jusqu'aux dernières ramifications, et vous pourrez, sinon suivre toujours, du moins vous figurer son trajet. Injectez du lait dans le péritoine de quelque animal, et bientôt des stries blanches vous indiqueront et l'absorption du liquide, et le trajet des vaisseaux qu'il parcourt. L'existence des capillaires est prouvée, mais comment font-ils circuler les liquides qu'ils contiennent? En décrivant la circulation, Harvey accorda beaucoup trop au cœur, qu'il en fit l'agent unique. Bientôt les physiologistes limitèrent l'action de cet organe, et reconnurent, dans le système capillaire, un autre agent de la circulation. Dans ces derniers temps, un physiologiste distingué a rendu au cœur toute sa puissance, et s'est étayé de quelques expériences spécieuses qui ne convaincront jamais. Voyez la classe nombreuse des insectes, des vers, des mollusques, des végétaux, manquer de cœur, et cependant vous offrir une circulation complète. Voyez, dans la grenouille, la circulation continuer de se faire pendant quelque temps dans la membrane natatoire, après qu'on leur a enlevé le cœur, expérience importante répétée par Hastings, Wilson-Philip et Tréviranus. Voyez, après une hémorragie abondante, la syncope se dissiper à mesure que les capillaires envoient du sang dans les gros troncs qui en avaient été privés momentanément. Un autre agent d'impulsion du liquide circulatoire est donc indispensable; or, cet agent gît dans chaque vaisseau qui, doué de la faculté de se contracter, se resserre sur le liquide qui aborde dans son intérieur, et le pousse ainsi de proche en proche. Qu'on ne dise point qu'il n'y a de contraction que celle qui est opérée par la fibre musculaire ; assez de faits prouveraient la fausseté de cette assertion. Voyez le sperme et l'urine être lancés à une grande distance, sans action musculaire. Voyez la salive, par la seule contraction des conduits excréteurs de Warthon, faire un jet rapide au moment où vous ouvrez la bouche. Voyez encore le mamelon faire jaillir à une grande distance le lait que contenaient ses vaisseaux lactés. En passant du connu à l'inconnu, il nous sera facile d'accorder aux capillaires les plus tenus, une contraction suffisante pour l'accélération des matériaux qu'ils contiennent. Cette contractilité, en la suivant depuis le canal de l'urètre, les vaisseaux lactés, les veines, etc., jusqu'aux capillaires les plus déliés, est l'action d'un organe, et, de même que toutes les autres actions, elle est une fonction.

Selon nous, il n'y a point de propriétés vitales, puisque ce qu'on a appelé ainsi est le résultat constant de l'action d'un organe, est une fonction. Cette manière de voir, en rectifiant les idées, rectifie aussi le langage de la physiologie. Ainsi, au lieu de parler de l'action d'un excitant sur la sensibilité animale d'un organe, nous dirons qu'il agit sur les nerfs cérébraux de cet organe, par conséquent, sur une fonction et sur son organe; au lieu de dire que l'attouchement de la luette excite la contractilité organique insensible de l'estomac, nous dirons qu'il excite sa couche musculeuse, et ainsi des autres. Vainement a-t-on voulu rappeler les mots de tonicité, d'irritabilité, etc., pour désigner les propriétés vitales organiques, ces substitutions sont peu heureuses. Bien loin de détruire l'abstraction, elles ne font que la compliquer, parce qu'il faut toujours remonter à la sensibilité pour percevoir la présence des matériaux et déterminer leur choix, et à la contractilité pour agir sur eux; ainsi, c'est un mot de plus, et la chose reste la même. Bichat avait donc à tort converti des fonctions en propriétés vitales; il est d'une saine physiologie, pour rétablir chaque chose à sa place, d'admettre, 1° sensation perçue ou des nerfs cérébraux; 2° sensation non perçue ou des nerfs ganglionaires; 3° contraction musculaire, *volontaire* pour les muscles locomoteurs, *involontaire* pour les muscles viscéraux; 4° contraction capillaire.

Peut-être dira-t-on qu'il importe fort peu que la sensibilité soit propriété ou fonction, être agissant ou acte d'un organe, que cela ne change point les fonctions, et que celles-ci n'en sont pas moins les mêmes. Pour toute réponse, j'appliquerai ce raisonnement à la doctrine physiologique, en la substituant un instant à la place de la physiologie, et je dirai que la réforme opérée par M. Broussais est tout-à-fait inutile; que les maladies sont les mêmes, qu'on les regarde comme effet ou cause des phénomènes, et que la gastro-entérite, pour n'être plus une fièvre essentielle, n'a pas changé, est toujours la même maladie, etc. Comme tout médecin physiologiste trouvera ce raisonnement faux et vicieux, il l'aura combattu lui-même le premier, et je me dispense de le réfuter. De deux choses l'une, ou l'ontologie a nui aux progrès de la science, ou elle n'a point nui. Si elle a nui, comme on ne peut en douter, il faut la saper jusque dans ses retranchemens, et la poursuivre dans la physiologie comme dans la pathologie. Ce que M. Broussais a fait dans la médecine, faisons-le aujourd'hui pour la physiologie, et qu'un vain préjugé, et un reste d'attachement pour nos anciennes études et nos vieilles croyances, ne nous retiennent pas; mettons de côté toute fausse honte, et proclamons avec assurance que la physiologie ne doit pas plus être ontologiste que la médecine. Alors nous cesserons de voir une propriété, accrue ou diminuée, devenir une maladie; nous cesserons aussi de diriger contre cette propriété, être métaphysique ou idéal, des médicamens ou corps physiques ou matériels. Nous verrons dans le corps sain, des tissus, des organes et des liquides: nous trouverons les maladies dans l'altération de ces principes; et nous ne ferons plus la médication des propriétés, mais la médication des organes, des tissus ou des liquides altérés. L'habitude nous a empêché jusqu'à ce jour de nous apercevoir d'une semblable logomachie; mais à l'avenir, la physiologie, ramenée à de solides principes, en fera sentir tout le vice, et on n'osera pas plus être ontologiste en physiologie qu'en médecine.

L'opinion du jeune professeur, dont la mort prématurée a répandu le deuil dans l'école de Paris et dans les sciences, sera peut-être d'un grand poids, Béclard n'admettait point de propriétés vitales; dans ses *Élémens d'anatomie générale*, on ne trouve jamais cette expression. Oserait-on dire que c'est parce qu'il ne les connaissait pas? Dans le quatrième volume (1824) de sa *Physiologie*, M. Adelon rejette les propriétés qu'il avait adoptées dans le premier volume; elles ne sont plus selon lui que des expressions abstraites. Voyez les pages 649-652-655-660-662-676-688, avec quelle facilité se créent et se multiplient les propriétés, selon que les auteurs en ont besoin pour expliquer les phénomènes! Ce serait vraiment une philosophie très-commode, et nous aurions bientôt autant de propriétés ou de forces vitales, que nous observons de phénomènes dans la vie. Quelle pauvreté que cette richesse! Voyez le cas que l'on fait successivement des propriétés imaginées par les Blumenbach, les Barthez, les Dumas, etc. Dans sa *Physiologie des tempéramens*, 1827, M. Thomas, médecin attaché à l'hôpital de Beaujon, ne voit dans l'homme et les animaux que des organes et des fonctions.

Les êtres organisés sont végétaux ou animaux. Nous avons déjà vu les premiers exécuter les fonctions vitales ou organiques sous l'influence des nerfs ganglionaires. Par analogie, nous conclurons que la nature, toujours uniforme dans ses procédés, n'a pas créé pour les mêmes fonctions, des organes différens. En conséquence, l'absorption, la circulation capillaire, la nutrition, les sécrétions, les exhalations s'opèrent, dans les animaux comme dans les végétaux, sous l'influence du système nerveux ganglionaire. Telle était l'opinion de Bichat, qui lui donna le nom de système nerveux de la vie organique; telle avait déjà été celle de Winslow, Winterl, Johnston, Unzer, Lecat, Pfeffingen, Prochaska, etc., et telle est l'opinion de presque tous les physiologistes modernes [1]; mais Bichat, ne voulant étendre l'action des organes que jusqu'où son scalpel les avaient suivis, et n'ayant pas poussé assez loin ses recherches sur le grand sympatique, avait presque limité son action aux grandes fonctions viscérales, et avait suppléé à son défaut par les propriétés vitales organiques, partout où il n'avait pas vu de nerf. Les difficultés qui existaient alors ne sont plus; la patience et l'opiniâtreté des anatomistes les ont surmontées, et le nerf trisplanchnique a été poursuivi jusqu'aux régions les plus éloignées [2], sur les artères qu'il accompagne en formant un réseau plexiforme, dont beaucoup de rameaux prennent un aspect gangliforme, régénèrent le nerf et en éternisent la chaîne : car, sans ce renouvellement successif, il eût été impossible

[1] Je ne crois pas devoir parler ici de l'opinion de Bellingeri, qui a imaginé des faisceaux latéraux dans la moelle épinière, afin de les faire présider aux fonctions de la vie organique et à toutes les actions instinctives. On qualifiera cette hypothèse comme on voudra, lorsqu'on saura que ces prétendus faisceaux n'existent pas, non plus que la triple origine des nerfs spinaux, puisque les racines moyennes qui sont l'origine du nerf intercostal manquent.

[2] Les travaux de M. Ribes et de quelques autres anatomistes, laissent peu à désirer à cet égard.

qu'un filet tenu eût pu fournir à tout un membre. Ainsi, dans les animaux, le système nerveux ganglionaire ne diffère de ce qu'il est dans les végétaux, ni par sa disposition anatomique, ni par ses fonctions. De part et d'autre, nous trouvons un long cordon nerveux, souvent interrompu par des renflemens ou ganglions qui sont les centres, les aboutissans, les points de départ de chaque nerf. Ces ganglions sont les conservateurs et les régénérateurs de l'action vitale, puisqu'en les détruisant, on anéantit la vie dans les parties où vont se distribuer les nerfs qu'ils ont fournis, puisque le végétal qui en est dépouillé ne se reproduit plus, et que la plus petite partie d'une plante peut devenir une plante entière, si elle possède un seul centre nerveux. De part et d'autre, nous trouvons distribution au moyen de filets qui ne s'éteignent point en fournissant aux organes, mais qui se multiplient, qui renaissent, pour ainsi dire, au milieu d'un petit corps, d'un petit ganglion central, ou placé sur le trajet des filets ou dans l'épaisseur des organes. De part et d'autre, enfin, nous les voyons communiquer aux organes, auxquels ils se distribuent la sensibilité organique, cette sensibilité qui préside aux fonctions nutritives, qui reçoit l'impression moléculaire des matériaux de la nutrition, en fait le choix et détermine la réaction capillaire sur ces matériaux, pour les transformer ou les faire circuler.

Là se terminerait ce que nous avons à dire des fonctions du grand sympathique, si l'économie animale était aussi simple que l'économie végétale, ou bien si ces deux ordres de fonctions relatives à la vie de relation et à la vie de nutrition étaient bien isolés. Mais combien les animaux sont loin de cette simplicité fonctionnelle, et combien il est difficile d'établir une ligne de démarcation entre leurs fonctions diverses! Elles forment un enchaînement tellement lié, que toutes dépendent les unes des autres, qu'il est impossible d'en altérer une sans altérer les autres : c'est le véritable *consensus unus, conspiratio una, consentientia omnia.* Cependant, toutes les fonctions n'existent pas dans tous les animaux, ni de la même manière. Elles suivent une progression qu'il est facile de remarquer, de sorte qu'à mesure que de nouveaux organes se développent, il en résulte de nouvelles fonctions et de nouvelles complications. D'ailleurs, dans les végétaux, les fonctions nutritives sont seules et y sont exécutées par les appareils les plus simples; tandis que, dans les animaux, la combinaison des fonctions nutritives avec les fonctions de relations a opéré d'immenses changemens dans les organes mêmes de la vie nutritive, a nécessité des fonctions plus compliquées et même de nouvelles fonctions. Ainsi la digestion, la circulation, la respiration, sont bien des fonctions nutritives; mais elles sont étrangères au végétal, parce que celui-ci, dépouillé de la vie animale et fixé au sol, a dû trouver autour de lui les matériaux de ces fonctions. Cette idée se trouve déjà exprimée dans l'ouvrage pseudonyme d'Hippocrate sur les humeurs, en ces termes: *Quemadmodum terra arboribus ita animalibus ventriculus.* Dès-lors, ces grands appareils d'organes lui devenaient inutiles. Au lieu que dans les animaux, le mode d'existence étant différent, ils ont dû être modelés sur cette existence nouvelle et s'approprier à sa disposition. De là, ce mélange d'actions, de fonctions, qui empêche de saisir la ligne de démarcation; de là, cette influence d'une vie sur l'autre, ou plutôt des fonctions nutritives sur les fonctions cérébrales, *et vice versa.*

La nature n'a point établi brusquement ces grandes différences, ce n'est que par gradation qu'elle est arrivée du végétal le plus simple à l'animal le plus complet. La classe nombreuse des zoophytes ne possède ni organe des sens, ni appareils compliqués; ils n'ont de plus que le végétal, que le rudiment d'un appareil digestif, ne jouissent que d'une sensation tactile générale, et n'exécutent que des mouvemens décidés par les impressions du moment, et jamais par un raisonnement combiné. Aussi leur système nerveux n'est-il guère plus avancé que le système nerveux des végétaux, au point que les naturalistes les en ont privés; mais, parmi les savans, M. Tiedemann entre autres a démontré que les stries blanches qui, dans les astéries ou étoiles de mer et dans les holoturies, partent du pourtour de la bouche pour se rendre en rayonnant aux différentes divisions de ces animaux, étaient un véritable système nerveux. La même remarque a ensuite été faite pour les autres zoophytes. En général le centre nerveux est placé autour de la bouche, puisque c'est là qu'est l'aboutissant et le point de départ des cordons nerveux. Aussi cette partie est-elle la plus sensible et la plus mobile, et cela devait être, tout chez eux étant fait pour la nutrition. Cette considération appartient, au reste, à toutes les classes d'animaux; car, dans toutes, l'ensemble de l'organisation est modifié selon la nourriture et le genre de vie. Quelques zoophytes ne présentent pas un point de départ fixe, et se rapprochent davantage des végétaux; ce sont les polypes et les hydres. Chez eux, en effet, le système nerveux est disséminé par granulations, véritables ganglions ou centre nerveux, capables de devenir le principe de vie d'un animal entier; aussi ces animaux peuvent-ils, ainsi que les végétaux, se reproduire par boutures, par section, pourvu que la partie séparée conserve quelqu'un de ces centres nerveux. Les planariées sont dans le même cas. C'est à l'état, pour ainsi dire muqueux, de ces animaux, qu'il faut attribuer l'impossibilité où a été M. Dugès de leur trouver des nerfs.

Ces animaux sont, en quelque sorte, un intermédiaire entre les deux règnes, végétal et animal. Ils n'ont point de cerveau, par conséquent, point de sensation perçue, point de *moi*, point de mouvement réfléchi.

Dans la classe des vers, des insectes, des crustacés, le système nerveux prend un développement plus marqué. Ils ont une tête, et déjà un petit cerveau forme le plus volumineux des ganglions, d'où partent deux cordons parsemés d'un plus ou moins grand nombre de ganglions plus petits, et qui fournissent les nerfs des pieds et des différentes parties de la queue. Ils ont des sens, et quelques-uns les ont tous cinq ; quel qu'en soit le nombre, ils reçoivent leurs nerfs du premier ganglion. Les appareils fonctionnels sont plus développés, et le système ganglionaire y préside presque seul, en entretenant cependant avec le système cérébral des communications que MM. Audouin et Milne-Edwards ont démontrées dans leurs intéressantes *Recherches sur la respiration et sur le système nerveux des crustacés.* Leur vie est toute instinctive, leurs actes sont déterminés par leurs sensations et leurs besoins, et jamais par la réflexion ; chez eux elle manque encore. Ils ne sont point susceptibles d'éducation : ce qu'ils font le premier jour de leur existence, ils le feront toujours, parce qu'en eux tout est relatif à la vie organique, et qu'elle est aussi complète à leur naissance qu'elle le sera plus tard. La perfection de leur instinct et le développement de leurs masses nerveuses, en les rapprochant des vertébrés, auraient dû les faire placer dans l'échelle des êtres, à un degré plus élevé que les mollusques, auxquels ils sont inférieurs, sous le rapport des organes et des fonctions végétatives, puisque beaucoup d'entre eux sont dépourvus d'une véritable circulation, fonction qui existe dans tous les mollusques. Déjà il n'est plus possible de les partager en diverses parties susceptibles de jouir chacune de la vie. On ne peut leur retrancher impunément que certaines parties, en laissant intacts le cerveau et les autres principaux foyers nerveux. On peut enlever une patte et voir bientôt pulluler un bourgeon qui grandit peu à peu, et reproduit le membre absent; mais si l'on coupe la tête, elle ne se reproduit jamais: l'animal survit plus ou moins long-temps, ses actes sont irréguliers, et il finit par succomber.

La classe nombreuse des mollusques comprend des animaux dont la structure et les fonctions sont si variées, qu'on est tout étonné de les voir réunis; aussi leur système nerveux est-il varié selon les espèces auxquelles il appartient. Dans tous on trouve un ganglion embrassant la partie supérieure de l'œsophage, et un second vers la fin du canal intestinal; mais dans quelques-unes, les *acéphales*, le ganglion œsophagien envoie des rameaux aux organes, et ne forme pas encore de chaîne ganglionique régulière; cependant quelques ganglions se rencontrent épars çà et là. Dans les *gastéropodes*, le système nerveux devient plus régulier; et dans les *céphalopodes*, il se rapproche davantage de la disposition du système nerveux des animaux vertébrés. Déjà chez eux les fonctions sont exécutées par des appareils plus compliqués, plus parfaits, et cela aurait dû suffire pour les éloigner de la classe commune des mollusques. De plus, le ganglion supérieur bilobé est renfermé dans un anneau cartilagineux, et des nerfs nombreux se rendent directement de ce cerveau aux organes des sens et à beaucoup d'autres parties. Enfin, du collier ou ganglion œsophagien part un nerf remarquable par sa distribution, qui lui donne la plus grande analogie avec le nerf pneumo-gastrique. Les cirrhopodes forment un petit groupe d'animaux intermédiaires entre les mollusques et les articulés. Une série de ganglions placés dans le ventre constitue leur système nerveux.

Enfin se présente la longue série des animaux vertébrés. Quelles que soient les grandes différences qui les séparent, et qui en font autant d'ordres bien distincts, le système nerveux conserve la même disposition ; il ne fait que se prêter aux modifications des différens appareils fonctionnels. Dans tous, nous trouvons 1° un cerveau renfermé dans une boîte osseuse, envoyant, par lui-même ou par son prolongement rachidien, les nerfs des sens et ceux des organes du mouvement ; 2° un appareil nerveux ganglionaire, situé hors de la cavité ractridienne, et placé en devant, où il s'étend en deux cordons non interrompus, et qui, de chaque ganglion, envoient une foule de filets aux organes splanchniques et aux vaisseaux ; 3° un nerf partant du cerveau, et se distribuant, conjointement avec le précédent, aux organes intérieurs, aux viscères de la vie nutritive. À mesure que les animaux s'élèvent à un rang plus distingué par leur organisation et par leurs facultés, le cerveau acquiert plus de développement, de nouvelles parties s'ajoutent aux parties déjà existantes ; de sorte qu'on peut en général juger *a priori* et à la simple inspection du degré d'intelligence de l'animal à qui appartient le cerveau qu'on examine. Pour le volume respectif, voyez l'immense différence qu'il y a entre le cerveau de la monstrueuse baleine et le cerveau de l'homme, et vous ne serez pas étonné de la supériorité des facultés de l'un sur les facultés de l'autre. C'est par cet appareil que les animaux sont ce qu'ils sont; c'est par lui que l'un est doué d'une force surprenante, que l'autre supplée à la force par la ruse, l'agilité; que celui-ci montre une intelligence peu commune, que cet autre vous ravit par son talent musical. Supprimez le cerveau, tout est inerte, sans mouvement; plus de sensation perçue, plus de réflexion, plus de *moi;* vous n'avez plus qu'un végétal, ainsi que nous aurons occasion de le faire voir bientôt. Si vous retranchez une partie, un membre, il ne se reproduit plus. Cependant les reptiles conservent encore une tendance à cette reproduction; mais les parties qui poussent à la place d'une patte ou de la queue, ne sont déjà plus la patte ni la queue, c'est une reproduction incomplète. Mais dans les deux classes les plus élevées, les oiseaux et les mammifères, il n'y a plus de reproduction, même imparfaite. A mesure que le système cérébro-spinal prend plus d'importance, le système ganglionaire perd la sienne.

Ce que je viens de dire de la suppression du cerveau n'est point une supposition. Non-seulement on en trouve de nombreux exemples dans les acéphales et anencéphales; mais le professeur Mayer, de Berlin, vient de donner l'observation curieuse de l'absence complète de tout le système nerveux cérébral, dans l'histoire la plus complète et la plus riche de détails anatomiques que nous ayons sur les hétéradelphes. Sur le parasite de celui qui en fait le sujet, on ne put rien découvrir de tout l'appareil cérébro-spinal. Les nerfs sciatiques, cruraux et obturateurs manquaient entièrement. On ne put pas non plus observer de filets nerveux se rendant aux muscles. Tout ce qu'il fut possible de trouver, ce fut un petit filet qui accompagnait l'artère crurale, et qui paraissait venir du plexus rénal; mais quant à ce plexus, on put le reconnaître distinctement, ainsi que le plexus mésentérique; ils étaient tous les deux pourvus de ganglions. Ce fœtus hétéradelphe n'a donc pu prendre de l'accroissement que sous l'influence du système nerveux ganglionaire, puisqu'il ne possédait que ce système. Il était un vrai végétal. (*Græfe und Walter. Journ.*, tom. x, cah. 1.)

Jusqu'à présent nous avons vu le système nerveux glanglionaire être la seule origine des nerfs des végétaux, présider aussi à leurs fonctions, et ne point former de centre unique, de *sensorium commune*. Nous avons vu le système des ganglions, dans les animaux des classes inférieures, se combiner à un nouveau système à centre commun, d'autant moins étendu, moins isolé, que les fonctions ne sont encore qu'instinctives et limitées aux seuls besoins nécessaires à l'entretien de la vie, à la digestion. Nous avons vu ces rudimens de cerveau prendre plus de développement, s'isoler davantage, faire de plus en plus un système à part et indépendant, à mesure que les relations de l'animal se multipliaient, qu'il ne vivait plus uniquement au dedans de lui-même, qu'il établissait des rapports plus étendus avec les êtres environnans. Cependant jamais l'isolement n'est complet; toujours de nombreuses communications lient ces deux ordres de nerfs; mais plus on s'élève dans la classe des êtres, plus le système cérébro-spinal prend de la supériorité. Enlevez la masse encéphalique et rachidienne et les nerfs volumineux qui en partent, comparez-les au faible assemblage de tous les ganglions et de leurs nerfs, et vous conclurez que l'homme est appelé à de plus nobles fonctions qu'à végéter, croître et se nourrir, puisque le système cérébral, organe de l'intelligence, est si supérieur au système ganglionique [1]. Dans les végétaux, il nous a été facile d'apprécier les fonctions du système nerveux ganglionaire; puisqu'il est seul, que seul il préside à leurs fonctions, il en est le seul vivificateur. Dans les animaux, il nous a été facile d'apprécier l'action de leur système ganglionaire, et son influence sur les mêmes fonctions: le même effet reconnaît la même cause; mais à mesure que l'animal est devenu plus parfait, que ses fonctions se sont compliquées davantage, il en est résulté

[1] Linnée (*Philosophia botanica, introductio*) a essayé de rendre les différences qui existent entre les trois règnes de la nature, par cette phrase remarquable : *Lapides crescunt, vegetabilia crescunt et vivunt, animalia crescunt, vivunt et sentiunt.* Mais cette phrase ne me paraît pas aussi juste que laconique : peut-on vivre sans sentir? Ainsi la différence des animaux aux végétaux n'est pas saisie.

une combinaison d'action entre les deux systèmes cérébro-spinal et ganglionique, qui était indispensable. Dans le végétal, il n'y a ni digestion, ni grande circulation, ni respiration, etc., ces fonctions lui sont inutiles; au lieu qu'elles sont absolument nécessaires à l'animal, qui, ne restant point dans la même place, ne peut puiser ni élaborer à sa surface les matériaux de sa nutrition [1].

C'est cette influence combinée des deux systèmes sur les fonctions assimilatrices qu'il nous reste à étudier, et que nous allons examiner dans les organes principaux de l'économie. Je dis influence combinée, parce que les anastomoses qui existent entre les deux systèmes, et qui établissent entre eux des rapports nombreux, ne les rendent point dépendant l'un de l'autre. Ainsi, pendant que

[1] Cette influence commune et simultanée des deux systèmes nerveux entretient, entre tous les organes, ces nombreuses relations physiologiques et pathologiques qu'on remarque sans cesse, et qui établissent cette espèce de solidarité des organes les uns pour les autres. Ces réactions sont d'autant plus grandes et plus nombreuses, que l'animal a le système cérébro-spinal plus développé et plus exercé. Les vétérinaires ont pu faire cette remarque sur les animaux. Le médecin praticien la fait tous les jours sur l'homme. Les réactions sont d'autant plus faciles et plus grandes, que les fonctions cérébrales auront été plus exercées ou seront plus développées; voilà pourquoi le paysan insensible, l'homme purement lymphatique, en éprouvent moins et de moins fortes. Voilà pourquoi encore on les remarque moins chez les sujets privés d'un ou de plusieurs sens, par exemple, les sourds-muets, chez lesquels M. Itard a eu occasion de recueillir des observations très-intéressantes. (*De la Parole*, considérée comme moyen de développement de la sensibilité organique. *Revue médicale*, 1828, cahier de juin, pag. 359.)

l'un est en repos ou sommeille, l'autre continue d'agir, et acquiert même une prépondérance bien marquée; pendant que l'un a cessé de vivre, l'autre manifeste encore son influence vitale; tandis que l'un exerce et suspend ses fonctions momentanément et par intervalle, l'autre les exerce d'une manière continue et sans intermittence. Mais ce parallèle n'entre point dans mon but; je ne dois parler ici que de l'action, de l'influence, ou des fonctions du triplanchnique.

SECTION DEUXIÈME.

FONCTIONS PARTICULIÈRES OU SPÉCIALES DU SYSTÈME NERVEUX GANGLIONAIRE.

Il est inutile de rappeler que j'entends par fonctions particulières ou spéciales, l'action du grand sympathique sur chaque organe déterminé. Je vais de suite passer à l'examen de cette action spéciale, et chercher à apprécier au juste en quoi et comment ce système nerveux agit dans la plupart des fonctions. Comme il serait beaucoup trop long de le suivre dans tous les organes, je m'empresse de prévenir que je ne l'étudierai que dans les principales fonctions, surtout dans celles qui sont particulières à l'animal, et qui manquent au végétal: ce que je dirai de celles-ci favorisera si bien l'intelligence de toutes les autres, que l'application en sera trop facile à faire pour m'en occuper. Ainsi, je me bornerai à rechercher l'action du grand sympathique, 1° dans l'action alternative de contraction et de dilatation du cœur; 2° dans les différens actes de la respiration; 3° dans l'action de l'estomac sur les alimens; 4° dans les intestins, petits et gros;

5° dans la vessie; 6° dans les organes de la génération; 7° sur les sécrétions; 8° dans les sympathies; 9° sur la vision; 10° dans les passions. Chacun de ces objets sera traité dans autant de chapitres particuliers.

CHAPITRE PREMIER.

INFLUENCE DU SYSTÈME NERVEUX GANGLIONAIRE SUR L'ACTION DU CŒUR.

Le *cœur*, agent d'impulsion de la circulation dans les animaux vertébrés, reçoit et pousse le sang par un mouvement alternatif de dilatation et de contraction, diastole et systole. Il est, dans cette classe d'animaux, l'organe peut-être le plus essentiel à la vie, puisque son arrachement est immédiatement suivi de la mort, et que l'animal survit plus ou moins long-temps à l'anéantissement de tout autre organe. Son étude a dû occuper d'une manière toute particulière tous les physiologistes; aussi possédons-nous des matériaux immenses sur la structure et sur les différens modes d'actions de ce moteur central. Souvent, il est vrai, les hypothèses ont pris la place de la vérité, cependant elles ont nécessité des recherches dont on peut tirer un parti avantageux, en y faisant la part du vrai et du faux. Ce n'est point ici le lieu d'examiner les travaux sans nombre de Haller et de son école sur l'irritabilité du cœur. Je ne puis pas davantage suivre les belles recherches de Scarpa, de Sœmmerring et de tant d'autres savans. Je dois me restreindre uniquement à l'action du grand sympathique sur ce viscère, et à ce qui s'y rapporte directement.

De tous les organes, le cœur est peut-être celui dont les actes sont les plus simples. N'étant composé que de fibres musculaires, ses fonctions ne diffèrent en rien de celles des autres muscles: c'est par la contraction qu'il agit sur le sang, soit qu'il se dilate [1] pour le recevoir, soit qu'il se resserre pour le pousser au loin. Je ne parle point de la nutrition: cet acte de la vie, commun à tous les organes, n'offre rien de particulier dans le cœur. Je n'ai donc à m'occuper que de sa contraction, puisque c'est par elle qu'il se dilate et se resserre, et qu'il n'agit pas différemment. Faute d'expériences positives, le champ fut long-temps ouvert aux conjonctures. Ainsi, quelques expériences illusoires avaient porté Haller et son école à faire de l'irritabilité une propriété inhérente aux fibres du cœur, jusqu'au point de porter Fontana à dire que les nerfs du cœur ne servaient à rien, et Behrends et Sœmmerring, à nier que cet organe reçût des nerfs, et cette opinion fut partagée par les plus célèbres physiologistes. Aujourd'hui, d'après les belles recherches de Scarpa, personne ne doute plus que le cœur reçoive des nerfs. Mais quels sont-

[1] Pour la cause de ce mouvement, voyez l'explication que j'en ai donnée dans ma *Dissertation* inaugurale *sur la cause du mouvement de dilatation du cœur*. Paris, 1813.

ils? et quelle est la manière dont ils l'influencent dans ses mouvemens?

Le cœur reçoit des nerfs, et il en reçoit en grand nombre. Les pneumo-gastriques et les ganglions cervicaux du grand sympathique fournissent les filets qui, en se réunissant, vont former le grand plexus cardiaque, et de là se rendre à tous les points du cœur, en se subdivisant en plusieurs plexus secondaires. Les nerfs qui sont fournis par la huitième paire, sont bien moins nombreux que ceux qui viennent des ganglions. La nature n'a rien fait en vain; ainsi, de quelque part qu'ils tirent leur origine, ces nerfs doivent avoir et ont en effet une influence. Il ne s'agit plus que de déterminer cette influence, et à quel système nerveux elle appartient. Pour arriver à ce but, il faut agir, d'une part, sur le système cérébro-spinal; d'autre part, sur le système ganglionaire.

Il semble que, pour déterminer le degré d'inflence du premier, il doive suffire d'isoler le cœur par la section du nerf vague, seul moyen de communication qui existe entre eux. Cependant, pour mieux fixer l'opinion sur cet objet important, et ne point laisser d'objection à faire, j'ai dirigé mes expériences, 1° sur l'encéphale; 2° sur la moelle épinière; 3° sur le pneumo-gastrique; 4° enfin, sur les nerfs ganglionaires.

§ I.

INFLUENCE DU CERVEAU SUR LE CŒUR.

Si le cœur ne se contracte qu'en vertu de l'influence plus ou moins directe qu'il reçoit du cerveau, la destruction de ce dernier, ou l'abolition de ses fonctions anéantira ou paralysera nécessairement les mouvemens du cœur. Si, au contraire, les contractions de cet organe sont indépendantes de l'influence du cerveau ; vainement aura-t-on détruit ou enlevé ce dernier, elles continueront.

Exp. 1re. J'ai enlevé successivement et par tranches le cerveau d'un lapin de trois mois [1]. Les premières couches n'ont produit aucun effet appréciable sur les mouvemens du cœur. A mesure que j'ai porté l'instrument sur les couches les plus profondes, le cœur s'est agité vivement, et par des contractions souvent irrégulières. Je n'ai touché ni à la protubérance annulaire, ni au cervelet. L'animal a vécu quatre-vingt minutes, pendant lesquelles le cœur n'a point cessé de battre avec régularité, quoique avec plus de vitesse que dans l'état de santé. La cuisse gauche ayant été coupée, au bout d'une heure, a fourni un jet de sang artériel faiblement saccadé, mais régulier.

[1] La manière de faire cette expérience, ainsi que la plupart de celles qu'on pratique, autant sur le cerveau, le cervelet, la moelle-épinière, que sur les différens organes et sur leurs nerfs, est aujourdhui si connue, que je croirais perdre un temps précieux à décrire chaque procédé.

Exp. II. J'ai enlevé, sur un lapin du même âge, la totalité du cerveau. Au moment de l'ablation, le cœur s'est agité, en quelque sorte, convulsivement; j'ai laissé l'animal se reposer deux minutes; les contractions du cœur sont devenues régulières. J'ai progressivement enlevé tout le cervelet, en procédant du haut en bas. Le cœur s'est agité irrégulièrement pendant tout le temps qu'a duré l'opération. Deux minutes après qu'elle a été terminée, il a continué de battre avec vitesse, mais assez régulièrement pour entretenir la circulation pendant vingt-trois minutes. La protubérance annulaire a été laissée intacte. L'amputation d'une patte de devant a fait couler le sang artériel quelques instans avant la mort.

Exp. III. Sur un troisième lapin, âgé de plus de trois ans, j'ai enlevé aussi rapidement que possible le cerveau et le cervelet : les mêmes phénomènes d'agitation du cœur ont eu lieu. J'ai enlevé une partie de la moelle allongée, l'agitation a redoublé. J'ai enlevé toute la protubérance annulaire : le cœur, après quelques contractions irrégulières, a cessé de battre, et l'animal a succombé.

Exp. IV. J'ai répété la même expérience sur un lapin de dix jours. Après la première impression de réaction qu'a causé l'instrument dans chaque partie de l'opération, le cœur a continué de battre régulièrement pendant vingt-cinq minutes. L'artère d'une patte de devant a fourni, à plusieurs reprises, un jet de sang vermeil.

Exp. V. J'ai enlevé avec rapidité, sur un cabiai

de huit jours, le cerveau, le cervelet et la protubérance annulaire. L'agitation du cœur et l'irrégularité de ses contractions ont été extrêmes ; j'ai cru que l'animal succombait. Cependant le calme s'est rétabli. Alors j'ai enlevé et extrait, aussi profondément que possible, la queue de la moelle allongée. Quelques mouvemens irréguliers ont eu lieu dans le cœur ; et l'animal a succombé en moins de deux minutes.

Exp. vi. L'expérience précédente était trop importante pour ne pas être répétée plusieurs fois. Elle pouvait devenir concluante, puisque la mort avait suivi de près l'ablation de la partie de l'encéphale, à laquelle viennent aboutir les pneumogastriques. J'ai, en conséquence, enlevé le cerveau, le cervelet et la moelle allongée jusqu'au dessous de l'origine de ces deux nerfs, en prenant toutes les précautions convenables pour que la mort ne pût être attribuée à aucune autre cause. Cela n'empêcha point l'animal de périr en moins de trois minutes. J'obtins les mêmes résultats sur plusieurs cabiais de différens âges.

Malgré le désir d'avoir atteint le but, je ne pus me persuader d'y être parvenu : je possédais trop de faits qui me confirmaient dans l'idée que la mort devait reconnaître une autre cause, et que le cœur devait se contracter malgré cette ablation. Enfin, je m'aperçus que le resserrement du larynx était la vraie cause de la mort, et que l'animal périssait asphyxié. Il me fut dès-lors facile de prévenir cet inconvénient dans mes expériences consécutives.

Exp. vii. Je pris un lapin de deux mois, j'incisai la trachée-artère au dessous du larynx, et j'y plaçai une canule pour entretenir la respiration; je procédai à l'extirpation de l'encéphale en entier, jusqu'à l'origine de la moelle épinière. Je vis le cœur, d'abord agité assez irrégulièrement, se contracter pendant plus de quinze minutes, après lesquelles je coupai une patte de devant; j'en vis jaillir le sang artériel, et j'abandonnai le lapin.

Exp. viii. J'ai coupé la tête à un petit chat de deux jours; il a succombé en deux minutes, parce que je n'ai point entretenu la respiration.

Exp. ix. De suite après, j'ai coupé la tête à deux chats de la même portée, avec la précaution d'entretenir la respiration artificielle, et j'ai prolongé les contractions du cœur pendant plus d'une heure. Ce dont je m'assurai en coupant une patte qui fournit du sang artériel. C'était tout ce qu'il m'en fallait, et je laissai périr les deux chats.

Exp. x. J'ai fait sur un cabiai de deux jours la section de la moelle épinière immédiatement, au dessous de l'occipal. La respiration a été entretenue pendant trois heures, et l'animal a vécu tout ce temps. Peut-être eût-il vécu davantage, mais il me suffisait d'avoir vu battre le cœur et couler le sang artériel jusqu'alors. J'ai bien des fois répété la même expérience, et toujours avec le même résultat.

Tous les physiologistes ont pu remarquer avec Legallois et le professeur Lallemand, que ces expériences réussissent d'autant mieux qu'on les pratique sur des animaux plus jeunes, et chez lesquels le cerveau encore inerte n'exerce qu'une faible influence.

Exp. xi. J'ai enlevé en totalité le cerveau d'une salamandre, et le cœur a continué de battre pendant plusieurs jours.

Exp. xii. J'ai coupé la tête à une autre salamandre; je l'ai gardée pendant plusieurs jours vivante, et jouissant des contractions bien sensibles du cœur.

Exp. xiii. J'ai fait la simple section de la moelle à une troisième salamandre, en lui tenant, comme dans les cas précédens, un peu d'eau dans une assiette ; elle a continué de vivre pendant plusieurs jours.

Exp. xiv. J'ai coupé la tête à une grenouille, et pendant plusieurs jours les battemens réguliers du cœur ont entretenu la circulation.

Je ferai remarquer que dans les quatre et même les cinq dernières expériences, quoique l'animal conservât des mouvemens, et en exécutât si on le touchait, ces mouvemens n'avaient rien de régulier, qu'il n'y avait plus d'ensemble; en un mot, que le moi intellectuel ou l'influx cérébral, leur manquait. La salamandre avançait ou reculait indistinctement si on la touchait, et elle restait immobile si on ne la touchait pas. La grenouille agitait ses pattes; mais si elle sautait, ce n'était que lorsque le hasard présentait, sous les contractions, pour ainsi dire, convulsives de ses pattes de derrière, un corps solide et résistant. Si elle était couchée à la renverse, elle ne se relevait point; ses pattes se remuaient bien ; mais elles ne se dirigeaient plus dans le sens convenable, elles manquaient de régularité.

Je signalerai avec Legallois, la singularité de voir vivre, indépendant l'un de l'autre, le tronc et la tête, dans les animaux auxquels on fait la section de la moelle au dessous de l'occipital.

Je ne donne point les expériences précédentes comme nouvelles ; on sait tout ce que la doctrine de Haller, sur les parties irritables et sensibles, a fait éclore de travaux, à l'effet de l'appuyer ou de la combattre. On peut en prendre une idée dans la grande physiologie de Haller, ainsi que dans les nombreuses expériences tentées, en 1755, par Tandon, et consignées dans un excellent mémoire sur les parties sensibles et irritables du cerveau. Personne n'ignore les travaux de Legallois, et dans ces derniers temps, qui n'a pas médité sur les belles expériences de MM. Rolando et Flourens sur l'effet de l'ablation et de l'irritation des différentes parties du cerveau, du cervelet et de la moelle allongée ?

Beaucoup d'autres physiologistes ont aussi pratiqué les mêmes expériences, et ont obtenu les mêmes résultats. Bien loin de chercher à leur ôter leur priorité, je m'en applaudis, parce que cette uniformité de résultats donne beaucoup plus de confiance aux conséquences qui en découlent. Ainsi, il est bien évident et bien prouvé que, puisque le cœur a continué ses contractions après les ablations partielles et complètes de l'encéphale, il ne peut tenir de ce viscère la faculté de se contracter, qu'il est indépendant de son influence directe.

J'ai déjà fait pressentir pourquoi, dans les expériences V et VIII, la mort a été aussi prompte. Les expériences consécutives ont démontré que l'animal n'avait ainsi péri que par le défaut de respiration; que la destruction du cerveau avait paralysé les organes respiratoires, puisqu'en répétant les mêmes expériences, j'ai pu faire vivre d'autres animaux plusieurs heures, en prenant la précaution d'entretenir artificiellement la respiration. Dans ces expériences, qui auraient pu en imposer à un examen superficiel, on peut dire que l'animal est mort d'asphyxie, puisqu'en rétablissant la respiration, les mouvemens du cœur ont continué, et que celui-ci n'a cessé de battre et d'entretenir la circulation, que lorsque le sang n'a plus trouvé dans les poumons les principes de son hématose complète. L'explication de ce phénomène a été trop savamment développée par Bichat, Nystem et Legallois, pour qu'il soit possible de rien ajouter à ce que ces physiologistes ont dit à ce sujet.

Comme j'ai eu le plus souvent la précaution de m'assurer que la circulation était rétablie, en coupant une patte à l'animal expérimenté, on ne peut pas atténuer la valeur de mes expériences, par la considération que les mouvemens du cœur ressemblent, dans ces cas, aux mouvemens que cet organe exécute encore, après avoir été arraché de la poitrine, et lorsque toute communication est détruite entre lui et le reste du corps. Les mouvemens qu'il exécute dans ce cas sont irréguliers, tumultueux et incapable d'entretenir la circulation : ils ne possèdent plus cette harmonie si nécessaire à l'exécution de cette fonction. Au lieu que dans les expériences que j'ai tentées, la circulation a continué, les contractions du cœur ont été alternatives et régulières; en un mot, la fonction n'a point été anéantie, puisque le sang était poussé dans les artères. La conséquence naturelle de tout cela est donc que, *le cerveau n'exerce sur le cœur aucune influence directe.*

La pathologie confirme bien des fois cette conséquence. On a vu dans certaines plaies de tête, le cerveau être enlevé presque en totalité, et le cœur continuer à battre pendant quelques heures. En 1826, le docteur Bartels a fait insérer, dans le journal de *Hufeland*, ses *nouvelles expériences sur les décapités.* Six voleurs de grand chemin avaient été décapités près de Marbourg : sur tous les six on procéda à l'ouverture du cadavre, quelques minutes après la décapitation. Le cœur se contractait et se dilatait alternativement avec beaucoup de force, de manière à produire des pulsations régulières. Les mouvemens furent en décroissant pendant près de demi-heure. L'irritation d'un filet du grand sympathique les ranimait momentanément : l'irritation de la moelle-épinière ne produisait aucun effet sur le cœur, et faisait contracter les muscles du tronc. J'ai vu dernièrement un malheureux, dont le cerveau avait été enlevé par l'explosion d'une arme à feu : il ne restait que la moelle allongée et le cervelet. La respiration et la circulation se sont maintenues pendant plus d'une demi-heure. Les fœtus qui naissent acéphales sont assez communs pour que chaque praticien ait pu en rencontrer. J'ai eu occasion d'en recevoir deux; tous deux sont nés vivans : l'un a vécu plusieurs heures, l'autre est mort quelques instans après l'accouchement. Chez tous les deux le cœur battait d'une manière bien sensible. Je n'ai pu disséquer le premier; mais sa conformation, semblable à celle du second, ne me laisse pas douter de l'absence du cerveau. Chez tous les deux, le coronal renversé formait la presque totalité du crâne, une espèce d'ancienne cicatrice existait à la partie postérieure de la tête, et semblait être l'indice que l'organe encéphalique s'était évacué par là; et que ces deux fœtus étaient dans le cas de l'explication donnée par Morgagni. La protubérance annulaire formait une espèce de moignon irrégulier et environné d'une substance dense et filamenteuse, à laquelle elle tenait intimément : cette substance était-elle, ainsi que je l'ai présumé, le résultat du rapprochement des débris vasculaires et membraneux du cerveau détruit? La moelle épinière était intacte. Bien certainement le cœur s'est long-temps contracté sous l'influence de l'encéphale, puisque la cicatrice occipitale et l'organisation de cette substance nouvelle, attestent que le cerveau manquait depuis long-temps.

Quoi de plus propre encore à démontrer cette indépendance du cœur, qu'un coup d'œil rapide sur ce qui se passe dans la paralysie, les convulsions, l'épilepsie, la catalepsie, etc., et dans les effets de l'opium, des narcotiques et des boissons alcooliques? Un épanchement sanguin, séreux ou purulent, des tubercules, une ossification accidentelle, compriment le cerveau, paralysent son action, et avec elle tous les organes sensoriaux ou moteurs, et la circulation continue. La même chose s'observe dans l'épilepsie, dans la catalepsie, et dans toutes les affections comateuses ou carotiques possibles. Une émotion, une légère phlogose de l'encéphale augmente son action en la troublant; sa réaction devient à la fois plus forte et irrégulière, et il survient des convulsions ou toutes ces crises de nerfs, mille fois variées, au milieu desquelles le cœur reste impassible et n'éprouve aucun effet de ce désordre du système cérébro-spinal. Vous pouvez paralyser à volonté l'action du cerveau : faites prendre une dose considérable d'opium, toute la vie cérébrale est paralysée; le cœur seul continue ses contractions et entretient la circulation. Voyez un homme ivre : il ne voit, n'entend, ni ne sent rien; la vie animale semble éteinte, et cependant le cœur bat avec force, le pouls est plein, fort et développé.

Ainsi que nous l'avons déjà fait observer avec Legallois, les animaux résistent d'autant mieux à l'ablation de l'encéphale, qu'ils sont plus jeunes, et surtout qu'ils ont un cerveau proportionnellement moins volumineux; en un mot, qu'on les examine à un degré moins élevé dans l'échelle des êtres. Aussi voyons-nous les poissons et les reptiles vivre plusieurs jours et même plusieurs mois après la destruction de leur cerveau ou après leur décapitation.

Dans cette dernière classe d'animaux, le cerveau joue un rôle moins important, leur vie est moins intellectuelle, puisqu'ils en passent une partie dans un état de sommeil, pendant lequel cet organe n'exécute plus de fonctions; les sensations sont nulles, l'animal est sans mouvement, il est livré à la vie nutritive, qui, étant par conséquent plus indépendante du cerveau, peut bien plus facilement se passer de son influence et lui survivre. J'aurais été curieux de tenter ces expériences sur de jeunes marmottes, surtout pendant leur sommeil hiémal. Je suis persuadé qu'on obtiendrait chez elles une prolongation de la vie nutritive, c'est-à-dire, de la circulation, bien plus grande que chez les quadrupèdes qui ont servi à mes expériences.

§ II.

INFLUENCE DE LA MOELLE ÉPINIÈRE SUR LE CŒUR.

L'étude anatomique, physiologique et pathologique de la moelle épinière, avait été négligée jusqu'à ces derniers temps, malgré quelques aperçus ingénieux de Willis. Legallois surmonta les difficultés qui en avaient ralenti les progrès, et, tout occupé de trouver le siége du principe vital qu'il ne pouvait placer dans le cerveau, il tenta un nouveau genre d'expériences, et crut un moment avoir fixé, dans le prolongement rachidien, ce qu'on avait cherché si long-temps et si infructueusement partout ailleurs. Quoi qu'il en soit de la justesse de ses opinions, il fraya une nouvelle route aux expérimentateurs, et ses brillans résultats, en donnant à la moelle épinière plus d'importance qu'on ne lui en avait accordé, dirigèrent sur elle les recherches des physiologistes, et préparèrent de nouvelles découvertes.

J'avais assisté à la plupart des expériences qu'il avait faites à l'école de médecine, et j'avais été séduit comme tout le monde. Je crus avec lui que le principe des contractions du cœur résidait dans la moelle spinale, et que cette partie du système cérébral était le vrai siége du principe vital, puisque sa destruction anéantissait la vie en paralysant l'organe de la circulation. L'enthousiasme de la nouveauté ayant fait place à la réflexion, quelques expériences mêmes de Legallois m'inspirèrent des doutes, et m'engagèrent à reprendre son travail. Mes expériences sont en grande partie conformes aux expériences de ce célèbre physiologiste; cependant elles en diffèrent sous quelques rapports. Comme il serait fastidieux de tracer longuement ce qu'il a si bien développé, je me contenterai d'indiquer les points de contact, et de faire ressortir les nuances que j'ai remarquées.

Toutes les fois que sur un lapin, un cabiais, un chat, ou tout autre mammifère déjà d'un certain âge, j'ai détruit la moelle épinière en entier, l'animal est tombé, et malgré l'insufflation pulmonaire, le cœur n'a jamais pu se contracter régulièrement, de manière à rétablir la circulation. Les contractions irrégulières qu'il a quelquefois manifestées, ne différaient pas de celles qu'on lui voit exécuter, lorsqu'il est arraché de la poitrine. La même expérience, répétée partiellement sur la portion cervicale et sur la portion dorsale de la moelle, a donné les mêmes résultats, toutes les fois que la destruction a été faite brusquement. Toujours alors il a été impossible de rétablir la circulation. La destruction de la portion lombaire a souvent permis, après le premier trouble, le rétablissement régulier de la circulation, en entretenant la respiration.

Ces expériences, n'éclaircissant rien, ne pouvaient me satisfaire; je procédai à quelques autres.

Exp. xv. Sur un lapin de seize jours, je glissai un stylet depuis l'occiput et la première vertèbre cervicale, jusqu'au sacrum. La mort fut immédiate. J'entretins la respiration pendant trois minutes sans succès; l'amputation pratiquée à la jambe gauche ne fournit aucun jet de sang; cependant je sentais profondément quelques mouvemens irréguliers du cœur. J'ouvris la poitrine, j'incisai le péricarde, et le cœur s'agita davantage. Mais ce n'étaient plus les mouvemens alternatifs et réguliers des oreillettes et des ventricules. Ils continuèrent encore une minute, sans que la circulation fût rétablie, puisque l'artère du membre amputé ne donna point de sang.

Cette expérience ne conduisait à rien, elle ressemblait aux précédentes, dont elle n'était que la confirmation. Elle laissait bien voir une contraction du cœur, après la destruction de la moelle épinière; mais elle établissait l'irrégularité de ces contractions, et leur ressemblance avec les mouvemens plus ou moins forts et prolongés, que Galien et Wepfer avaient déjà vu exécuter au cœur arraché de la poitrine. Je m'assurai, par l'expérience suivante, que la chose était ainsi.

Exp. xvi. Sur plusieurs cabiais de dix à quinze jours, je détruisis la moelle épinière en totalité et brusquement. Ils tombèrent tous morts, sans que rien pût les rappeler à la vie; je m'assurai que la circulation n'était point rétablie, en leur coupant très-haut la patte de devant: il n'y eut point de jet artériel, quoique je sentisse bien distinctement les mouvemens irréguliers du cœur. Ainsi cette expérience était loin d'être concluante.

Exp. xvii. Sur un chat âgé de deux heures seulement, j'ai introduit un stylet au dessous de l'occiput, dans le canal vertébral, en le dirigeant vers l'extrémité caudale: je ne l'ai poussé que progressivement et très-lentement. Au bout d'une demi-heure, j'étais à peine arrivé aux premières vertèbres dorsales, ainsi qu'il m'était facile de m'en assurer par la longueur du stylet qui avait pénétré. Les mouvemens du cœur ont continué, quoique plus tumultueux, et une demi-heure après avoir retiré le stylet, ils étaient les mêmes. J'ai amputé un des membres thoraciques, un faible jet de sang artériel a coulé, et m'a prouvé que la circulation n'était point abolie. J'ai arrêté la respiration artificielle, le sang n'a plus coulé, le cœur ne s'est plus contracté, et l'animal est mort.

Exp. xviii. Immédiatement après, et sur un chat de la même portée, j'ai recommencé la même expérience, en procédant à l'introduction du stylet, peu à peu et avec la même lenteur. Je l'ai poussé jusqu'à la partie inférieure du dos. Malgré de fréquentes irrégularités dans ses contractions, le cœur a pu entretenir la circulation pendant un quart-d'heure, moment où je sentis battre les carotides, et où le sang artériel en jaillit par une incision que j'y pratiquai.

J'avais encore trois chats de la même portée; sur tous les trois j'ai répété la même expérience : sur un seul, la circulation s'est anéantie pour toujours, au moment où le stylet arrivait à la portion dorsale de la moelle épinière. Sur les deux autres, les variations des mouvemens du cœur ont peu à peu cessé, pour laisser des mouvemens assez réguliers rétablir la circulation.

Exp. xix. Quelques jours après je renouvelai la même expérience sur trois cabiais, dans la journée même où ils avaient été mis bas; les résultats furent conformes aux précédens.

Exp. xx. Sur un quatrième cabiais, je voulus pousser le stylet jusqu'à la région sacrée, l'animal mourut en totalité : malgré l'exactitude avec laquelle l'insufflation pulmonaire était faite, la circulation ne put se rétablir.

Exp. xxi. J'essayai, sur deux autres cabiais, de

pousser encore mon stylet jusqu'à la région sacrée; sur tous les deux, les contractions régulières du cœur furent anéanties, et la circulation totalement arrêtée.

Ces deux dernières expériences auraient pu me faire penser que la totalité de la moelle épinière ne pouvait être détruite sans anéantir les mouvemens du cœur, si je n'avais pas été convaincu que la portion lombaire était la moins influente, ainsi que Legallois l'avait prouvé par plusieurs expériences sur des animaux même plus âgés que ceux sur lesquels j'opérais, expériences que j'avais moi-même répétées, et avec le même succès.

Je ne crus pas devoir insister sur cette destruction totale de la moelle épinière chez les mammifères, et je pensai que si j'obtenais le résultat que je désirais sur des animaux d'une classe inférieure, les conséquences seraient toujours les mêmes. Je me procurai plusieurs salamandres à cet effet.

Exp. xxii. Un stylet fut introduit dans le canal rachidien, et en parcourut lentement toute l'étendue. La salamandre resta d'abord immobile et comme sans vie; quelques momens après, la bouche exécuta de légers mouvemens, mais les membres restèrent immobiles. Je la laissai une demi-heure dans un peu d'eau, sans qu'elle fît aucun autre mouvement que d'ouvrir de temps en temps la bouche. Je lui coupai la queue le plus près possible du tronc; l'animal ne donna aucun signe de douleur, un faible jet de sang ne laissa point de doute sur la continuation de la circulation, et la poitrine, pressée entre les doigts, me laissa sentir les mouvemens précipités du cœur.

Exp. xxiii. Une heure après la décapitation d'une salamandre, chez laquelle la circulation était bien conservée, ainsi que les mouvemens des membres, je détruisis la moelle en glissant un stylet dans le canal vertébral. La paralysie totale du corps fut complète, l'animal restait étendu dans la position où on le plaçait. Je le laissai un quart-d'heure, je pressai ensuite la poitrine sur la région précordiale, je sentis encore les faibles mouvemens qu'exécutait le cœur. Je partageai l'animal en devant des pattes de derrière, et je vis l'aorte fournir quelques saccades de sang; preuve évidente que la circulation avait survécu à la mort générale du corps.

Dans ces deux dernières expériences, je ne fais point mention de la respiration, parce que les salamandres peuvent vivre des mois entiers sans respirer, ou plutôt, ainsi que l'a prouvé Legallois, et après lui M. Milne-Edwards, elles respirent par la peau. Ce qui devait être, d'après la distribution des pneumo-gastriques chez ces animaux.

Exp. xxiv. J'ai détruit la moelle épinière d'une grenouille, les membres ont été paralysés sur-le-champ. Quelle que fût la position de l'animal, de quelque manière qu'on cherchât à le provoquer, il n'a plus exécuté aucun mouvement. Cependant la bouche s'étant entr'ouverte, comme pour bailler, j'y plaçai un tube, et j'entretins une espèce de respiration artificielle pendant trois-quarts d'heure. J'ouvris le ventre de l'animal, et il me fut facile de constater que la circulation continuait. Je mis le cœur à découvert, et il se contracta quelques instans encore.

Quoique j'eusse pu varier à l'infini ce genre d'expériences, je les bornai à ce petit nombre, parce que je les crus suffisantes pour prouver, d'une manière incontestable, que les contractions du cœur, qui entretiennent la circulation, sont tout-à-fait indépendantes de la moelle épinière. Si, en effet, elles sont sous l'influence de ce prolongement médullaire, elles doivent constamment cesser et s'anéantir pour toujours, toutes les fois qu'il a été détruit. Si, au contraire, elles sont indépendantes de cette influence, la destruction de la moelle ne les anéantira point, et n'empêchera pas la circulation d'avoir lieu. Or, les expériences précédentes ont prouvé que le cœur pouvait se contracter et la circulation continuer après la destruction complète de la moelle rachidienne. Les expériences XVII, XVIII, XIX, XXII, XXIII et XXIV ne peuvent laisser de doute à cet égard; dans toutes, les mouvemens du cœur et la circulation se sont prolongés assez long-temps après la destruction de la moelle spinale, pour qu'il ne soit pas possible de nier cette indépendance, cet isolement de l'appareil circulatoire. Il est donc bien démontré que le cœur ne tire point de la moelle épinière le principe de son action, et que la circulation en est indépendante. Je ferai observer qu'en parlant des contractions du cœur, je ne les désigne pas seules, mais ordinairement associées à la circulation; parce que j'ai toujours et que nous devons toujours avoir en vue les contractions régulières, celles qui entretiennent la circulation, et que la meilleure preuve que ces contractions ont lieu, c'est la continuation de la circulation, laquelle est à son tour prouvée par l'issue du sang artériel, lorsqu'on ouvre une artère, comme je l'ai pratiqué au moyen d'une amputation quelconque. Car, s'il ne s'agissait que d'indiquer les contractions, l'ancienne expérience de Galien, répétée par Wepfer, et ensuite par tous les physiologistes, nous suffirait pour démontrer leur indépendance de toute espèce de centre nerveux, puisque le cœur, arraché et jeté sur un corps solide, bondit avec force. Mais quelle différence de cette contraction sur laquelle Haller a tant insisté, et qui favorisait si bien sa théorie de l'irritabilité, à cette contraction régulière et combinée, par laquelle les ventricules et les oreillettes, dilatés et resserrés dans un ordre admirable, appellent et chassent alternativement le sang!

Si je ne voulais point me renfermer strictement dans le cadre que je me suis tracé, quel vaste sujet de considérations philosophiques nous pourrions trouver dans les expériences précédentes! comme elles nous aideraient à isoler de plus en plus les deux vies! Le cerveau et son prolongement rachidien sont détruits; toute la vie intellectuelle meurt, le cœur seul continue à se contracter : les sensations n'ont plus lieu, les mouvemens sont abolis, l'animal est immobile; la circulation persiste, et avec elle toutes les fonctions nutritives ou ganglionaires; ce n'est plus qu'une plante, puisque l'animal est mort. Rendez-lui ses mouvemens, ses sensations perçues, et l'animal renaîtra. Ajoutez à une plante des organes de locomotion et de perception, et les organes que nécessite la digestion intérieure, et vous en ferez un animal. Je laisse à des talens supérieurs [1] le soin de développer cette partie philosophique; ce travail serait trop au dessus de mes forces.

Je dois dire ici que les expériences de Legallois m'ayant d'abord fait croire que l'action du cœur était soumise à l'influence du système cérébro-spinal, j'en déduisis une loi générale, d'après laquelle toutes les fibres musculaires ne se contractaient que sous l'influence des nerfs cérébraux..... Cette conséquence générale devenait fausse, dès-lors qu'il était démontré que les contractions du cœur étaient indépendantes du système nerveux spinal. Au lieu de généraliser cette dépendance de toutes les contractions musculaires, il a fallu en excepter les contractions du cœur. Ainsi le cœur seul est soustrait à l'influence cérébro-spinale. Cette indépendance, cet isolement du principal moteur de la circulation, cette exception de sa fibre charnue à la loi générale, ne fournit-elle pas une preuve de plus en faveur de l'existence individuelle de la vie nutritive ou ganglionaire? Partout la fibre musculaire doit la régularité de ses con-

[1] M. Geoffroi de Saint-Hilaire s'est frayé une carrière nouvelle sur cet important sujet. Personne mieux que lui ne peut achever.

tractions à l'influence cérébrale, la fibre du cœur en est seule exempte; cette fibre reconnaît une autre influence, elle est donc tout-à-fait étrangère à la vie cérébrale, et cela devait être. L'estomac et les intestins, me dira-t-on, appartiennent à la vie organique, et cependant la contraction de leurs fibres est sous l'influence des nerfs cérébraux. Je ne nie point ce fait, puisque je l'ai établi le premier; mais je ferai remarquer que ces organes, de même que la vessie et l'utérus, ne sont point des organes essentiels à la vie organique; qu'ils ne sont que des organes de circonstance, adaptés à la commodité de l'animal; la preuve, c'est qu'ils manquent dans le plus grand nombre des êtres vivans, tandis que l'appareil circulatoire ne manque dans aucun. Ces organes, créés pour l'animal, devaient donc dépendre de l'organe qui constitue essentiellement l'animal, du cerveau; tandis que le cœur est tout entier un organe de la vie nutritive; les fonctions de cette vie ne s'exécutent que par la circulation; la digestion, la sécrétion urinaire et la conception utérine, ne lui sont pas indispensables, elle en est privée dans beaucoup d'êtres organisés.

Comme dans la plupart des expériences de Legallois, et dans toutes celles que l'on fait sur les animaux d'un certain âge, on voit le cœur suspendre presque instantanément ses mouvemens et la circulation; on se demande s'il est bien vrai que cet organe soit indépendant de l'influence du système cérébro-spinal, et l'on est porté à douter de l'isolement que nous venons d'établir. Ce fait est vrai ; mais comme un fait ne peut jamais détruire un autre fait, et que leur contradiction apparente tient à ce qu'il y a entre eux quelque intermédiaire qui nous échappe, il ne change en rien nos expériences, ni les conséquences que nous en avons tirées. Seulement il prouve, ce que nous aurons si souvent lieu d'observer encore, l'association, les rapports qui existent entre tous les organes, ce *consensus* si bien exprimé par le père de la médecine, sans contredit le premier et le plus grand observateur. Il prouve surtout qu'à mesure qu'on s'éloigne du premier âge de la vie, cette association devient plus intime, puisqu'il n'est plus possible d'en opérer l'isolement. Plus le système cérébro-spinal s'est exercé, plus son influence devient grande, plus les deux vies s'unissent et se combinent, moins il est possible de les séparer ; elles ne font plus qu'une, quoique chaque organe conserve ses fonctions. Cela est si vrai, que si l'on commence à anéantir l'influence cérébrale, par la décapitation ou par la section de la moelle au niveau de la première vertèbre, et qu'on attende une demi-heure ou une heure avant de détruire la partie cervicale de la moelle, on n'anéantit plus la circulation, même chez un animal déjà âgé, par exemple chez un lapin de trente jours. Ainsi que Philipp Wilson et Tréviranus l'ont vu sur les jeunes animaux, et en opérant avec lenteur; que Clift l'a observé sur les animaux d'un rang inférieur, les poissons et surtout les carpes, et que l'a expérimenté Legallois lui-même. Disons encore que lorsque ce dernier a voulu préciser le siége du principe vital et la longueur de moelle nécessaire à l'entretien des contractions du cœur, il n'a rien pu obtenir de satisfaisant, puisqu'il a été conduit à cet aveu : « J'eus presque autant de résultats différens que d'expériences, et dans la plupart des cas, les différences étaient trop grandes pour que je pusse les regarder comme purement individuelles. » Quoique M. Flourens semble avoir été plus heureux, puisqu'il l'a placé dans cette partie de la moelle allongée qu'il a appelée le *nœud vital*, ses expériences ne changent rien, attendu qu'elles n'agissent que sur la vie cérébrale. D'ailleurs, il vient de prouver que la circulation est tout-à-fait indépendante de la moelle épinière chez les poissons, du moins dans les carpes et les barbeaux, sur lesquels il a détruit en entier la moelle sans anéantir la circulation, ainsi que Clift l'avait déjà observé. Weinhold et Wedemeyer sont parvenus à entretenir la circulation vingt-huit heures après avoir détruit la moelle épinière.

Les expériences que j'ai faites sont tellement concluantes, que je n'ai pas cru devoir m'appuyer des faits d'anatomie pathologique que la nature a présentés à l'observation de quelques hommes distingués, et qui seuls suffiraient pour conduire aux conséquences que nous avons déjà pu tirer. Cependant, comme on ne saurait jamais trop s'entourer de tout ce qui peut établir invariablement une vérité, et que les preuves ne sont jamais superflues, je vais présenter quelques-uns de ces faits.

Morgagni [1] disséqua, en 1746, une petite fille venue au monde à peu près à terme, sans cerveau, ni cervelet, ni moelle épinière. Il en a rendu tous les détails avec cette précision qui le caractérise, c'est même une des observations les plus complètes que nous possédions en ce genre. Sa longueur ne me permet que de l'indiquer, en renvoyant à l'auteur lui-même, dont l'ouvrage est peut-être le premier que tout médecin doive avoir et consulter souvent. Le corps était bien nourri, bien conformé, sans mauvaise odeur ; l'épiderme ne s'enlevait pas.

Jean Vanhorne a recueilli une observation presque en tout semblable, et rapportée par Wepfer, dans un mémoire sur les fœtus acéphales [2]. Ce fœtus, âgé de sept mois, avait le tronc et les membres bien conformés. Il n'avait aucune trace de cerveau, ni de cervelet, et quand on crut de chercher la moelle épinière, qu'on a coutume de regarder comme un second cerveau, on n'en trouva pas la moindre parcelle.

Frédéric Ruisch a aussi disséqué un fœtus de neuf mois, qui n'avait ni cerveau, ni cervelet, ni moelle épinière [3].

Littre [4] parle d'un fœtus de huit mois qui n'avait pas de trace de cerveau, ni de moelle; *du reste*,

1 *De sedibus et causis morborum*, epist. 48, n° 50.

2 *Miscellanea curiosa*, de cur. 1, an. 3, obs. 129.

3 Kerkring, *Spicilegium anatomicum*, obs. 23.

4 *Histoire de l'Académie des sciences*, année 1701, pag. 24.

bien nourri, bien formé, il avait certainement vécu huit mois.

Sue [1] rapporte une observation analogue.

M. le professeur Lallemand [2] a recueilli l'un des faits d'anencéphale les plus complets que je connaisse. Les desseins dont il a accompagné sa description ne laissent rien à désirer sur l'exactitude des détails.

M. Jean-Noël Roux [3] a publié l'histoire d'un anencéphale complet, dont il fait remonter la formation au deuxième mois de la grossesse, époque où la frayeur réitérée d'un crapaud, causa à la mère une révolution extraordinaire. L'auteur dit qu'il a envoyé le fœtus au savant auteur de la Philosophie anatomique, qui ne manquera pas d'en tirer tout le parti qu'il est accoutumé de tirer même des choses en apparence les plus insignifiantes. Qu'il me soit permis de m'étonner que M. Roux, qui paraît avoir du mérite, ait pu, en 1825, trouver, au fœtus qu'il décrit, la forme d'un crapaud, et faire jouer un aussi grand rôle à l'imagination de la mère. Rien ne peut justifier son opinion, ni la gravure, ni la description qu'il a données de ce fœtus.

On lit dans l'histoire de l'académie royale des sciences [4] le passage suivant : « M. Fauvel a fait voir à l'académie un fœtus sans cervelle ni cervelet, ni

[1] *Histoire de l'Académie des sciences*, année 1746, obs. 6, n° 1.

[2] *Observations pathologiques*, propres à éclairer plusieurs points de physiologie, 1818.

[3] *Mémoire sur l'anencéphalie*, Marseille, 1825.

[4] Année 1711, obs. anat., pag. 26.

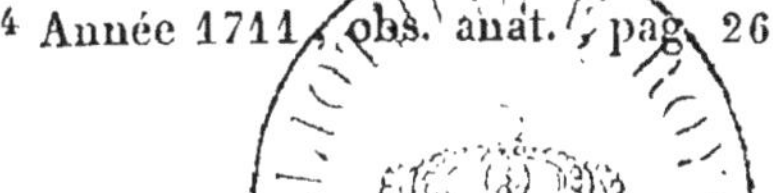

moelle épinière, quoique bien conformé d'ailleurs. Il était venu à terme, avait vécu deux heures, et donné quelques signes de sentiment quand on lui avait versé l'eau du baptême sur la tête. »

Méry [1] a vu un fœtus mâle venu à terme, qui n'avait ni cerveau, ni moelle de l'épine, qui a vécu vingt-quatre heures, et pris quelque nourriture.

Quoique bien rares, ces faits ne sont pourtant pas sans exemples. Saviard et Rouhaud ont vu chacun un fœtus anencéphale, vivre pendant six heures : un autre vécut huit heures; un autre quinze heures, un troisième vingt-quatre heures. L'anencéphale de Schellhase atteignit la fin de son deuxième jour. Celui de Jacobeus parvint à son troisième. Saviard en a vu un dont l'existence se prolongea jusqu'au quatrième jour. Heyshan en a vu un parvenir jusqu'au sixième jour. Celui de Bayle vécut une semaine, et vint au monde avec deux dents à la mâchoire supérieure. M. le professeur Lordat, de Montpellier, a cité des faits analogues, dans ses leçons de physiologie, pour l'année 1820, 1821. Le monstre connu sous le nom d'*anencéphale de Patare*, né le 26 septembre 1824, à l'hospice de la Maternité de Paris, termina sa vie après quelques mouvemens spasmodiques.

M. Geoffroi Saint-Hilaire a présenté à l'institut, dans la séance du 3 janvier 1826, un anencéphale complet, qu'il venait de trouver dans une collection d'animaux conservés en momies, et que le savant

[1] *Histoire de l'Académie royale des sciences*, année 1712, p. 40, obs. anat. 6.

antiquaire, M. Passalacqua, de Trieste, avait apporté d'Égypte.

Je ne rapporterai pas un plus grand nombre de faits d'anencéphale : pour plus de détails, on peut consulter Morgagni, Hubert (*Dissertatio de spinali medullâ*), MM. Olivry, Béclard, Roux, etc.

Je crois indispensable de rechercher, autant que possible, l'époque de la grossesse à laquelle la moelle épinière a dû manquer. Cette recherche découle naturellement de la connaissance qu'on peut acquérir sur l'éthiologie de l'anencéphalie. Les causes étant connues, nous préviendrons plusieurs objections qu'on aurait pu nous faire. Il importe en effet de démontrer que les fœtus anencéphales ont survécu à la destruction complète du cerveau, du cervelet et de la moelle épinière ; car si je laissais présumer que ces fœtus ont pu conserver une plus ou moins grande partie de ces organes, et que leur destruction complète ne s'est effectuée qu'au moment de la naissance et par les efforts de l'accouchement, on sent combien on pourrait en tirer d'inductions défavorables à notre opinion.

Plusieurs hypothèses ont été émises sur l'éthiologie des anencéphales. On peut les rattacher à deux principales : 1° destruction pathologique de l'organe cérébro-spinal déjà formé ; 2° défaut de développement.

Quoique la première opinion paraisse remonter à Brenner [1], on l'attribue généralement à l'illustre

[1] *De fœtu monstruoso et bicipite*. Dissert. in-4°.

Morgagni, qui a jeté un si grand jour sur leur formation. Cet observateur célèbre, ce profond scrutateur de la nature vivante et malade, a démontré que le plus souvent cette monstruosité était le résultat d'une hydrocéphale, qui détruisait la substance cérébrale à force de la distendre, et finissait peut-être par la dissoudre et l'entraîner au dehors, lorsque, par ses progrès, les parois, trop amincies, du crâne et du dos s'ouvraient et laissaient le fluide s'écouler. Cette opinion compte encore de nombreux partisans, et le professeur Dugès l'adopte en entier dans un mémoire inséré dans la *Revue médicale*, 1823. Il en fait trois espèces, selon que le cerveau et la moelle épinière ensemble, le cerveau seul ou la moelle seule, ont été le siége de la maladie, et sont les parties absentes. Cette théorie est vraie dans bien des cas; mais comme il est impossible qu'elle le soit toujours, d'après les faits qu'on a observés, il a fallu chercher une autre explication. Dans une hydrocéphale, il est difficile que la rupture des membranes et des tégumens ait lieu dans toute l'étendue de la partie affectée; dès-lors, il doit rester une cavité sphéroïde ou cylindroïde plus ou moins étendue, ainsi que cela existait dans les observations de Frédéric Ruisch, de Sue, de Fauvel et de Méry; ou bien on doit retrouver la trace de ces cavités, oblitérées par la retraite et l'affaissement des parties, ainsi qu'on le voit dans l'anencéphale de Jean Vanhorne; ou bien enfin, il doit rester des lambeaux flottans de ces parties déchirées, comme cela se voit dans le fœtus de M. Roux. Mais lorsque ces débris, de l'organisation première, manquent totalement, et qu'il est impossible de trouver les plus petites traces de l'organe encéphalique, la théorie de Morgagni devient insuffisante.

Quelques physiologistes ont alors attribué cette absence de l'appareil cérébral, au simple défaut d'organisation. De même qu'un bras, une jambe, ou tout autre organe peut manquer ; de même aussi le cerveau et ses dépendances peuvent, par des circonstances particulières de l'organogénie, ne point se développer et manquer plus ou moins complètement. Cette opinion est professée par MM. Mekel, Gall, Geoffroy Saint-Hilaire, Dupuytren, Breschet et Serres. Je ferai observer que ces hommes célèbres, en admettant cette explication, n'excluent point celle de Morgagni, et qu'ils sont, au contraire, convaincus que l'anencéphalie peut avoir lieu de deux manières. Ils ne font point, de leur manière de voir une théorie absolue. Parmi ces physiologistes distingués, quelques-uns se sont contentés d'attribuer l'absence des parties cérébro-rachidiennes au défaut d'organisation, et n'ont point recherché d'autre éthiologie. D'autres ont étendu leurs vues plus loin, et ont voulu pénétrer plus avant dans la cause de ce phénomène.

M. Geoffroy Saint-Hilaire, dans sa Philosophie anatomique, attribue le défaut d'organisation à l'adhérence du dos et du crâne du fœtus, à ses membranes d'enveloppe, et à leur rupture avant le développement de l'organe encéphalique : il pense que ces effets sont ordinairement le résultat des frayeurs qu'ont éprouvées les mères dans le commencement de la grossesse.

M. Breschet fait dépendre le développement de chaque organe de l'existence antérieure de son système vasculaire : et il pense que toutes les monstruosités en moins sont le résultat direct de l'absence de l'artère de l'organe, et que lorsque l'appareil cérébro-spinal ne se développe point, cela tient uniquement à ce que les artères cérébrales et spinales, ne s'étant point elles-mêmes développées, n'ont pu fournir les matériaux de la substance cérébrale et médullaire. Cette théorie est vraie, quant à la simultanéité de non développement des parties constituantes : mais est-il bien vrai que tous les tissus de la partie soient tellement liés au système artériel, que la raison de leur absence se trouve dans l'absence même de ce système?..... On entrevoit toutes les objections qu'on peut faire à cette explication. Comme cette discussion m'écarterait de mon sujet, il ne me convient pas même de l'aborder.

D'immenses recherches sur l'anatomie du cerveau, dans les quatre classes des animaux vertébrés, ont conduit M. Serres à établir, comme une loi de la névrogénie, que le développement du système nerveux marchait de la circonférence au centre, et que, de toutes les parties de ce système, le cerveau et la moelle épinière sont les derniers à se développer. De cette organisation tardive, il conclut la facilité avec laquelle elle peut même ne pas avoir lieu. L'anencéphalie peut tout aussi bien commencer avec les premiers rudimens du germe, que plus tard ; ainsi, je ne la ferai pas dépendre exclusivement, avec M. Serres, de cette loi d'accroissement de la circonférence au centre, dont il a fait l'application à la névrogénie.

Quoi qu'il en puisse être de l'exactitude de toutes ces explications, elles prouvent toutes que les physiologistes distingués qui les ont émises, ont fait remonter l'anencéphalie à l'époque même de la formation ou du développement des organes. Le système cérébro-spinal a donc manqué de bonne heure, s'il n'a pas toujours manqué aux fœtus qui ont apporté cette monstruosité en naissant. Dès-lors l'objection qu'on aurait pu nous faire, que le fœtus ou l'embryon était mort au moment où il avait été accidentellement privé de ses centres nerveux, cette objection, dis-je, n'existe plus, puisque le cerveau, le cervelet et la moelle épinière ont dû ne jamais se développer, ou ont manqué depuis long-temps. Enfin, en supposant que les fœtus, venus morts, ne fussent pas une preuve convaincante qu'ils ont vécu dans le sein maternel, il nous suffirait de citer ceux qui ont vécu des heures, des jours, des semaines ; mais les uns et les autres viennent à l'appui de ce que nous avons déjà établi, puisque la disposition même des parties a fait penser aux auteurs qui les ont observés, que l'appareil cérébro-rachidien manquait depuis long-temps, et que le fœtus n'en avait pas moins vécu dans le sein de sa mère. Si l'on trouve que plusieurs observations manquent de détails et qu'on veuille s'en autoriser pour douter des conséquences qui en ont été tirées ; soupçonnera-t-on que les Morgagni, que les Lallemand, que les Geoffroy Saint-Hilaire, etc., s'en sont laissé imposer? Leur nom seul ne commande-t-il pas la confiance? Or, dans l'observation de M. Lallemand, le fœtus avait donné des signes de vie, deux jours avant sa naissance : Morgagni a précisé, avec soin, que le fœtus qu'il a observé n'*avait aucune mauvaise odeur*, que l'*épiderme ne s'enlevait pas*. Ces fœtus ont donc vécu jusqu'au moment de leur naissance, et la description des vestiges de la tête et du canal vertébral, prouvent que dans ces cas la moelle a dû manquer depuis plusieurs mois : la bifurcation du corps, des vertèbres et la cicatrisation des tégumens nécessitent du temps pour s'opérer, et ne peuvent jamais être que le résultat de la vie. Si le fœtus avait péri lorsque les tégumens se sont déchirés, pour laisser écouler la matière cérébrale délayée, les tégumens ne se seraient point cicatrisés, le fœtus mort aurait séjourné quelques jours dans l'utérus, la putréfaction s'en serait emparée, et l'épiderme aurait pu s'enlever. N'eût-on que ces faits bien avérés, ils seraient suffisans pour faire établir les conséquences auxquelles nous voulons arriver. Le nombre ne prouve rien : si la chose est possible pour un seul fœtus, elle l'est pour tous ; quoi qu'en dise Legallois, qui cherche à diminuer la confiance qu'on peut ajouter à ces faits, parce qu'ils sont trop en contradiction avec ses opinions.

Puisque les fœtus anencéphales ont vécu dans le sein maternel, long-temps après la destruction du cerveau, du cervelet et de la moelle, puisque même quelques-uns ont donné des signes de vie plus ou moins long-temps après la naissance, puisqu'ils se sont développés dans toutes les parties étrangères à l'encéphale, ils ont nécessairement continué à jouir des fonctions nutritives. Or, ces fonctions sont intimément liés à la circulation, à la respiration et à la digestion chez l'homme; mais dans le fœtus, la respiration et la digestion sont encore inutiles; la circulation est la seule fonction indispensable, sans elle plus de nutrition, dès qu'elle cesse, l'individu meurt. Si donc les fœtus ont vécu, s'ils ont continué à se nourrir, s'ils se sont développés, nul doute que la circulation ne se soit exécutée avec l'énergie suffisante pour pousser le sang, et avec lui les matériaux nécessaires à la nutrition et à l'accroissement de tous les organes. Point de circulation si le cœur ne se contracte avec régularité. Cet enchaînement de conséquences naturellement déduites des phénomènes physiologiques de la vie nutritive, ne laisse aucun doute, il prévient de lui-même toute objection et établit, comme dernière conséquence, que les contractions du cœur sont indépendantes de l'influence de la moelle spinale, puisqu'elles ont eu lieu long-temps après sa destruction et sans sa participation.

Ces conclusions diffèrent essentiellement de celles que Legallois a déduites d'expériences nombreuses, faites avec le plus grand soin, et répétées par les plus habiles physiologistes. Je vais essayer de prouver que ces contradictions ne sont qu'apparentes, et qu'il est possible de concilier les opinions sans dénaturer les faits. Il suffit pour cela de faire remarquer, ce que j'ai déjà si souvent répété, que le système nerveux des ganglions est indépendant du système cérébral; et que ce qui a le plus contribué à induire en erreur ce célèbre physiologiste, c'est qu'il s'était persuadé que le grand sympathique avait ses racines dans la moelle, et qu'il en tirait toute sa force. Les expériences précédentes et les faits d'anencéphales, en prouvant cette indépendance des nerfs ganglionaires, renversent sa théorie. Si en effet le nerf grand sympathique avait ses racines dans la moelle épinière, ses fonctions cesseraient toutes les fois que cette partie de l'organe cérébro-spinal serait détruite. Or, il s'en faut qu'il en soit ainsi. Legallois convient lui-même qu'une destruction lente et successive permet d'entretenir plus long-temps les contractions régulières du cœur et la circulation. Il avoue également qu'il est possible de faire vivre les animaux, d'autant plus long-temps, qu'ils sont plus voisins de la naissance. Il ne cherche pas même à cacher son embarras pour accorder des résultats souvent *trop différens pour qu'il pût les regarder comme purement individuels.* D'après de semblables aveux, il est impossible de croire à la théorie de Legallois sur le siége du principe vital. Tout ce qu'on peut conclure de ses expériences, c'est, comme je l'ai déjà dit plus haut, qu'à mesure que l'animal s'éloigne de la naissance, sa vie devient plus extérieure, la vie cérébrale ou intellectuelle prend plus d'empire, son influence devient plus grande, et qu'elle réagit avec d'autant plus d'énergie, qu'elle a acquis plus de développement. Tandis que dans le fœtus, les fonctions cérébrales sont encore nulles, le cerveau ne s'est point exercé, son influence est bien faible; la vie est toute organique, selon l'expression de Bichat, et se trouve sous l'influence du système ganglionaire; elle n'est point encore compliquée de la vie animale, de la vie de relation : jusques là il n'a fait que croître et végéter, et il n'a eu besoin que des fonctions nécessaires à son développement. Mais comme il doit régner la plus grande harmonie dans l'organisation, entre les fonctions qui veillent à la conservation de l'être vivant et celles qui travaillent à sa réparation au dedans, aussitôt après la naissance, le système cérébral sort de l'engourdissement où il était plongé; et lorsque cette harmonie a eu le temps de s'établir, la destruction de la moelle doit avoir une grande influence sur le système des ganglions, dont elle détruit tout-à-coup les nombreux rapports. Cela explique pourquoi un fœtus anencéphale peut vivre neuf mois dans le sein de sa mère, sous la seule influence du système ganglionaire, et meurt en naissant. Pendant la gestation, le sang arrive au fœtus avec les qualités requises pour servir à son accroissement; la respiration lui est inutile. Après la naissance, il n'en est plus de même, la respiration devient de première nécessité ; sans elle, la vie s'éteint. Dans l'acéphale, cette fonction ne peut avoir lieu, puisque les muscles respirateurs ne se contractent point ; le sang ne peut acquérir, en traversant les poumons, les qualités nécessaires pour aller porter la nourriture et l'excitation à tous les organes ; la vie doit cesser, et cesse faute d'alimens. Je suis persuadé que si, au moment de la naissance d'un acéphale, on établissait la respiration artificielle, on entretiendrait la vie quelques instans.

Il y a d'ailleurs une différence immense entre nos expériences brusques et spontanées, dans lesquelles les animaux torturés et tourmentés par la douleur, l'expriment vivement, et éprouvent des réactions sur tous les organes et principalement sur ceux qui jouent les plus grands rôles, et les effets lents et insensibles, par lesquels les affections pathologiques détruisent la presque totalité de nos organes, sans presque altérer leurs fonctions : une hydrocéphale chronique arrive à un volume énorme, et distend d'une manière étonnante le cerveau, sans presque apporter aucun changement dans les fonctions de cet organe ; tandis que le plus petit épanchement, opéré rapidement, cause la paralysie, l'absence des facultés intellectuelles ou la mort. Nous pouvons ici rapporter un fait bien remarquable de destruction lente de la moelle épinière, observé par M. Rullier et rapporté par M. Magendie, dans son journal de physiologie. Le malheureux qui en fait le sujet, commença à trente-quatre ans à ressentir de la gêne dans les mouvemens des bras. Les paralysies, les menaces de suffocation, le marasme, la fièvre hectique furent les accidens qui ne l'abandonnèrent pas pendant la longue durée de sa cruelle maladie, près de dix ans. Le mouvement même de la fièvre hectique indique assez que le cœur n'a cessé de battre, qu'au moment où la vie l'a abandonné. L'autopsie en fut faite par MM. Piedagnel, Lecouteux, Magendie et Rullier. Entre autres lésions, je noterai les suivantes : la cavité de l'arachnoïde contenait une quantité notable de sérosité. Entre la quatrième paire des nerfs cervicaux et les deux tiers inférieurs de sa portion dorsale, la moelle était d'une mollesse tellement diffluente, qu'elle semblait un véritable liquide, qui se portait, en obéissant à son propre poids, tantôt en haut, tantôt en bas. A l'ouverture de sa membrane propre, elle s'écoula comme un liquide mêlé à de petits flocons de matière médullaire, de telle façon que, dans un tiers de son étendue, la communication entre la partie cervicale et la dorsale, ne se faisait plus, pour ainsi dire, que par les membranes. Les faits d'altération de la moelle épinière ne sont plus aussi rares. On en trouve un presque semblable dans la *Revue médicale*, année 1826, cahier de mai. Il a été recueilli par le docteur Velpeau. Chaque moitié des deux cordons médullaires était occupée par un dépôt plus grand dans le côté droit; aussi le côté gauche était-il paralysé. Mais, dans ce cas, il y avait continuité de tissu de la moelle à l'extérieur; ce qui explique pourquoi elle était encore apte à transmettre les mouvemens du côté droit, de même que dans le fait qu'il a consigné dans les *Archives générales* (t. 7, p. 52). Je pense, au reste, qu'il en est de même dans tous les faits semblables, et que jamais il n'y a pu avoir d'interruption complète à moins de paralysie complète; les mots, *pour ainsi dire*, qui se trouvent dans la première observation, indiquent assez que les auteurs n'ont pas cru à la communication, entre les deux portions de moelle, par les seules méninges. Les faits rapportés par M. Sonnenkal et par le docteur Wolff jeune, de Hambourg, sont dans ce cas [1]. D'après les expériences de Legallois, la partie inférieure de la portion cervicale, et la partie supérieure de la portion dorsale de la moelle, sont le plus spécialement le siége du principe vivificateur du cœur, et leur destruction entraîne nécessairement la mort, en paralysant cet organe. Si la destruction subite produit cet effet, sa destruction lente, par une affection pathologique, en évitant ces impressions subites qui causent les réactions vives et bouleversent les fonctions, prouve qu'elle n'est pas indispensable à l'entretien des mouvemens du cœur, puisque la moelle était détruite depuis long-temps, et que le cœur ne s'en contractait pas moins. Ces faits sont précieux; ils sont une preuve de plus que l'influence de la moelle est nulle sur l'action du cœur. De même que tant d'autres, il nous apprennent aussi com-

[1] *Revue médicale*, 1826; avril, p. 160 et 161.

bien la pathologie bien étudiée peut, à chaque instant, fournir des données physiologiques peut-être plus positives que les expériences sur les animaux, et confirmer ou rectifier nos idées sur les fonctions. Ainsi que nous l'avons dit en commençant, la physiologie doit beaucoup attendre de la pathologie.

J'ai déjà rapporté la loi de névrogénie que M. Serres a établie d'après ses recherches et celles de plusieurs savans. Il a trouvé chez tous les embryons de toutes les classes d'animaux vertébrés, que l'organogénie, et surtout la névrogénie, marchait du centre à la circonférence, que le cerveau et la moelle épinière sont les derniers organes formés; que déjà on distingue toutes les autres, lorsque ceux-ci ne paraissent pas encore. Je ne parlerai point de la manière dont ce physiologiste envisage la progression, ou plutôt la dépendance de développement. Cette question m'engagerait dans une discussion trop étrangère à mon sujet; je prends le fait tel qu'il est; ce n'est point moi qui en ai fait l'observation, ce sont MM. Tiedemann, Geoffroi Saint-Hilaire, Breschet, Serres, etc. Il ne peut en conséquence être suspect. Selon eux, le cerveau et la moelle épinière ne se développent que lorsque leurs artères, déjà apparentes, apportent, dans le lieu que doivent occuper les organes, les matériaux nécessaires à ce développement. Le cœur est donc antérieur au cerveau et à la moelle; il se contracte donc avant qu'ils existent. Je le demande maintenant, peut-on raisonnablement regarder cet organe comme soumis à l'influence nerveuse spinale? Peut-on supposer qu'il dépende d'un organe avant lequel il a existé? Si cette dépendance était vraie, la moelle épinière ne préexisterait-elle pas au cœur, au lieu de lui être consécutive? Si le cœur s'est développé avant cet organe médullaire, s'il a battu avant qu'il existât, il a donc été indépendant de lui, au moins dès le principe de la formation de l'embryon : si alors il n'en a reçu ni impulsion, ni influence; cette indépendance, n'eût-elle duré qu'une heure, a existé, et elle suffit pour qu'on ne doive plus regarder l'action du cœur comme intimément liée à la moelle. Il serait singulier, absurde (disons le mot) d'établir l'influence d'un organe qui n'existe pas encore sur un organe qui existe déjà. Il ne serait pas moins absurde de supposer que le cœur, qui a pu s'en passer primitivement, en ait besoin plus tard et se soumette à cette dépendance tardive.

Tout nous prouve que le cœur ne puise point le principe de son action dans la moelle épinière, et qu'il en est indépendant. Je n'ai rien négligé pour établir cette vérité : les expériences, les faits pathologiques et l'étude du développement de l'organe cérébro-spinal nous ont fourni les preuves les plus convaincantes. J'ai peut-être trop insisté sur ce sujet; mais l'espèce de révolution que je vis s'opérer en physiologie, lors des expériences séduisantes de Legallois, exigeait une réfutation complète de sa doctrine. L'opinion d'un homme médiocre importe peu, elle tombe d'elle-même; mais on craint toujours de n'avoir jamais assez convaincu, lorsqu'il s'agit de dissiper le prestige qu'entraîne un grand nom.

§ III.

INFLUENCE DES NERFS PNEUMO-GASTRIQUES SUR LE CŒUR.

Le cœur, avons-nous dit, reçoit ses nerfs de deux sources: du grand sympathique par les nerfs cardiaques, et du cerveau par les pneumo-gastriques. Ces deux derniers nerfs ont pu faire penser qu'étant la voie de communication entre le cerveau et le cœur, ils devaient être le moyen de transmission de l'influence cérébrale sur ce dernier organe. Parmi les recherches faites à ce sujet, on compte surtout la ligature et la section de ces nerfs. Je ne remonterai point à Ruffus d'Éphèse [1], Galien [2] et Piccolhomini [3], qui, les premiers, l'ont pratiquée et en ont signalé les effets sur la voix; je n'entreprendrai point l'histoire des controverses qui ont eu lieu sur les effets que chaque auteur, selon sa manière de voir, prétendait que le cœur en éprouvait: je me contenterai d'indiquer Willis [4], comme

[1] *Appellationes part. hum. corp. græcè.* Parisiis, 1554, pag. 32.

[2] *Galeni opera*, 1576. *De Hipp. et Plat. decretis*, lib. II, cap. 6, pag. 239.

[3] *Anatomicæ prælectiones archong. Piccolhomini.* Romæ, 1586, pag. 272.

[4] *Opera omnia*, 1682, tom. I, *Nervorum descriptio*, pag. 86.

l'un des premiers qui ait pratiqué la section pour en étudier les résultats sur les mouvemens du cœur, qu'il lui importait de faire dépendre de la huitième paire, pour être conséquent à son opinion sur le principe des fonctions intérieures, d'où les nerfs vagues allaient les répandre dans les principaux organes. Il vit, en effet, cette expérience jeter du trouble dans la circulation, et faire périr l'animal au bout de deux ou trois jours. Ce fut pareillement au désordre des mouvemens du cœur que Lower [1], Vieussens [2] et Boyle [3], attribuèrent la mort des animaux, auxquels ils pratiquèrent cette section; cependant Lower et Vieussens avaient remarqué les accidens qui regardent la respiration. L'attention ainsi fixée sur l'action des pneumo-gastriques, les physiologistes répétèrent à l'infini les expériences. Les uns adoptèrent l'opinion de Willis, les autres, en plus grand nombre, la rejetèrent, avec Riolan et Plemp, et cherchèrent la cause de la mort dans d'autres phénomènes et dans d'autres organes, dont il n'est pas encore temps de nous occuper. Haller [4] avait vu un chien expirer entre ses mains, aussitôt après la ligature de la paire vague; et quoiqu'il fût bien intéressé à éclaircir le fait, il ne put en donner une explication satisfaisante.

Après la réorganisation des études médicales en

[1] *Tractatus de corde*, 1788, pag. 90.

[2] *Nevrolog.*, lib. III, cap. 4, pag. 179.

[3] Birch. *History of the royal society*, tom. I, pag. 504.

[4] *Mémoires sur les parties sensibles et irritables*, tom. I, pag. 224, cap. 181.

France, les physiologistes les plus distingués recommencèrent les expériences sur les pneumogastriques, et observèrent que leur section produisait constamment un trouble notable, mais passager, dans la circulation ; mais que ce trouble ne l'arrêtait point et n'était jamais la cause de la mort qui ne survient alors que par le dérangement plus grave d'autres fonctions, ainsi que nous le verrons plus loin. Nous citerons alors un si grand nombre d'expériences, dans lesquelles la circulation a continué plusieurs jours après la section des nerfs vagues, qu'il serait inutile de nous y appesantir davantage. Le trouble et les irrégularités des contractions du cœur, lorsque l'on coupe, déchire ou tiraille ces nerfs, sont l'effet de la douleur autant que de l'irritation du nerf, puisqu'on les remarque dans les mêmes expériences faites sur d'autres nerfs. C'est un effet sympathique dont nous parlerons incessamment.

Nous pouvons conclure, par anticipation, que ce ne sont point les nerfs vagues qui portent au cœur le principe de ses contractions, puisqu'il continue à entretenir la circulation long-temps après leur section. Il était facile de prévoir cette conclusion ; elle n'est qu'une conséquence de plusieurs des expériences précédentes ; telles sont les VIe, VIIe et XIe, dans lesquelles le cerveau a été détruit jusqu'au dessous de l'origine de ces nerfs, et les VIIe, IXe, XIIe et XIVe, dans lesquelles l'animal a été décapité. Ces faits peuvent bien équivaloir au moins à la section des huitièmes paires.

En résumant ce que nous avons dit de l'influence du système nerveux cérébro-spinal sur l'action du cœur, nous verrons que ce système n'est point nécessaire à l'entretien de la circulation, puisque 1° le cerveau peut être enlevé en totalité; 2° la tête peut être amputée; 3° la moelle épinière peut être détruite artificiellement ou manquer naturellement; 4° les nerfs vagues peuvent être liés, coupés et détruits, sans que cette fonction soit anéantie. Cependant, comme nous avons vu chaque expérience causer un trouble dans les mouvemens du cœur, nous ne pouvons nous refuser à reconnaître une sorte de *consensus* et d'union nécessaire entre les principaux organes de l'économie. Les filets du pneumo-gastrique qui se joignent aux plexus cardiaques, expliquent la réaction de l'encéphale sur le cœur. Les nombreux filets qui établissent la communication entre les ganglions cervicaux et la moelle épinière, expliquent la réaction de celle-ci. Ces deux moyens de communication, d'une part, du cerveau avec le cœur; d'autre part, de la moelle avec les ganglions qui fournissent les nerfs cardiaques, nous rendent raison des nombreuses sympathies qui existent entre ces deux appareils, en santé comme en maladie. De là les effets si variés des passions, des affections diverses du cerveau, de ses occupations, de son inflammation, etc. Il n'est pas un médecin instruit qui n'apprécie les phénomènes multipliés qui résultent de cette harmonie. Ainsi, quoique l'influence cérébrale sur le cœur ne soit pas absolue, elle n'en existe pas moins, elle n'en est pas moins très-étendue : c'est elle qui joue le plus grand rôle dans les nombreuses sympathies passives du cœur. Un organe souffre, le cœur est agité sympathiquement ; voici comment la chose se passe : les nerfs cérébraux de la partie douloureuse sont irrités et transmettent l'irritation au cerveau, celui-ci réagit sur le cœur, et il en résulte une accélération de circulation. Cela est si vrai, que si vous interceptez la communication qui existe entre le cerveau et le cœur, il n'y a plus de réaction, le cœur est impassible au milieu des excitations les plus vives.

Exp. xxv. J'ai fait la section avec déperdition de substance des deux pneumo-gastriques, sur un jeune dogue de six mois, avec les précautions ordinaires pour empêcher la suffocation. Une heure après, l'animal était parfaitement tranquille et le cœur battait régulièrement. J'ai irrité la plaie, j'ai fait de petites incisions vers la partie supérieure. J'ai tiraillé le bout supérieur du nerf ; à chaque tentative l'animal a manifesté, par ses mouvemens et ses efforts pour crier, la douleur que je lui causais ; le cœur est resté impassible, ses mouvemens n'ont pas varié. Quelques instans après j'ai ouvert le crâne, j'ai dilacéré le cerveau ; l'animal est tombé dans un état de stupeur qui le faisait paraître insensible, sans que le cœur y fût pour rien. Lorsque j'ai porté profondément l'instrument vers la moelle allongée, différens mouvemens convulsifs ont eu lieu, le cœur seul est toujours resté impassible. J'ai enfoncé, par le trou occipital, un stylet dans le canal vertébral, la respiration s'est arrêtée, quelques mouvemens irréguliers du cœur se sont fait sentir, et l'animal a succombé.

Exp. xxvi. J'ai répété comparativement les mêmes tentatives d'irritation sur un dogue de même âge et de même taille à peu près, avec cette différence que, sur ce dernier, j'ai laissé intacts les nerfs vagues, quoique j'eusse pratiqué les plaies latérales, comme pour les exciser. Après un repos d'une heure, j'ai irrité de différentes manières les plaies du cou, et j'ai senti bientôt le cœur s'agiter et précipiter ses contractions. Après une demi-heure de repos, le calme était rétabli; j'ai ouvert le crâne, j'ai enlevé plusieurs portions du cerveau, et j'ai porté un stylet jusqu'à la moelle allongée, le cœur s'est fortement agité, et d'une manière assez irrégulière. J'ai alors fait la section des deux pneumo-gastriques, le trouble de la circulation a continué; j'ai établi la respiration artificielle, peu à peu le cœur s'est contracté avec plus de régularité. J'ai porté en vain un stylet dans tous les sens et sur tous les points de la moelle allongée, le cœur n'a donné aucun signe de sensation, et il a cessé de se contracter aussitôt après que j'ai eu enfoncé le stylet dans le canal rachidien.

Ces deux expériences prouvent ce que nous avons dit plus haut, que le cerveau est l'agent intermédiaire dans une foule de sympathies, qu'il est d'abord influencé, et ensuite qu'il réagit. L'impassibilité du cœur, lorsque j'ai eu détruit la voie de communication entre ce viscère et le cerveau, et l'accélération de ses contractions, lorsque les pneumo-gastriques étaient restés intacts, établissent suffisamment cette part active que le cerveau prend dans les sympathies. Elles prouvent, en outre, que la section de la huitième paire n'a aucune influence sur la réaction de la moelle, puisque la destruction de celle-ci a paralysé presque subitement le cœur. Je n'oserais pas affirmer que le cœur s'est paralysé par l'effet même de la destruction de la moelle, ou par suite de l'asphyxie qui en est la conséquence immédiate; cependant son action a cessé trop subitement pour ne devoir être attribuée qu'à l'asphyxie.

Les pneumo-gastriques ne servent pas seulement à établir la réaction de l'encéphale sur le cœur, ils sont aussi le moyen de transmission des réactions du cœur sur l'encéphale : ils entretiennent entre ces deux organes une influence réciproque. C'est par eux que le cerveau perçoit les douleurs que font éprouver la cardite et la péricardite. C'est par eux aussi que s'opère cette sensation quelquefois si pénible de strangulation, véritable convulsion du larynx, déterminée par les récurrens. C'est par les nerfs cardiaques, au contraire, que la douleur est portée au dos, aux ganglions cervicaux inférieurs, où viennent la puiser les rameaux de communication avec la moelle épinière. C'est par les mêmes nerfs que la moelle est assez profondément affectée pour être presque paralysée dans sa réaction sur les muscles respirateurs, d'où résultent ces dyspnées si fatigantes et si ordinaires dans les maladies du cœur.

§ IV.

INFLUENCE DU GRAND SYMPATHIQUE SUR LE CŒUR.

Puisque le cœur ne se contracte point sous l'influence du système nerveux cérébro-spinal, il nous faut chercher la source de ses mouvemens ailleurs que dans le cerveau, le cervelet et la moelle; ou bien, à l'exemple de l'école de Haller, trouverons-nous dans son organisation le principe de ses contractions, et présenterons-nous sa fibre comme le type de l'irritabilité? Mais, « si le cœur n'était pas soumis à l'influence nerveuse, pourquoi recevrait-il des nerfs? Depuis l'ouvrage de Scarpa, peut-on dire, avec Sœmméring et Behrends, que les nerfs cardiaques ne pénètrent pas jusque dans les fibres musculaires du cœur? ou, avec Fontana, qu'ils n'ont aucun usage connu? » Ne trouve-t-on pas Haller en contradiction avec lui-même, lorsque, après avoir parlé des fœtus anencéphales, qui auraient pu lui fournir un si puissant argument en faveur de l'irritabilité, il ajoute : *Plerisque medullæ spinalis etiam fuit tantum, quantùm sufficere poterat, ut cordis motus superesset.* (*Elementa physiologiæ*, lib. x, pag. 356.) Nous avons déjà vu que les nerfs pneumo-gastriques, seuls nerfs cérébraux qui se rendent au cœur, n'ont aucune influence directe sur ses contractions, puisque la circulation peut continuer plusieurs jours après leur section. En procédant ainsi par voie d'exclusion, nous pourrions supposer que les nerfs cardiaques, issus du système ganglionaire, resteraient seuls chargés de porter au cœur l'influence nerveuse qui en dirige les contractions régulières. Les attributions du grand sympathique se trouvent en rapport avec l'opinion émise par Winslow sur ses fonctions, et généralement admise aujourd'hui depuis qu'elle a été si heureusement fécondée par le génie de Bichat. D'après ces hommes célèbres, le système nerveux des ganglions est destiné aux fonctions des organes de la nutrition. Or, le cœur, étant un des organes principaux, le centre en quelque sorte, de cette vie intérieure nutritive, doit naturellement se trouver sous la dépendance immédiate du système nerveux organique. Déjà Prochaska prétendait que cet organe puisait dans les ganglions le principe de ses mouvemens [1].

Quelque précieuse que puisse être cette manière de raisonner, elle ne présente que des probabilités, et comme toutes les probabilités ensemble ne peuvent jamais équivaloir à une preuve, ni faire établir une vérité, on peut objecter que le système nerveux des ganglions n'exerce pas plus d'empire sur les contractions du cœur, que le système cérébral, puisque aucune expérience n'établit cette influence. En me faisant cette objection, dont je sentais toute la force et toute l'importance, je me demandai s'il ne serait pas possible de prouver par le fait cette action des nerfs ganglionaires sur le

[1] *Opera minora*, tom. 2.

cœur. Deux moyens se présentaient pour arriver à ce résultat : ou bien il fallait détruire tous les ganglions qui fournissent les nerfs cardiaques, ou bien il fallait aller près du cœur faire la section de ces nerfs réunis. Je ne me dissimulai point la difficulté de l'entreprise : cependant je l'essayai.

Exp. xxvii. Je me procurai un chien lévrier, dans l'espérance que la longueur du cou me favoriserait. J'incisai un des côtés du cou, je cherchai à mettre à découvert les ganglions cervicaux. Malgré toutes mes précautions, une hémorragie abondante eut lieu lorsque je cherchai le ganglion inférieur, et je ne pus achever l'opération. Cette tentative infructueuse ne me rebuta point, je recommençai plusieurs fois, et chaque fois j'éprouvai les mêmes inconvéniens. Moins je réussissais, plus je m'opiniâtrais. Comme l'hémorragie était toujours la cause de l'insuccès; j'espérai qu'en la prévenant, j'obtiendrais des résultats plus satisfaisans.

Exp. xxviii. Sur un chien de moyenne taille, je plaçai, une ligature, sur les deux sousclavières, et après bien des difficultés, je parvins à isoler, de chaque côté, les ganglions cervicaux inférieurs, je fis la section de tous les filets nerveux qui en partaient. Sur-le-champ, le cœur, après quelques contractions irrégulières, a cessé tous ses mouvemens, et la circulation s'est arrêtée : les carotides, qui étaient à découvert, ne battaient plus, et n'étaient plus colorées, ni distendues ; elles ont été ouvertes, et elles n'ont fournie que quelques gouttelettes de sang, sans le pousser par jet.

Un autre chien me servit à répéter la même expérience, et j'obtins le même succès. Cette expérience pouvait être convaincante, et la conclusion était facile à déduire : puisque la section des nerfs qui des centres ganglionaires vont se rendre au cœur, paralyse cet organe et anéantit la circulation, ces nerfs sont les agens d'impulsion de la contractilité du cœur; c'est le système ganglionaire qui préside à ses mouvemens, qui est le système nerveux de la circulation. J'avais si souvent échoué, que cette expérience méritait d'être souvent répétée. Il me fut bien souvent impossible d'achever.

Exp. xxix. Sur plusieurs chiens, je vis les mouvemens du cœur, d'abord irréguliers, revenir, en quelque sorte, de leur première émotion, se calmer un peu, rester plus accélérés, mais se régulariser assez pour ranimer la circulation, faire gonfler les carotides et fournir un jet de sang artériel, suffisant pour prouver que la circulation continuait.

Comme en physiologie, il ne faut jamais trop se presser de conclure, je cherchai quelle pouvait avoir été la cause de cette différence dans le résultat, et je l'attribuai à ce que le nerf cardiaque supérieur avait suffi pour reporter la vie dans le plexus cardiaque et pour entretenir la régularité des contractions si nécessaires à l'exercice de la circulation. De sorte que pour être sûr du succès, il aurait fallu, en même temps, faire la section des deux nerfs cardiaques supérieurs. J'allais procéder, lorsque une réflexion vint m'arrêter. S'il est vrai, me dis-je, que les ganglions soient indépendans les uns des autres, et que chacun d'eux forme un centre nerveux particulier aux nerfs qui en émanent, j'aurai beau isoler le cœur de tous les nerfs cervicaux et ganglionaires qui viennent s'y rendre, il continuera ses contractions, puisque cet organe conservera intact son ganglion ou plexus cardiaque supérieur. S'il en est ainsi, ce que nous appelons les nerfs cardiaques, ne méritent point ce nom, puisqu'ils ne se rendent point au cœur; ce ne sont que des filets de communication entre le ganglion cardiaque et les ganglions environnans; ils sont destinés à entretenir cette harmonie de fonctions nécessaires à l'ensemble et à l'accord de leur exécution, et à la production des sympathies nombreuses de cet organe; mais ils ne sont point les agens d'impulsion du cœur. En ce sens, le ganglion cardiaque ressemble au ganglion ophtalmique, qui n'a pas besoin de communiquer avec les autres ganglions pour exercer son influence sur l'organe de la vision. Cette manière d'envisager l'action du cœur, comme indépendante de toute influence étrangère, nécessitait de nouvelles recherches. Ce n'était plus sur le cerveau, sur le cervelet, sur la moelle, ni sur les ganglions cervicaux qu'il fallait agir : c'était plus près du cœur, sur le centre nerveux qui lui fournit directement ses nerfs; en un mot, sur le ganglion cardiaque. La position de ce ganglion me fit désespérer de réussir, et j'admirai, en même temps, la sagesse de la nature d'avoir soustrait à l'action des corps extérieurs l'organe peut-être le plus important de la vie, et surtout d'avoir garanti, plus qu'aucun autre, le ganglion dans lequel il puise le principe de la contraction, en le plaçant de manière à ce qu'on ne pût l'atteindre qu'après avoir détruit les organes les plus essentiels, qui sont rangés autour de lui comme pour le protéger. Il fallait pourtant arriver à ce ganglion ; autrement, tout ne me semblait encore que vague et incertitude sur le principe de l'action du cœur. Après bien des tentatives, voici à la fin comme je m'y pris.

Exp. xxx. Sur un jeune dogue, je plaçai une double ligature le plus près possible de l'origine de la sousclavière gauche. Je partageai l'artère entre les deux ligatures. Je mis à découvert les nerfs cardiaques, je les suivis jusques dans la poitrine, je renversai la première côte en désarticulant son extrémité sternale, j'arrivai peu à peu jusqu'au plexus cardiaque. Lorsque je crus l'avoir isolé, je portai sur mes doigts des ciseaux dans la plaie, et je fis la section de ce corps plexiforme. La circulation, qui se faisait bien l'instant auparavant, fut arrêtée sur-le-champ ; le cœur cessa de se contracter, l'animal se roidit convulsivement et périt. J'ouvris la poitrine, et l'examen des parties me prouva que le ganglion cardiaque était parfaitement bien coupé, de manière à isoler les filets nerveux qui en partent pour aller former les autres plexus cardiaques.

L'animal n'avait perdu que peu de sang, et les vaisseaux pulmonaires en étaient gorgés. Comme il ne pouvait avoir succombé à l'hémorragie, sa mort devenait la conséquence immédiate et inévitable de la section du ganglion cardiaque. Cette expérience était de la plus haute importance : aussi je la répétai bien d'autres fois, non-seulement sur des chiens, mais encore sur des lapins.

Exp. xxxi. En procédant de la même manière que dans le cas précédent, sur un chien basset, les contractions du cœur, quoique irrégulières, ont continué et ont entretenu la circulation ; elles sont allées en s'affaiblissant, et au bout de quarante minutes, l'animal n'était plus vivant.

Cette expérience renversait les idées que m'avait fait naître la précédente. Je cherchai la cause de cette différence et je la trouvai dans la disposition du ganglion cardiaque. Ce corps plexiforme, au lieu d'être réuni dans une seule masse, était partagé de telle façon, que je n'avais atteint qu'une partie du ganglion. Dès-lors, il était facile de concevoir comment le cœur avait pu se contracter encore. Ce qui restait du ganglion avait suffi pour entretenir l'influence nécessaire ; de la même manière que le cerveau peut être détruit en partie, et continuer encore une partie de ses fonctions. Cependant l'animal n'a pas pu vivre long-temps.

Je n'ai rapporté ce fait que pour prévenir toutes les objections. J'aurais pu en étendre l'énumération ; mais cela n'aurait rien ajouté à la conviction, parce qu'ils se ressemblent tous, à peu de chose près ; que dans tous, l'animal a succombé sur-le-champ, lorsque j'ai pu couper le plexus en entier ; que lorsqu'il a survécu, je n'en avais pas atteint la totalité ; et que le plus souvent, l'animal a péri avant que j'aie pu terminer l'expérience. J'aurais pu répéter l'expérience de M. de Humboldt qui, ayant retiré le cœur de la poitrine de deux lapins et d'un renard, a mis à découvert un des nerfs cardiaques, l'a armé, et après avoir excité avec l'autre métal, non le cœur, mais le nerf lui-même, et après avoir mis en contact les deux métaux, s'est aperçu que les contractions sont devenues, au même instant, et plus fortes et plus fréquentes. J'aurais pu répéter aussi les expériences de Home et de Weinhold qui ont vu les battemens du cœur devenir plus forts par l'excitation du grand sympathique, et en établissant le courant galvanique, au moyen d'un ganglion thoracique détaché et renversé sur le cœur.

Les inductions auxquelles nous avions été conduits, par voie d'exclusion, se trouvent confirmées par les expériences. Ainsi, ce n'est pas seulement parce que le cerveau, le cervelet et la moelle ne sont point nécessaires aux contractions régulières du cœur, que nous conclurons que le grand sympathique est le système nerveux qui préside à ces contractions : c'est parce que l'expérience nous a démontré que la circulation avait besoin de son intégralité pour s'exercer librement, et que toutes les fois que ses communications avec l'agent d'impulsion étaient interrompues, le cœur cessait de se contracter et la circulation était anéantie. La méthode analytique que nous avons employée ne laisse plus de doute, et je pense que nous pouvons établir en principe, que c'est le système ganglionaire qui est la cause première, la cause vitale du mouvement, dont l'action mécanique git ensuite dans la contraction des doubles fibres concentriques et rayonnantes du cœur.

Nous serons encore confirmés dans notre opinion, si nous envisageons que le système nerveux commence par le ganglion cardiaque, ainsi que l'a observé Ackermann [1], et que Malpighi l'avait observé avant lui, en donnant à ce ganglion le nom de *quille*, et en le considérant avec la moelle épinière qu'il regardait comme la racine de l'animal; si nous considérons encore que le grand sympathique se développe après, et que le cœur, premier organe qui entre en action, n'existe jamais sans ce ganglion, tandis que la moelle épinière manque souvent; si nous ajoutons enfin que ce nerf est plus développé dans les anencéphales que dans les fœtus bien conformés, preuve qu'il ne puise point ses racines dans la moelle épinière, ainsi que le voulait Legallois. Cette loi d'organogénie, par laquelle le système ganglionaire est le premier appareil développé, et préexiste à tous les autres organes, ou tout au moins existe en même temps qu'eux, n'est-elle pas une grande preuve que cet appareil nerveux est appelé à remplir le premier rôle dans les fonctions nutritives ou assimilatrices? L'hétéradelphe, observé par le professeur Mayer, n'en est-il pas une autre preuve bien convaincante?

[1] *De systematis nervei primordiis*, Heidelb. 1813.

CHAPITRE II.

INFLUENCE DU SYSTÈME NERVEUX GANGLIONAIRE SUR L'ACTION DES POUMONS.

Les poumons sont les organes de la respiration. Ils n'entrent en exercice qu'au moment de la naissance ; pendant toute la durée de la vie fœtale, ils sont condamnés à l'inaction la plus absolue. Mais une fois que leur fonction a commencé, elle devient indispensable à la vie, et dure autant qu'elle ; sa suspension factice ou accidentelle entraîne la mort, si elle est prolongée un certain temps. Ce sommeil de la respiration avant la naissance, son entrée en exercice simultanément avec l'appareil cérébro-spinal, ne sembleraient-ils pas en faire une fonction de la vie cérébrale ? D'un autre côté, sa liaison intime avec la circulation, dont elle est en quelque sorte le complément, n'en fait-elle pas une fonction ganglionaire organique ? Mais n'anticipons point, nous verrons, en analysant les divers actes fonctionnels des poumons, de quel système nerveux chacun d'eux dépend. Pour arriver à ce résultat, nous avons à examiner : 1° quels sont les nerfs que reçoivent les poumons; 2° quelles sont les diverses opérations de ces organes; 3° quelle est l'action de chaque espèce de nerfs dans chaque opération.

Les poumons reçoivent leurs nerfs de deux sources : les uns viennent de la huitième paire cérébrale ou pneumo-gastrique ; les autres sont fournis par le grand sympathique. Ces nerfs réunis forment à la racine des poumons le plexus pulmonaire : ils pénètrent dans ces organes avec les vaisseaux, et vont, en les accompagnant jusqu'à leurs dernières ramifications, se distribuer à toutes leurs parties constituantes.

L'analyse des différens actes des poumons, nous fera voir par quels nerfs et de quelle manière ils sont influencés.

1° Les poumons se développent, croissent et se nourrissent comme tous les organes : comme pour tous, la nutrition s'y opère sous l'influence des nerfs ganglionaires. Il serait inutile de s'appesantir sur cet acte vital.

2°. Les poumons sont le siége d'une double circulation capillaire : l'une fait partie du système capillaire général et se trouve liée à la grande circulation par l'artère et les veines bronchiques : l'autre constitue le système capillaire pulmonaire, dans lequel s'opère la transformation du sang noir en sang rouge. Ces deux sortes de capillaires reconnaissent les mêmes lois qui régissent tous les capillaires. Sensation latente ou ganglionaire, et contraction capillaire ou fibrillaire. Ils sont, par conséquent, sous la dépendance du système ganglionaire.

3°. Les poumons sont les organes de la respiration. Dans cette importante fonction, trois choses doivent fixer l'attention : ce sont le besoin de respirer, les mouvemens mécaniques de la respiration, et les changemens chimiques du sang. Le grand sympathique a-t-il quelque influence sur ces actes divers?

§ Ier.

DU BESOIN DE RESPIRER.

Le besoin de respirer se fait sentir au moment de la naissance. Alors les voies de communication qui unissaient le fœtus à la mère, sont rompues; le sang du nouvel être ne va plus puiser, dans le placenta, les matériaux de l'hématose ou de la révivification; le poumon devient l'organe dans lequel ce complément de la sanguification doit s'opérer à l'avenir. Autant cet organe était inutile auparavant, autant il devient important par le rôle qu'il va jouer. Le fœtus naît, la circulation placentaire est arrêtée, et le sang afflue dans le poumon pour y recevoir de nouvelles qualités. Sa présence produit une sensation différente, et cette sensation constitue le besoin de respirer. Alors le nouveau-né, averti de la présence du sang dans les poumons, fait agir ses muscles inspirateurs, dilate sa poitrine et ouvre ses conduits aériens à l'air qui s'y précipite [1]. Comme les mouvemens de la poitrine sont sous la dépendance directe de l'appareil cérébral, il nous serait déjà facile de pressentir que le besoin de respirer ne peut s'exercer que sous l'influence

[1] *Voyez* mon ouvrage sur les Convulsions des enfans, pag. 68.

cérébrale. En effet, comment le cerveau agirait-il sur les muscles respirateurs, s'il n'avait pas la conscience du besoin de respirer? et comment peut-il acquérir la connaissance de ce besoin, autrement que par les nerfs qui en émanent et qui établissent entre lui et ces organes les relations directes qui les unissent? Or, les seuls nerfs qui se rendent du cerveau au poumon sont les nerfs vagues; ce sont donc les nerfs vagues qui sont chargés de recevoir la sensation du besoin de respirer et de la transmettre à l'encéphale.

Quelque rigoureuse que soit cette manière de raisonner, elle ne peut nous suffire : il faut des faits qui en constatent les conséquences ; il faut des expériences qui les transforment en vérités incontestables.

Exp. xxxii. J'ai fait la section des deux pneumo-gastriques sur un chien barbet ; une ouverture à la trachée a prévenu la suffocation. Il a continué de respirer pendant plus de demi-heure, après lequel temps je l'ai fait servir à d'autres expériences.

Ce fait ne semble pas favorable à l'opinion que j'ai émise, puisque la section des deux pneumo-gastriques n'a pas empêché la respiration. Cependant, je puis d'avance, faire pressentir que dans ce cas et dans tous les cas semblables, mille fois répétés, il ne faut point attribuer la continuation de la respiration au besoin senti de respirer, mais à l'habitude que le système nerveux cérébro-spinal a contractée de faire mouvoir les muscles respirateurs.

Exp. xxxiii. Après la section, avec déperdition de

substance des deux pneumogastriques sur un chien de même taille que le précédent, je n'ai point cherché à favoriser l'introduction de l'air dans les poumons, la respiration a été infiniment gênée et sifflante, ce qui a été trop bien démontré par Legallois et par une foule d'autres auteurs depuis Galien, pour que je doive insister sur ce phénomène. Ce que j'ai remarqué enfin, c'est que malgré la gêne extraordinaire de la respiration, l'animal n'était point tourmenté; la poitrine se dilatait et retirait l'air avec peine, avec effort; mais le chien ne cherchait nullement à respirer mieux : il n'était point agité de cette inquiétude qu'on fait éprouver lorsqu'on bouche simplement les voies aériennes, ainsi que je l'ai fait, comparativement sur un autre chien [1].

Exp. xxxiv. Six petits chiens furent mis à ma disposition, trois jours après leur naissance. Ils respiraient tous parfaitement bien. Au premier, je fis la section des deux pneumo-gastriques. Immédiatement après, je lui plongeai le museau dans l'eau tiède, de manière à intercepter à l'air toute voie d'introduction. Le petit animal ne chercha point à soulever la tête, et il succomba asphyxié, après quelques légers mouvemens étrangers aux efforts nécessaires à la respiration.

[1] Ce serait peut-être ici le cas de parler de la belle théorie de M. le professeur Dupuy, à l'école vétérinaire d'Alfort, sur le cornage des chevaux, qu'il attribue à la compression des nerfs pneumogastriques : théorie qu'il a si bien développée et qu'il a appuyée à la fois sur les expériences physiologiques et sur des faits pathologiques. (*Journal général de Médecine*, tom. 75, avril, 1821, et tom. 90, janvier, 1825, pag. 39.)

Exp. xxxv. Un second chien eut également le museau placé dans l'eau, mais sans section antécédente. Il fallut l'y maintenir forcément, parce qu'il ne cessait de se retirer et de faire tous ses efforts pour pouvoir respirer librement. L'asphyxie n'eut lieu qu'avec assez de peine et en déterminant des mouvemens convulsifs.

Exp. xxxvi. J'ai placé sous une cloche pneumatique, remplie d'air atmosphérique, un troisième chien : il a d'abord respiré bien librement; bientôt la respiration est devenue plus grande, plus accélérée : l'animal soulevait la tête, écartait les narines, ouvrait la bouche. Il a été asphyxié au milieu de tous les phénomènes qui accompagnent ordinairement ce genre de mort.

Exp. xxxvii. Un quatrième chien a eu les deux paires vagues coupées, et la trachée-artère ouverte. Comme le précédent il a été placé sous une cloche remplie d'air atmosphérique, il a exécuté des mouvemens de respiration, comme s'il n'eut point été renfermé, et après quarante-six minutes, il a succombé sans se débattre, sans écarter les narines, sans ouvrir la bouche.

Exp. xxxviii. Après la section des deux huitièmes paires et l'introduction d'une canule dans la trachée-artère, j'ai placé le cinquième chien sous la cloche, remplie de gaz azote. L'animal a exécuté les mêmes mouvemens respiratoires que le précédent: mais au bout de trois minutes, il était asphyxié.

Il est difficile, d'après ces expériences, de ne

pas reconnaître le rôle que joue le pneumo-gastrique dans cet acte qui constitue le besoin de respirer : véritable sensation qui est tout entière sous sa dépendance, puisque sa section ne permet plus de sentir l'abord du sang noir dans les poumons, ni d'éprouver la sensation que cause la privation de l'air respirable ; puisque enfin l'animal s'asphyxie sans paraître ni témoigner en avoir aucune conscience.

Exp. XXXIX. Pour ne rien laisser à désirer, j'ai répété sur un lapin de dix jours, la ve et la VIe expérience. Je lui ai enlevé le cerveau, le cervelet et une partie de la moelle allongée ; la respiration a continué cinq minutes, après lesquelles j'ai détruit la moelle allongée, jusques au dessous de l'insertion de la huitième paire ; la respiration s'est arrêtée sur-le-champ malgré la précaution de tenir une canule dans la trachée-artère. Si la huitième paire n'était pas le nerf qui transmet au cerveau la sensation du besoin de respirer, les mouvemens de la poitrine auraient continué après la destruction de la portion de la moelle allongée qui reçoit l'insertion de ce nerf, tout aussi bien qu'auparavant, puisque les nerfs intercostaux et diaphragmatiques tirent leur origine de la moelle épinière [1]. Chez le

[1] M. Serres, dans son ouvrage sur l'anatomie du cerveau dans les quatre classes des animaux vertébrés, a combattu l'opinion d'après laquelle on fait partir les nerfs du cerveau ou de la moelle : s'il a voulu regarder les nerfs comme s'avançant réellement du cerveau aux organes, il a eu raison, parce qu'il n'y a qu'interposition. Mais je ne crois pas que personne ait jamais eu cette idée. Les nerfs

malheureux dont j'ai rapporté la fin tragique, le coup de feu avait laissé intacte une partie de la moelle allongée, les nerfs vagues continuaient leurs fonctions, et la réaction a pu s'opérer sur les muscles intercostaux. Je retrouve une nouvelle preuve de cette opinion dans un fait d'anatomie déjà cité. Dans les acéphales complets et dans les anencéphales, les fœtus ont perdu la vie en venant au monde, parce que les pneumo-gastriques n'ont pas pu transmettre au cerveau la sensation du besoin de respirer, et celui-ci n'a pas pu réagir sur les muscles pectoraux. Dans tous les acéphales qui ont respiré après la naissance, constamment la portion de moelle allongée à laquelle vient aboutir le nerf vague existait, et formait une espèce de moignon à la base du crâne. Cette remarque avait déjà été faite par M. le professeur Lallemand [1], et d'une manière encore plus positive par Legallois [2], qui pense que les acéphales ont pu donner des signes de vie d'autant plus marqués, et respirer d'autant plus long-temps, *que cette portion de la moelle allongée jouit d'une intégrité plus ou moins parfaite, et qu'elle est plus ou moins à l'abri des agens extérieurs.* Mais je ne partage point la manière dont

ne marchent pas plus du cerveau aux organes que des organes au cerveau. L'organisation bien connue et l'étude de l'organogénie ne permettent pas de croire à une de ces deux opinions plutôt qu'à l'autre. Ainsi, il a tort de faire rendre les nerfs des organes au cerveau : tout est uni et coordonné, tout se développe indépendamment et à sa place, sans procréer d'autres organes, ni procéder d'aucun.

1 Ouvrage cité, pag. 248 et suivantes.

2 Ouvrage cité, pag. 53.

Legallois envisage l'action du cerveau dans cette circonstance. Il lui attribue indistinctement une réaction sur les organes respirateurs, au moyen de la huitième paire et de la moelle épinière dont il réclame l'intégrité. Cette manière de voir est trop vague, elle ne peut expliquer en particulier chaque phénomène de la respiration. Au lieu qu'en établissant, d'une part, la sensation du besoin de respirer perçue par la moelle allongée; d'autre part, la réaction de celle-ci par les nerfs respirateurs sur les muscles pectoraux, tout s'enchaîne bien naturellement. Avec sa théorie, Legallois n'aurait jamais pu expliquer pourquoi la respiration s'arrête par la simple section de la moelle à l'occiput, le cerveau et la moelle épinière conservant leur intégrité, comme je l'ai pratiqué dans l'expérience x, dans laquelle j'ai été obligé de faire l'insufflation pulmonaire pour entretenir la vie, et comme Legallois lui-même l'a pratiqué bien des fois. S'il n'y avait pas besoin de l'influence cérébrale et de l'influence médullaire réunies, la respiration ne devrait pas cesser par cette simple section, puisque ces deux organes conservent leur intégrité. Ce n'est pas leur influence directe qui a été détruite, c'est la communication du cerveau avec la moelle épinière. Cette communication est donc indispensable; mais comment agissent ces deux organes, quel est leur mode d'action réciproque, quelle est l'influence de l'un sur l'autre? Toutes ces questions trouvent leur réponse dans cette explication. Les nerfs de la huitième paire reçoivent dans les poumons l'impression du besoin de respirer, ils la transmettent à la moelle allongée, et celle-ci réagit sur les parties de la moelle épinière qui fournissent les nerfs respirateurs de la poitrine. Si la communication entre la moelle allongée et la moelle épinière est interceptée, la respiration ne peut plus avoir lieu, puisque la moelle allongée ne peut plus transmettre à la moelle épinière le besoin de respirer qu'elle a perçu. Le *consensus*, le cercle harmonique qui existait est anéanti dès qu'il est intercepté dans un point quelconque de la chaîne. Cela est si vrai, que je suis persuadé qu'on pourrait, à volonté, rendre la respiration plus ou moins partielle, en faisant la section de la moelle épinière au dessous de l'origine des nerfs diaphragmatiques, ou au dessous d'un plus ou moins grand nombre de nerfs intercostaux, et en laissant ainsi exécuter les mouvemens de la respiration par le seul diaphragme, ou par une plus ou moins grande étendue des parois thoraciques. Je n'ai point fait cette expérience : elle serait facile à tenter, et je crois d'avance pouvoir en indiquer les résultats. La conclusion de tout ce que nous avons dit jusqu'à présent, est que les pneumo-gastriques sont les organes sensitifs qui reçoivent l'impression du besoin de respirer, la transforment en sensation, et la transmettent au cerveau. Le trisplanchnique n'y est pour rien.

Causes de la mort chez les animaux à qui l'on a fait la section des nerfs vagues.

Je crois devoir placer ici quelques recherches sur les causes de la mort dans les animaux à qui on a pratiqué la section des deux nerfs pneumo-gastriques. Si ces nerfs n'étaient chargés que de transmettre au cerveau la sensation du besoin de respirer, leur section ne devrait entraîner la mort qu'autant que la respiration serait tout-à-fait abolie, et il devrait être possible d'entretenir la vie aussi long-temps qu'on le voudrait, au moyen de la respiration artificielle. Cependant, malgré l'insufflation, continuée aussi long-temps que possible, la mort est inévitable : l'animal, soumis à l'expérience, périt ordinairement de six à douze heures; quelques-uns, mais en petit nombre, ont vécu un, deux, trois et même quatre jours. M. Petit [1] a vu un chien survivre sept jours à cette double section; pourquoi succombent-ils ainsi, après la section de la huitième paire? Il faut donc que ce nerf remplisse quelque autre fonction dans les poumons. En un mot, quelle est la cause de la mort chez les animaux à qui on a pratiqué la section de ce nerf?

Au milieu des premières expériences, faites sur les nerfs vagues, pour constater leur degré d'influence sur les mouvemens du cœur, on reconnut bien que ces nerfs ne bornaient point leur action à

[1] *Mémoire de l'Académie royale des sciences*, 1727, pag. 1re.

cet organe. D'autres phénomènes furent observés, et l'on en déduisit de nouvelles causes de mort.

Selon Legallois, Willis lui-même paraît avoir attribué la mort en partie à ce que les animaux ne voulaient plus manger. Baglivi semble croire aussi que, dans quelques cas ils périssaient d'inanition. Valsalva remarque qu'à de fréquens efforts de vomissement, il se joignait un dérangement de la digestion. Il observa en outre, qu'avant leur mort, les animaux rendaient par la bouche une écume sanguinolente, et qu'après leur mort, on trouvait les poumons rouges et remplis de sang épanché ; il soupçonna que les efforts de vomissement occasionaient la rupture de quelques vaisseaux pulmonaires. Vieussens et Sénac reconnurent pareillement la couleur rouge et le gonflement des poumons, et ils attribuèrent cet état, moins à un épanchement de sang, qu'à un engorgement inflammatoire, qui pouvait causer la mort en arrêtant la circulation. Les phénomènes de la dyspnée n'avaient point échappé à Haller ; mais les symptômes gastriques fixèrent son attention d'une manière spéciale, et il plaça dans l'estomac, la principale cause de la mort. Parmi les auteurs qui ont pratiqué la section des nerfs vagues dans des vues différentes, Cruikshank a observé qu'il se formait un engorgement sanguin dans les poumons.

Après la réorganisation des études médicales, en France, Bichat répéta cette expérience. Il reconnut que la respiration devient très-laborieuse et qu'elle ne cesse de l'être jusqu'à la mort. Il paraît même que c'est particulièrement à ce système qu'il attribue la mort, car il ne fait mention d'aucun autre.

M. Dupuytren reprit cette expérience quelques temps après. Son mémoire [1] est remarquable par sa précision et l'esprit d'analyse qu'on y trouve. Le résultat de ses recherches fut que les animaux auxquels on a coupé les nerfs vagues, meurent constamment d'asphyxie. Il en trouva la preuve non-seulement dans la dyspnée qui a lieu, mais encore dans la couleur du sang artériel, qui devient de plus en plus noir, comme dans l'asphyxie. Il y avait deux manières de concevoir cette asphyxie : ou bien l'air atmosphérique, quoique pénétrant librement dans la poitrine, ne peut se combiner avec le sang qui traverse les poumons, ni le convertir en sang artériel; ou bien son introduction dans les poumons est empêchée, alors, ne parvenant plus jusques dans les vésicules pulmonaires, il ne se met plus en contact avec le sang. Dans l'un et l'autre cas, l'effet est le même, il ne peut plus y avoir de sang artériel formé. M. Dupuytren se déclara pour le premier de ces deux modes d'asphyxie, il pensa donc : 1° que tous les animaux auxquels on a coupé les deux nerfs pneumo-gastriques meurent d'asphyxie ; 2° qu'ils en meurent, parce que l'air atmosphérique, quoique continuant de pénétrer librement dans les poumons et d'y arriver en contact avec le sang, ne peut plus se combiner avec ce fluide, cette combinaison ne pouvant

[1] Inséré dans la *Bibliothèque médicale*, tom. 17, p. 1.

se faire que sous l'influence du principe vital et par l'intermédiaire des nerfs.

Dumas de Montpellier [1] chercha de son côté à éclairer la question par des expériences directes qu'il fit sur des chiens; et il trouva qu'en soufflant de l'air dans les poumons de ces animaux, après leur avoir coupé la paire vague, il se forme du sang artériel aussi vermeil qu'auparavant. Il en conclut que cette opération n'empêche nullement la combinaison de l'air et du sang, mais qu'elle occasione le second des deux modes d'asphyxie, c'est-à-dire, qu'elle rend difficile l'entrée de l'air dans les poumons, en sorte qu'il est besoin d'une force extérieure pour le faire pénétrer jusque dans les vésicules. Il n'indiqua point la cause qui s'oppose ainsi à l'introduction de l'air.

Vers le même temps, M. de Blainville s'occupa de la même question [2]. Il conclut de ses expériences, que le sang se combine avec l'air tout aussi bien après qu'avant la section des nerfs, et que l'air ne cesse pas d'entrer librement dans la poitrine; et rejetant toute idée d'asphyxie, il parut admettre; comme Haller et quelques autres physiologistes, que la principale cause de la mort, dépendait de l'abolition des forces digestives et de l'altération des matières contenues dans l'estomac. Cependant il eut la précaution de constater l'état

1 *Journal général de médecine*, par Sédillot, tom. 33, pag. 359.

2 Propositions extraites d'un essai sur la respiration. Dissertation inaugurale, 1808.

des poumons après la mort, et il remarqua que les bronches étaient plus ou moins remplies de mucosités parfois sanguinolentes, et que les poumons étaient parsemés de larges taches brunes.

Pour constater s'il y avait réellement asphyxie, M. Provençal [1] eut recours à des moyens entièrement chimiques. Considérant que toutes les fois qu'un animal est plus ou moins asphyxié, il consomme, dans un temps donné, moins de gaz oxigène, qu'il forme moins d'acide carbonique et que sa température devient plus basse, que lorsqu'il ne l'est pas. M. Provençal examina ce que présentaient, sous ces rapports, les animaux auxquels il avait coupé la paire vague, et il trouva qu'ils étaient dans un véritable état d'asphyxie, qui devenait de plus en plus marqué à mesure qu'ils approchaient de leur fin. Il eut d'ailleurs, comme M. de Blainville, l'attention d'examiner les poumons, qu'il trouva rouges et engorgés de sang. Ses expériences ne semblaient qu'établir le fait et non le mode d'asphyxie. Néanmoins, il parut admettre la seconde partie de l'opinion de M. Dupuytren ; mais avec cette restriction que la section de la paire vague n'empêche que jusqu'à un certain point, et non entièrement, la combinaison de l'oxigène avec le sang.

Si l'on excepte les expériences, qui, depuis Galien, avaient été faites dans le but d'examiner les effets de la section de l'un ou des deux nerfs vagues sur le larynx, dans l'extinction plus ou moins

[1] *Bulletin des sciences médicales*, tom. 5, pag. 361.

complète de la voix, tel était l'état de la question sur l'action des pneumo-gastriques dans les phénomènes respiratoires, lorsque Legallois essaya d'ajouter à nos connaissances en reprenant ce travail, pour fixer l'opinion sur la cause de la mort après la section de ces deux nerfs. Il entreprit une série d'expériences, d'où il résulte que la section des nerfs vagues tue les animaux en les asphyxiant, et que l'asphyxie peut avoir lieu de trois manières : 1° par la diminution de l'ouverture de la glotte ; 2° par l'engorgement sanguin des poumons ; 3° par l'épanchement d'un fluide séreux dans les bronches. Suivant l'espèce, l'âge et la constitution des animaux, la mort peut être occasionée par un seul de ces trois modes d'asphyxies, par deux ou par les trois diversement combinés. Il regarde le dernier cas, comme le plus ordinaire, toutes les fois qu'on a pratiqué l'insufflation pulmonaire, qui accélère, selon lui, la production de cet épanchement séreux des bronches. D'après les expériences de Legallois, l'asphyxie aurait donc lieu parce que les voies aériennes sont obstruées, et que l'air atmosphérique ne peut arriver jusqu'au sang artériel à cause des mucosités qui remplissent les vésicules, et non parce que la conversion chimique du sang est rendue impossible par le défaut de l'influence nerveuse. Comme le cœur et l'estomac reçoivent aussi bien que les poumons, des filets de la paire vague, on pourrait objecter que nos recherches sont insignifiantes, et que la mort arrive par l'influence de ces nerfs sur les deux premiers organes, autant et plus que par son action sur les poumons.

Les expériences précédentes répondent à ce qu'on pourrait dire du cœur, puisque les contractions de ce viscère ne sont en aucune manière soumises à l'influence des nerfs vagues ; et que s'il en était autrement, la mort serait beaucoup plus prompte. Quant à l'estomac, nous verrons plus tard comment le pneumo-gastrique agit sur lui ; mais, à coup sûr, la mort est indépendante de cette réaction, parce que l'abolition même la plus complète des fonctions digestives n'entraînerait qu'une mort bien éloignée : les animaux les plus voraces supportent tous un jeûne de plusieurs jours, et l'abolition de la digestion équivaudrait à un jeûne complet. L'époque à laquelle arrive la mort à la suite de la section des nerfs vagues, nous fait pressentir que les phénomènes, dont elle est alors la conséquence, se passent dans les poumons. Cette opinion a été celle du plus grand nombre des physiologistes. Les plus célèbres de nos jours se sont arrêtés à cette idée, que l'animal périssait d'asphyxie. Comme l'asphyxie peut avoir lieu de plusieurs manières, ils ont différé dans l'explication qu'ils en ont donnée, quoiqu'ils fussent d'accord sur le fait. Les principales explications se rattachent aux trois chefs suivans : l'asphyxie a lieu par suspension des phénomènes chimiques, par non introduction de l'air dans les poumons, et par obstruction des derniers conduits aériens. Si l'asphyxie avait lieu d'après le premier mode, la mort serait beaucoup plus prompte, attendu que le cœur cesse de se contracter dès qu'il ne reçoit plus des poumons le sang vermeil et revivifié, indispensable à l'entretien de ses contractions; nous reviendrons sur cet objet en nous occupant des phénomènes chimiques: nous prouverons alors qu'ils sont tout-à-fait indépendans de l'influence des pneumo-gastriques. D'un autre côté, de quelque manière que l'air cesse de pénétrer dans la poitrine, les phénomènes chimiques étant suspendus, la mort devient très-prompte. Pour le moment, je me contenterai de rapporter les deux expériences suivantes.

Exp. xl. Je fis la section des deux pneumo-gastriques à un chien âgé de cinq jours, sans pratiquer d'ouverture à la trachée-artère; il fit de grands efforts pour respirer, et il eut quelques mouvemens convulsifs pendant trois minutes, après lesquelles il resta sans mouvemens, quoiqu'il donnât, pendant près de demi-heure, des signes de sensibilité.

Exp. xli. Je plaçai sur un chien du même âge, une large ligature sur la trachée-artère, et je la serrai de manière à en oblitérer la cavité. L'animal s'agita prodigieusement, fit les plus grands efforts pour respirer, et tomba immobile au bout de deux minutes.

Ces deux expériences ont entre elles la plus grande analogie de résultat: dans toutes les deux, l'animal a dû périr de la même manière. Dans la dernière, l'asphyxie est bien certainement la cause de la mort, et elle a eu lieu par mon introduction de l'air, puisque la ligature de la trachée s'opposait à ce qu'il pût pénétrer dans les bronches. Si l'analogie est parfaite, la mort a dû arriver dans le premier cas, de la même manière que dans le second. C'est effectivement ainsi que la chose a eu lieu. Personne n'ignore plus aujourd'hui que la section des nerfs de la huitième paire paralyse les muscles dilateurs du larynx, et qu'en conséquence de cette paralysie, le larynx se ferme et met un obstacle insurmontable à l'introduction de l'air. Comme on pourrait, m'objecter que dans un animal adulte, la section des deux nerfs vagues n'étant pas aussi promptement suivie de la mort que chez les jeunes animaux, celle-ci ne saurait reconnaître l'asphyxie pour cause, puisque les chiens nouvellement nés sont bien plus long-temps à s'asphyxier que les adultes; nous prouverons d'abord que les petits chiens meurent d'asphyxie, et après, nous chercherons à expliquer la contradiction apparente qui se montre dans ces deux circonstances.

Exp. xlii. J'ai coupé les deux pneumo-gastriques à un chien de quinze jours; au bout de deux minutes, il était mourant. J'ai incisé la trachée-artère, et, à l'aide d'une petite canule, j'ai fait l'insufflation. L'animal est de suite revenu à lui. J'ai bouché la canule, et bientôt il est resté sans mouvement. L'insufflation recommencée l'a encore rappelé à la vie, après quoi je l'ai employé à une autre recherche.

Cette expérience est une preuve incontestable

que dans ces cas l'animal meurt d'asphyxie. Maintenant, pourquoi meurt-il plus rapidement qu'un adulte? La question est facile à résoudre si l'on fait attention que le larynx est beaucoup plus large chez les chiens, comme chez tous les animaux adultes, et que la section de la huitième paire ou des récurrens ne produit jamais chez eux une oblitération complète du larynx. Toujours alors, une petite quantité d'air s'introduit dans les poumons et suffit pour entretenir encore faiblement la coloration du sang : tandis que dans le jeune chien, le larynx étant plus étroit, son occlusion est complète, et la respiration est tout-à-fait suspendue. Tous ceux qui ont fait, comparativement, cette expérience, ont dû remarquer que chez les animaux adultes l'inspiration était très-gênée et sifflante. Nous avons déjà dit que le savant M. Dupuy, de l'école d'Alfort, en avait fait une heureuse application à l'étiologie du cornage des chevaux [1]. Je dois expliquer ici une contradiction qui paraît résulter des dernières expériences avec l'opinion précédemment émise, que le nerf pneumo-gastrique est l'organe de la sensation du besoin de respirer. Si, en effet, ce nerf est l'agent de cette sensation, pourquoi, après qu'il a été coupé, voit-on continuer la respiration? Pourquoi surtout le chien de la XIe expérience a-t-il fait *de grands efforts pour respirer?* J'ai déjà dit, que l'habitude qu'ont les muscles respirateurs, de se contracter, survit

[1] *Journal général de médecine*, tom. LXXV et LXXVI.

à la section des nerfs vagues, par conséquent, à la sensation du besoin. Si l'animal paraît faire quelquefois des efforts dans ces cas, cela tient à la contraction habituelle des muscles. Quant aux mouvemens plus ou moins violens et convulsifs du corps, ils sont l'effet de l'introduction d'un sang noir dans le cœur, qui, en le paralysant, suspend ses contractions, prive les organes du sang nécessaire à l'entretien de leur excitation naturelle, et cause, par cette privation, un sentiment pénible, d'où résulte la contraction convulsive de la syncope si bien développée dans ces derniers temps. D'ailleurs, l'état d'anxiété qu'éprouve le cœur par l'impression du sang noir, ne suffit-il pas pour opérer une réaction sur toute l'économie? Je ne crois pas devoir m'appesantir davantage sur cet objet.

Puisque après la section des pneumo-gastriques, la mort n'a point lieu par la cessation des phénomènes chimiques, ni par la privation d'air dans les poumons, lorsqu'on a la précaution de se prémunir contre l'effet de la paralysie des dilatateurs du larynx, il est à présumer que l'explication donnée par Legallois est la seule véritable, c'est-à-dire, que c'est bien d'asphyxie que l'animal meurt, mais que l'asphyxie n'est point subite; elle est lente et occasionée par l'oblitération progressive des conduits aériens, au moyen du fluide séreux accumulé dans les bronches. Quelques expériences m'ont suffi pour constater la vérité de cette explication, sur laquelle Legallois ne laisse d'ailleurs rien à désirer.

Exp. xliii. Après la section des deux nerfs vagues, j'incisai largement la trachée-artère sur un chien d'un mois. La respiration continua ; mais elle devint peu à peu plus difficile et, en quelque sorte, râleuse. L'animal succomba au bout de seize heures. L'autopsie me fit voir les poumons gorgés de sang, rouges et durs. En suivant les ramifications des bronches, je les trouvai en partie remplies d'un fluide écumeux, qui l'était d'autant moins qu'on en poursuivait l'examen dans les plus petites ramifications aériennes; on le voyait même s'écouler par la section du tissu du poumon.

J'ai plusieurs fois répété la même expérience sur des chiens de différente taille et d'âge différent, sur des cabiais et sur des chats. Les phénomènes ont toujours été les mêmes, et les résultats de l'autopsie ont peu varié : j'ai toujours trouvé engorgement sanguin des poumons et épanchement écumeux, blanchâtre et quelquefois rougeâtre dans les ramifications bronchiques. L'engorgement était un peu plus ou un peu moins considérable, et, ainsi que l'a observé Legallois, presque toujours en sens inverse de l'épanchement séreux. Je me trouve tellement en rapport avec les observations de ce physiologiste, que je n'insiste pas sur le phénomène lui-même ; mais il nous importe de fixer notre attention sur les deux faits de physiologie pathologique qu'il présente, l'engorgement sanguin des poumons et l'épanchement plus ou moins écumeux des bronches. Leur existence est prouvée : mais comment surviennent-ils ? quelle part ont-ils dans la mort de l'animal? quelle influence le pneumo-gastrique exerce-t-il sur eux? Si nous parvenons à résoudre ces trois questions, nous aurons résolu le problème de savoir comment la section des nerfs vagues produit la mort.

Exp. XLIV. J'ai fait la section avec déperdition de substance des deux pneumo-gastriques, sur un chien d'arrêt dans la force de l'âge. J'ai maintenu la trachée-artère ouverte au moyen d'une canule. L'artère carotide était sous mes yeux. Pendant dix heures la couleur n'en a pas changé. J'ai décapité l'animal, et j'ai sur-le-champ ouvert la poitrine. Les poumons étaient vermeils et nullement engorgés; la trachée-artère, ainsi que les bronches, étaient couvertes d'une légère couche muqueuse à leur surface interne; les ramifications les plus éloignées contenaient déjà un peu de fluide écumeux. Cette expérience commença à me faire soupçonner que le fluide bronchique se formait le premier, et indépendamment de l'engorgement sanguin du parenchyme.

Exp. XLV. Sur un lapin d'un mois, la ligature faite et la respiration entretenue artificiellement, je vis, après douze heures, l'artère carotide se brunir, et la respiration devenir plus laborieuse. Je coupai une des pattes de devant, je laissai couler une demi-once de sang, je suspendis l'hémorragie pendant deux heures; la respiration devenant plus difficile, et l'artère carotide s'étant un peu plus foncée en couleur, je laissai couler encore une demi-once de sang. J'attendis environ deux heures encore, je laissai libre l'artère du membre amputé; un jet de sang brunâtre coula quelques instans et fournit, au plus, une once de sang; j'en suspendis le cours; une heure après, l'animal succomba. La poitrine fut ouverte. Les poumons, quoique brunâtres, n'étaient point engorgés; ils étaient mous et crépitans. Les ramifications bronchiques étaient remplies d'un fluide écumeux blanc.

J'ai répété la même expérience sur plusieurs cabiais, comparativement avec l'expérience XLIV, pratiquée sur les mêmes animaux, en tenant compte du volume proportionnel de l'animal, pour établir la quantité du sang à tirer. Dans cet essai comparatif, j'ai souvent obtenu quelques heures de vie de plus chez les cabiais à qui j'avais soustrait, progressivement, une certaine quantité de sang, que chez ceux qui n'avaient été soumis qu'à la simple section des pneumo-gastriques. L'engorgement sanguin pulmonaire était constant dans ces derniers, et il a toujours manqué dans les premiers : j'ai observé aussi que l'épanchement du fluide bronchique était, en général, moins considérable. Cette dernière remarque n'a pas toujours été vraie, puisque j'ai vu cet épanchement beaucoup moins considérable dans quelques cas d'engorgement intense des poumons.

Ces expériences, dont je ne transmets que les résultats pour éviter des répétitions fastidieuses, prouvent d'une manière bien convaincante, que l'engorgement pulmonaire n'est point une conséquence nécessaire de la section des nerfs pneumo-gastriques, puisqu'il n'est pas constant. Elles prouvent surtout qu'il n'est pas la cause de la mort, puisque l'animal périt, quoiqu'il ne se soit pas effectué, et qu'on l'ait prévenu par une hémorragie partielle. L'épanchement bronchique paraît dépendre davantage de la section des nerfs vagues puisqu'il a été trouvé dans tous les cas. Il paraît être aussi la cause de tous les phénomènes qui se remarquent depuis le moment de la section jusqu'à la mort. Exposons l'enchaînement de tous ces phénomènes, et leur cause sera connue.

La surface muqueuse des poumons, ou l'intérieur des conduits aériens, est le siége d'une exhalation constante, dont l'air devient le véhicule pour la transporter au dehors. De plus, de même que toutes les membranes muqueuses, celle des bronches est lubrifiée par une humeur muqueuse, qui y est déposée par un mécanisme que nous ne devons point approfondir ici. Cette mucosité est, en partie, emportée par l'action dissolvante de l'air, et en partie, résorbée ; mais lorsqu'il arrive que sa formation l'emporte sur ces deux voies d'évacuation, elle s'accumule dans les conduits aériens, jusqu'à ce que sa présence détermine une sensation pénible qui est transmise au cerveau, dont la réaction amène la toux, mode de respiration nécessaire à l'expulsion de ces matières surabondantes et nuisibles. Le mécanisme de la toux est connu ; mais je ne crois pas que personne ait encore expliqué, d'une manière satisfaisante, comment elle agit pour entraîner les crachats au dehors.

Ce phénomène, qui constitue l'expectoration, a lieu différemment : 1° suivant que le mucus est amassé dans un point du trajet d'un conduit bronchique, assez volumineux pour n'en point être obstrué, et laisser à l'air assez d'espace pour qu'il puisse s'introduire plus avant; 2° suivant que le mucus bronchique occupe la partie la plus reculée (les vésicules) des conduits aériens, et que l'air ne peut point pénétrer derrière lui.

Dans le premier cas, l'expectoration est facile à concevoir. L'inspiration qui précède la toux dilate les poumons, et l'air qui s'y précipite va se loger plus loin que le point occupé par le mucus : dans les contractions spasmodiques de la toux, les parois de la poitrine, brusquement resserrées, compriment les poumons et en expriment spontanément l'air, qui, sortant avec rapidité, entraîne le mucus qu'il rencontre sur son passage, de la même manière que cela a lieu dans les fosses nasales, lorsque nous éternuons ou que nous nous mouchons. Cette explication suffit sans qu'il soit besoin de parler de l'action particulière des vaisseaux bronchiques. Mais, lorsque le mucus occupe les dernières extrémités de ces vaisseaux, et qu'il ne peut laisser passer de l'air derrière lui, le mécanisme précédent ne suffit pas; vainement les parois de la poitrine se resserreraient sur les poumons pour en exprimer le mucus, l'air ne l'entraînerait jamais. L'expérience prouve que les poumons, une fois pénétrés par l'air, ne se vident jamais complètement. Les parois des conduits bronchiques ne se rapprochent jamais assez pour se mettre en contact. Quand bien même la pression exercée sur les poumons ferait avancer le mucus en l'exprimant de la vésicule aérienne, ou de l'espèce de cul-de-sac bronchique où il est accumulé, il y serait rappelé par le vide qui s'y opérerait au moment où la pression des poumons cesserait. Il faut donc, au moins dans cette circonstance, qu'il y ait une action différente des agens respirateurs ordinaires, pour détacher le mucus et le mettre en rapport avec un courant d'air qui puisse l'entraîner. La structure des vaisseaux bronchiques nous fournit cette explication.

Il est bien reconnu aujourd'hui, d'après les recherches de Reisseissen [1], qu'au dessous de la membrane muqueuse se trouve une couche musculeuse qui accompagne les bronches jusques dans leurs dernières ramifications. Eh bien! c'est à cette couche musculeuse et contractile que se trouve confié le soin d'opérer le premier acte de l'expectoration dans le cas qui nous occupe, c'est-à-dire, lorsque le mucus est logé dans la dernière extrémité des vaisseaux aériens. Or, voici ce qui se passe : la présence d'une quantité de mucus en excès produit sur les nerfs de la huitième paire, la sensation désagréable qui amène le besoin de son évacuation ; ceux-ci portent au cerveau cette sensation, et le cerveau réagit sur les muscles respirateurs, comme dans le premier cas. De plus, il réagit par

[1] *De fabricâ pulmon.*, in-folio, atlant. *Berolini.* 1822.

la huitième paire, sur les points où se trouve accumulé le fluide bronchique : la fibre contractile se reserre vivement, chasse le mucus du conduit qu'il occupe, et le pousse jusques au devant de quelques conduits, libre de mucus et distendu par l'air qui l'a pénétré, et qui, exprimé à son tour, rencontre le mucus qui vient d'être déposé au devant de lui, et l'emporte en crachat. Alors cesse la contraction musculaire des fibres bronchiques, et le conduit s'ouvre à l'air qui le pénètre seul.

Cette théorie, bien établie, nous conduit naturellement à l'explication de tout ce qui arrive dans l'intérieur des poumons, à la suite de la section de la huitième paire de nerfs. Nous avons prouvé que cette huitième paire transmettait au cerveau le besoin de respirer, nous disons que c'est elle aussi qui l'avertit de la présence incommode du mucus ou de tout autre corps étranger qui se trouverait dans les bronches ; c'est elle enfin qui fait réagir la fibre musculaire bronchique pour expulser les matières. Établissons ces deux vérités et tout le reste en découlera sans peine.

Exp. xlvi. J'ai fait sur un chien de moyenne taille, la section avec perte de substance des deux pneumo-gastriques ; immédiatement après, j'ai pratiqué, à la trachée-artère, une ouverture oblongue, avec déperdition de substance aussi. La respiration se faisant assez régulièrement, j'introduisis, dans la trachée-artère, une petite boule d'iris attachée à un fil. La respiration en fut gênée, et elle la faisait monter et descendre à chaque acte d'inspiration et d'expiration ; mais le chien ne donna aucun signe qu'il en éprouvât une sensation désagréable. Je la retirai pour approcher de l'ouverture de la trachée un bocal de gaz acide muriatique ; je le tins débouché pendant plusieurs minutes, et j'en fis même tomber quelques gouttes dans l'intérieur de la trachée. J'en fis autant pour l'acide acétique, et je n'obtins aucun signe de sensation.

Exp. XLVII. Je fis comparativement une ouverture oblongue à un chien de même taille, sans lui couper les pneumo-gastriques. Quelques gouttes de sang tombées dans la trachée-artère, provoquèrent la toux et prouvèrent que la membrane muqueuse avait conservé toute sa sensibilité. La boule d'iris excita de violens efforts de toux, qui la poussaient violemment vers le larynx. L'acide muriatique détermina de vraies quintes de toux, qui me forcèrent de suspendre mes tentatives. La toux se modéra beaucoup, sans cesser tout-à-fait ; elle expulsa souvent quelques flocons de mucosités : le chien resta oppressé. J'approchai de nouveau l'acide muriatique, et la toux recommença. J'incisai sur les deux côtés du cou ; je fis l'incision de la huitième paire ; la toux cessa subitement, la respiration devint presque tout-à-coup râleuse, et en moins d'une heure, le chien expira sans avoir rien expectoré. Les poumons étaient parsemés de taches d'un rouge foncé, quoiqu'ils fussent peu engorgés. La trachée-artère était tapissée d'un mucus blanc et compact, qui s'étendait aux bronches et à leur divisions et subdivisions, mais qui, vers la fin, n'était plus qu'un mucus ordinaire peu écumeux.

Qui ne voit maintenant que le nerf de la huitième paire est l'organe sensitif des poumons, que c'est lui qui transmet au cerveau sa double sensation du besoin de respirer, et de l'impression désagréable que produit toute espèce de corps étranger, ou devenu tel; et de plus, que c'est lui qui détermine la contraction musculaire bronchique? Dans l'expérience XLVI, l'animal ne donne aucun signe de sensation à l'introduction d'un corps étranger, ni à la présence d'un gaz irritant. Tandis que le chien de l'expérience XLVII manifeste, par une toux violente, combien il est sensible à ces mêmes impressions. Pourquoi cette différence? Pourquoi! La raison en est évidente : c'est que dans le premier cas le nerf vague, étant coupé, n'a pu transmettre à l'encéphale la sensation qu'il avait reçue, ni, par conséquent, transmettre de réaction. Tandis que dans le second cas, le nerf a rempli sa fonction dans toute son intégrité. Ce qui ajoute le plus de confiance à cette manière de voir, c'est que dans le second cas, la section du nerf a sur-le-champ arrêté la toux, en paralysant l'organe de la sensation qui la provoquait.

Quant à l'action du nerf vague sur la fibre musculaire bronchique, la dernière expérience commence à la dévoiler, puisque la section de cette paire de nerfs a suspendu, non-seulement la toux, mais encore l'expectoration. Cependant cela ne pouvait pas me suffire. Pour l'établir d'une manière plus précise, j'ai fait les deux expériences suivantes.

Exp. xlviii. J'ai injecté, dans la trachée-artère d'un chien, une once environ d'eau tiède. Le chien a toussé avec des efforts violens, et en s'agitant beaucoup. Il a insensiblement rendu, à peu près, toute l'eau qu'il avait reçue. La présence du liquide avait provoqué une sécrétion plus abondante de mucosité; ce qui entretint la toux et l'expectoration pendant plusieurs heures. Enfin, le chien parut bien portant.

Exp. xlix. Le lendemain, j'ai injecté de nouveau sur le même chien la même quantité de liquide. Les mêmes phénomènes ont eu lieu; mais lorsqu'au bout de dix minutes, il m'a paru avoir rejeté toute l'eau qui avait été injectée, j'ai pratiqué la section des deux pneumo-gastriques, l'expectoration a cessé sur-le-champ, le râle s'est établi, et au bout de deux heures, le chien n'était plus.

Les poumons étaient durs, gorgés de sang et d'un rouge foncé; l'intérieur des bronches était rempli d'un fluide écumeux et sanguinolent.

J'aurais pu multiplier beaucoup ces deux expériences; mais, en donnant les mêmes résultats, elles n'auraient fourni aucune donnée de plus. Elles prouvent que la huitième paire entretient, dans la fibre contractile des bronches, la faculté de se contracter, puisque aussitôt qu'on en fait la section, cette fibre est paralysée et ne chasse plus le fluide dont la présence est si funeste à la vie. Ainsi, nous avons établi les deux points fondamentaux sur lesquels repose toute l'explication des phénomènes qui sont relatifs à la mort occasionée par la section de la huitième paire, puisque cette section, pratiquée des deux côtés, paralyse, d'une part, le sentiment de la surface interne des bronches, d'autre part, la contraction de leur couche musculaire. Faisons l'exposé fidèle de ce qui se passe alors dans les poumons.

Le sentiment est anéanti dans la surface muqueuse des deux poumons : cette membrane ne communique plus la sensation du besoin de respirer, ni l'impression qu'elle reçoit de l'accumulation du mucus bronchique. Le mucus continue à se sécréter, sa présence ne provoque plus la toux, et sa quantité augmente progressivement. Les dernières ramifications bronchiques s'obstruent les premières, et ne peuvent plus admettre dans leur intérieur l'air qu'elles recevaient auparavant. L'hématose commence à ne plus être aussi complète, puisqu'une partie de la surface sur laquelle elle s'opérait ne la permet plus. Le sang s'en retourne moins riche de principes colorans, moins vermeil; son action sur le cœur est moins énergique, le refoulement a lieu et commence à engorger les poumons. La sécrétion muqueuse augmente, l'embarras des bronches s'accroît, la respiration devient de plus en plus difficile, et l'air pénètre toujours à une moins grande profondeur. L'engouement sanguin augmente à proportion de la diminution progressive des phénomènes chimiques. A mesure que ce double engorgement devient plus considérable, la marche du mal devient plus rapide, parce que la présence d'une plus grande quantité de sang en fait exhaler, pour ainsi dire, la partie séreuse, ce qui ajoute à l'embarras toujours croissant de la respiration. Il est si vrai que l'engorgement sanguin du poumon accélère la mort en déterminant une exhalation bronchique plus rapide, que cette exhalation marche beaucoup plus vite vers la fin qu'au commencement de l'opération. L'expérience XLV, bien des fois répétée, en est une autre preuve convaincante, puisque en prévenant l'engorgement des poumons par une hémorragie prolongée, j'ai rendu la sécrétion bronchique moins rapide et moins considérable. Ainsi, la cause de la mort, dans les animaux à qui on a fait la section des deux nerfs vagues, est tout entière dans l'accumulation du fluide bronchique, qui, ne pouvant plus être expectoré par les raisons exposées, devient un obstacle mécanique à l'accomplissement de l'hématose. C'est de cette circonstance que dépend le refroidissement, presque constant, qui précède la mort : dès que les phénomènes de la transformation du sang noir en sang rouge n'ont plus lieu, la chaleur animale diminue nécessairement. L'engorgement du poumon n'est que secondaire. Cependant il vient ajouter aux accidens et en accélérer la marche. L'expérience suivante donnera encore plus de poids à cette théorie.

Exp. L. La respiration étant établie chez un lapin de trente-cinq jours, auquel j'avais coupé les deux nerfs vagues, je gardai sous les yeux les artères carotides. Au bout de quatorze minutes, la couleur vermeille se fonça un peu. Je plaçai dans la trachée une seringue à double courant, et je poussai l'air, avec force, dans les poumons: les carotides reprirent une couleur vermeille; l'insufflation forcée fut continuée pendant une heure sans qu'il y eût du changement. Je laissai l'animal respirer librement. En moins de cinq minutes, les carotides commencèrent à reprendre une couleur plus foncée. Je poussai de nouveau l'air, avec force, dans la poitrine, et la couleur rouge se rétablit pendant tout le temps que j'entretins ce mode de respiration; mais elle se dissipa deux minutes après que j'eus cessé. J'ouvris sur-le-champ l'animal. Les poumons n'étaient nullement engorgés de sang: et les bronches présentaient un mucus très-écumeux. J'ouvris en même temps un autre lapin du même âge, sur lequel j'avais lié comparativement les deux nerfs vagues. Les deux poumons étaient déjà d'un rouge foncé et parsemés de plaques noires: la mucosité des bronches était peu écumeuse.

Qui ne voit, dans cette expérience, l'effet de la sécrétion muqueuse sur la coloration du sang en noir, en s'opposant à la libre introduction de l'air dans toute l'étendue des poumons? Qui ne voit que l'insufflation forcée, en surmontant cet obstacle, a porté l'air dans tous les points des poumons, et a rétabli momentanément l'hématose? Qui ne voit encore que le mucus plus écumeux résulte de ce que l'air, en pénétrant forcément partout, s'est plus facilement combiné avec lui en le détachant? Qui ne voit enfin que l'engorgement sanguin des poumons n'est que le résultat du défaut d'hématose, puisque cette opération, déterminée artificiellement, prévient l'engorgement?

Je voudrais que ces détails fussent trouvés minutieux, ce serait une preuve que j'aurais atteint mon but plus facilement que je ne l'avais espéré. Au surplus, il vaut mieux pécher par excès que par défaut de preuves, quand il s'agit d'établir une théorie nouvelle, d'ajouter une vérité aux vérités déjà connues : on ne dit jamais trop alors, tant il est difficile de convaincre.

Cette théorie trouve de fréquentes applications dans la pratique médicale. Toutes les fois que, dans les affections cérébrales, la huitième paire se trouve compromise, la respiration devient gênée et embarrassée. Quelquefois cependant, comme dans certains cas d'hydrocéphalite, la respiration, sans être gênée, est d'une lenteur extraordinaire : il semble que le malade oublie de respirer. Si dans les apoplexies la mort est plus prompte lorsque l'épanchement s'est formé dans la moelle allongée, circonstance rare il est vrai, la mort ne survient que parce que la respiration se trouve compromise dans l'origine des nerfs vagues. Le râle s'établit de suite, parce que assez ordinairement ces épanchemens cérébraux ne surviennent qu'à un certain âge, et qu'il est bien difficile qu'alors la sécrétion bronchique ne soit pas plus considérable qu'à toute autre époque. L'expectoration n'a plus lieu, le mucus s'accumule, gêne le passage de l'air, s'oppose à l'hématose et accélère la fin déplorable du malade.

Un de mes amis, praticien recommandable de cette ville, m'a communiqué un travail inédit sur une espèce de catarrhe pulmonaire des vieillards, qu'il a vu constamment mortel. Dans ce catarrhe, la sécrétion muqueuse ne détermine qu'une faible toux, et ses efforts sont insuffisans pour expectorer le mucus : les poumons restent engorgés; la couleur foncée des joues et des lèvres indique le défaut d'hématose. Un état soporeux annonce la part que le cerveau prend à cette maladie. La respiration, d'abord stertoreuse, souvent sifflante, devient râleuse. L'autopsie démontre : 1° engorgement et couleur noire des poumons; 2° accumulation considérable d'un mucus plus ou moins écumeux, et occupant toute l'étendue des cavités bronchiques; 3° infiltration séreuse, assez abondante autour de la moelle allongée, de la protubérance annulaire et des éminences pyramidales. Les applications de notre théorie sont faciles à faire dans cette grave maladie. Il est une espèce de péripneumonie ataxique, à laquelle on peut rapporter toutes ces considérations.

Dans l'hydrocéphalite, on a signalé, bien des fois, l'état singulier de la respiration. Je suis persuadé, que dans ces cas, la réaction qui s'opère sur les poumons, tient à ce que la maladie se passe principalement dans le voisinage de l'origine des nerfs vagues. Ce soupçon s'est transformé en certitude, ces jours derniers. L'autopsie m'a démontré, chez le fils de Mme Neuton, l'existence d'une sérosité abondamment amassée sur la gouttière basilaire et dans les fosses occipitales. Dans les fièvres ataxiques, dans la méningite, etc., la même remarque a été faite. Je ne tarirais pas si je voulais en citer des observations.

Le râle, cette période effrayante qui termine la plupart des maladies, pourrait-il s'expliquer d'une manière satisfaisante sans notre théorie ? Un malade, épuisé par les souffrances, voit s'éteindre peu-à-peu les sens et les facultés intellectuelles; la vie cérébrale n'est plus, elle a tout-à-fait cessé. Cependant le cœur se contracte avec force, la respiration continue par habitude, en un mot, la vie nutritive est encore dans toute son activité. L'influence cérébrale étant nulle, le mucus s'accumule dans les bronches, il n'est plus chassé, malgré quelques efforts impuissans qui annoncent un reste de sensation et de réaction, mais trop faible pour en opérer l'expulsion. L'air n'arrive dans les poumons qu'à travers ce mucus, et marque son passage par ce bruit fatigant et particulier à cette dernière période de la vie [1]; bientôt il ne peut plus pénétrer dans les dernières ramifications bronchiques, l'hématose cesse et l'engorgement des poumons achève de terminer cette scène pénible.

1 Il serait possible que le râle fut en partie causé par le rétrécissement du larynx; ce qui rentrerait toujours dans notre théorie, puisque ce phénomène serait l'effet de la paralysie des récurrens.

Il serait facile de faire de nombreuses applications de cette théorie, dans différens cas d'asphyxie, dans la submersion, dans quelques cas d'asphyxie par certains gaz, etc. : mais, avec la marche que nous avons tracée, chacun peut aisément expliquer tous les phénomènes qui y sont relatifs.

Je crois devoir placer ici une observation pratique qui me paraît de la plus haute importance. Lorsque, dans une maladie indépendante des poumons, le cerveau reste étranger aux phénomènes qui surviennent, et que ses fonctions conservent leur intégrité jusqu'à la mort, il n'y a pour ainsi dire point d'agonie, et jamais de râle. Aussi toutes les fois que le râle précède la mort, on peut pronostiquer, à coup sûr, qu'il y a lésion de l'encéphale, et surtout de la moelle allongée. La chose est facile à concevoir. Dans le premier cas, le cerveau, doué de toute son activité, perçoit les sensations et réagit sur les organes : en conséquence, il est averti de la présence des mucosités, et il les fait expectorer jusqu'à la fin. Dans le second cas, au contraire, les mucosités se forment et ne produisent qu'une sensation insuffisante sur le cerveau, qui ne réagit pas, non plus, sur les organes expectorans.

Nous connaissons maintenant quelle est l'influence des nerfs pneumo-gastriques dans les phénomènes qui en accompagnent la section, nous les avons analysés de manière à ne rien laisser désirer. Cependant il en est un dont je n'ai encore donné aucune explication et qui pourtant joue le principal rôle. Nous avons vu comment la paralysie du sentiment et du mouvement des bronches devenait cause de mort, en laissant accumuler dans leur intérieur le fluide bronchique; mais nous n'avons rien dit de la manière dont ce fluide arrive là, et de l'influence que la huitième paire exerce sur la formation. Cet objet mérite quelque attention.

Si les nerfs vagues ont quelque influence sur la sécrétion et l'exhalation du fluide bronchique, leur section doit en paralyser les organes sécréteurs et exhalans et en empêcher la formation. Si, au contraire, ces nerfs sont étrangers à la formation de ce liquide, leur section ne peut l'influencer en rien. Or, nous avons vu que la section de la huitième paire n'a jamais anéanti l'exhalation, ni la sécrétion folliculaire à la surface muqueuse des poumons, puisque après cette opération, les animaux meurent par l'accumulation progressive de ce fluide. Donc le fluide bronchique s'est formé sans la participation des nerfs vagues; donc ces nerfs n'exercent aucune influence sur les vaisseaux ou les cryptes qui sont chargés de l'élaborer [1].

[1] M. Fourcade a présenté, à l'Académie royale de médecine, section de chirurgie, dans sa séance du 16 juillet 1829, un chien auquel il a enlevé quatre lignes du nerf pneumo-gastrique du côté gauche, sans que l'animal ait paru se ressentir de cette opération, qu'il a répétée quelques jours après, du côté opposé. Depuis lors, le chien a vomi et toussé fréquemment : il a paru maigrir d'abord; mais il a déjà repris de l'embonpoint.

En supposant que M. Fourcade ne se soit point trompé et qu'il ait bien coupé les deux nerfs vagues, on se rendra compte de ce réta-

Puisque les nerfs vagues ne sont point chargés de cette influence, nous en conclurons naturellement que ce sont les nerfs ganglionaires. Cette conclusion est d'ailleurs conforme à la manière dont on envisage les fonctions du grand sympathique. Puisque les nerfs ganglionaires président à la sécrétion urinaire, par exemple, pourquoi voudrait-on que d'autres nerfs vinssent usurper cette fonction dans d'autres organes. La nature est une, elle ne multiplie jamais les moyens sans nécessité ; elle ne viendrait pas confier ici, à des nerfs cérébraux, des fonctions, qui sont tellement étrangères au cerveau, qu'on les retrouve dans tous les êtres organisés privés de cet organe. Je le répète, chaque organe a ses fonctions, mais il n'a qu'elles, et ne peut en avoir d'autres. La physiologie s'égare, toutes les fois qu'elle veut aller au delà ; c'est alors qu'elle devient le roman de la médecine. Cependant je sais qu'on pourrait exiger une conclusion plus rigoureuse qu'une simple analogie. J'ai voulu acquérir cette preuve expérimentale et physique, en cherchant à faire la section des filets des ganglions, qui vont se rendre à la racine du poumon pour y former le plexus pulmonaire. Je l'avoue franchement, de quelque manière que je m'y sois pris, mes tentatives ont toutes échoué. Heureusement,

blissement incomplet de leurs fonctions, en se rappelant que ce nerf communique au larynx par les récurrens, avec les laryngés supérieurs. Il arrive ici ce qui arrive aux doigts annulaire et auriculaire, qui voient la sensibilité se rétablir, après la section du nerf cubital, à cause des communications de celui-ci avec le médian.

nous pouvons nous en passer : l'analogie et la voix d'exclusion du système cérébral équivalent à la preuve la plus convaincante.

§ II.

MOUVEMENS MÉCANIQUES DE LA RESPIRATION.

Ces mouvemens sont le résultat de la contraction alternative des muscles respirateurs, les uns inspirateurs, les autres expirateurs. Ces muscles reçoivent leurs nerfs de l'appareil cérébro-spinal, par conséquent, leurs mouvemens en sont dépendans et volontaires. Ils sont volontaires ! Peut-on bien les regarder toujours comme tels, lorsqu'on les voit survivre si souvent à l'exercice de la volonté ? Que de recherches à faire à cet égard ; mais elles appartiennent au système cérébral, et elles nous écarteraient de notre sujet. Les mouvemens eux-mêmes se passent dans les parois de la poitrine, les poumons ne font que les suivre d'une manière presque passive, ce qui est une raison de plus pour nous abstenir d'entrer dans aucun détail. Au reste, on peut consulter sur ce sujet, les expériences curieuses et importantes que M. Flourens a entreprises sur les quatre classes d'animaux vertébrés, et voir avec quelle précision il a déterminé le point fixe de la moelle allongée qui exerce la plus grande influence sur la vie. Ces expériences ont beaucoup de rapport avec celles de Legallois, sur le principe vital. M. Flourens est arrivé, en dernière analyse, à ce résultat positif, que la section de la moelle allongée, au dessous de l'origine des pneumo-gastriques, paralyse subitement le tronc, en laissant vivre quelques minutes la tête, et que la section au dessus de cette origine paralyse la tête, en permettant quelques mouvemens au tronc. Ainsi, la première section tue la moelle épinière et laisse vivre l'encéphale; la seconde produit l'effet inverse, l'encéphale meurt et la moelle épinière vit. Il nomme cet endroit de la moelle le *nœud vital*, ou *le lien central* de toutes les parties nerveuses. Rappelons que ces expériences n'ont une influence primitive que sur les actes de la vie cérébrale, et renvoyons, pour les preuves qu'ils ne détruisent point la vie organique, à tout ce qui a été dit précédemment au sujet de l'opinion de Legallois.

§ III.

CHANGEMENS CHIMIQUES DU SANG.

Je ne rappellerai point ici la double circulation de Harvey : tout le monde sait trop bien aujourd'hui que le sang doit passer en entier par les poumons avant d'être envoyé à tous les organes. Personne n'ignore quels sont les changemens qui s'opèrent dans le sang pendant son passage à travers les poumons. Il y arrive noir, et il s'en retourne avec une belle couleur vermeille. La chimie moderne a cru d'abord avoir surpris le secret de la nature, en obtenant la preuve, d'une part, qu'une petite quantité de l'oxigène qui pénètre dans la poitrine s'absorbait : d'autre part, qu'il se dégageait de l'acide carbonique et une vapeur aqueuse. L'explication paraissait facile : l'oxigène de l'air s'est combiné, par une véritable combustion, avec l'hydrogène et avec le carbone du sang, ce qui a produit les trois phénomènes signalés : disparition d'oxigène et présence d'une vapeur aqueuse et de l'acide carbonique. Comme plusieurs physiologistes distingués se sont élevés contre cette explication toute chimique, on ne sait guère encore ce qui se passe dans cette métamorphose. Le fait est connu ; mais le mode ne l'est que peu encore, ou même point du tout. Y a-t-il dégagement de gaz, de liquide, absorption de quelque principe liquide ou gazeux? Se passe-t-il intérieurement quelque que mouvement vital spontané? Quel est ce mouvement? Ces questions sont bien loin d'être résolues. S'il m'était permis de hazarder aussi une explication, je dirais en peu de mots, que la disparition de l'oxigène dans l'air respiré, indique bien que ce gaz a été absorbé, mais qu'elle n'indique pas comment. Les chimistes le font servir à la combustion de l'hydrogène et du carbone du sang, phénomène évidemment imposible, pour peu qu'on réfléchisse aux conséquences de la combustion et à la délicatesse de l'organe, où elle est censée avoir lieu. Ne pourrait-on pas présumer que l'oxigène qui est enlevé à l'air dans les poumons, au lieu de se combiner directement avec le sang avec lequel il n'est pas en contact, s'unit avec le fluide albumineux, étendu sur toute la surface muqueuse pulmonaire, et que ce fluide va, par absorption, se combiner au sang et lui donner ses nouvelles qualités, en même temps que par exhalation, il perd de sa partie séreuse et de son acide carbonique. Ce qui me rend cette opinion plus probable, c'est d'une part, l'action de l'oxigène sur tous les fluides albumineux en contact avec lui à une température légèrement élevée; d'autre part, ce qui se passe dans le placenta, chez le fœtus. Dans le premier âge de la vie, l'air ne se met point en rapport avec les poumons, le sang ne peut en éprouver aucune influence directe. Les phénomènes de la respiration sont remplacés par la circulation placentaire. Le placenta est le poumon du fœtus, c'est lui qui régénère, revivifie le sang; c'est dans son intérieur que s'opère l'hématose. Or, le placenta ne reçoit de la mère que des fluides albumineux qu'il transmet au fœtus. Le sang arrive noir au placenta et s'en retourne rouge. Il y a subi un changement en se combinant avec une certaine quantité de fluide albumineux qu'il y rencontre. L'expérience prouve effectivement que le mélange d'une petite quantité d'un liquide de cette nature produit la couleur vermeille du sang. J'ai pu penser que les choses se passaient dans les poumons comme dans le placenta, et que puisque dans celui-ci, le sang subissait ses derniers changemens sans la participation directe de l'oxigène, il pouvait en être de même dans les poumons. Au reste, cette explication n'est qu'une hypothèse, à laquelle je n'ajoute que l'importance que peut mériter une théorie établie sur de simples probabilités. Quelle que soit la manière dont s'exécute la coloration du sang, elle a lieu. Cherchons à apprécier sous quelle influence nerveuse elle s'opère.

Exp. LI. J'ai coupé les deux nerfs vagues à un chat de trente-cinq jours. Les artères carotides étaient sous mes yeux : au bout de deux minutes leur couleur rouge avait fait place à la couleur foncée du sang noir : l'animal était mourant. J'ai ouvert la trachée-artère ; la respiration s'est rétablie, et de suite la couleur rouge des carotides a reparu ; j'ai intercepté la respiration, la couleur a de nouveau bruni. J'ai laissé à l'air la liberté de pénétrer dans la poitrine, le sang a repris sa couleur vermeille. J'ai amputé une patte de devant, le sang artériel a coulé bien vermeil. J'ai bouché l'ouverture pratiquée à la trachée ; le jet du sang a faibli et sa couleur a rembruni. J'ai opéré l'insufflation avec vivacité ; le jet s'est réveillé, et avec tout l'éclat vermeil qu'il avait perdu.

Cette expérience est si connue, elle a été si souvent répétée, et elle se présente si souvent pendant les autres expériences qui sont relatives à la circulation et à la respiration, que j'aurais pu me dispenser de la rapporter. Si je l'ai fait, c'est parce qu'elle est convaincante. En effet, si la huitième paire présidait à l'hématose, sa section suspendrait cette fonction. Si, au contraire, malgré cette section, le sang continue à se colorer en rouge dans les poumons, cette opération devient nécessairement indépendante de cette paire nerveuse. Or, dans l'expérience précédente, le sang a continué à se colorer en rouge vermeil comme auparavant. Afin de ne point laisser d'arrière-pensée, et de prévenir toutes les objections, j'ai, à plusieurs reprises, suspendu la respiration, afin que le sang restât noir : chaque fois que j'ai rétabli la respiration, ce fluide est redevenu rutilent comme auparavant. Sans cette précaution, on aurait pu présumer que la couleur vermeille du sang artériel s'était conservée, et qu'il n'y avait pas eu de nouvelle coloration depuis la section des cordons nerveux, au lieu que cette précaution ne permet pas le moindre soupçon. La coloration du sang a continué à se faire dans les poumons, après la section de la huitième paire ; donc ce nerf n'a aucune action directe sur ce phénomène, donc l'hématose est indépendante du système cérébro-spinal ; donc, par voie d'exclusion et d'analogie, elle est du ressort du grand sympathique. Cela devait être, puisque les changemens qu'elle opère, quels qu'ils soient, se passent dans les capillaires ; ils sont analogues à ceux des sécrétions, ils rentrent dans les actes de la vie nutritive, de la vie soumise au système ganglionaire.

J'ai répété quelques-unes des expériences de M. Provençal [1]. J'ai placé sous l'appareil pneuma-

[1] *Bulletin des sciences médicales*, tom. 5, pag. 364.

tique plusieurs animaux auxquels j'avais coupé les nerfs vagues, et j'ai recueilli les produits de la respiration. De même que cet habile physiologiste, j'ai retrouvé, dans l'air respiré par ces animaux, les mêmes altérations que dans l'air respiré par des animaux sains : toujours l'oxigène a diminué de quantité, constamment l'acide carbonique et la vapeur aqueuse ont manifesté leur présence. De même que lui, j'ai observé que ces changemens étaient d'autant plus marqués, qu'on plaçait l'animal plus tôt sous la cloche, et qu'ils diminuaient à mesure qu'on s'éloignait du moment où l'opération avait été pratiquée. Je n'ai pas cru devoir consigner ici mes résultats, ils ne seraient qu'une répétition de ceux que M. Provençal a fait connaître dans le temps. Je ferai remarquer que ces résultats mêmes nous prouvent deux choses : 1° qu'ils sont indépendans de l'action nerveuse de la huitième paire, par conséquent du système cérébro-spinal; 2° qu'ils appartiennent au système ganglionaire, dont les nerfs qui se rendent au poumon étaient restés intacts. Les variations qu'ils ont présentées, suivant l'époque de l'opération à laquelle on les a observés, s'expliquent facilement par la théorie que nous avons établie sur la cause de la mort chez les animaux qui ont subi la section des nerfs vagues. Nous avons vu que le mucus bronchique s'accumule peu à peu dans les bronches et s'oppose de plus en plus à la pénétration de l'air dans leurs ramifications. A mesure que les voies aériennes s'obstruent, l'air pénètre moins profondément, l'hématose diminue, et l'air qui sort de la poitrine présente de moins grands changemens. Brodie, Hales, Gamage, Legallois, Wilson Philip, Chaussat, etc., ont fait de nombreuses et intéressantes expériences pour chercher la cause de la chaleur animale et de sa diminution. Leurs recherches sur l'action des poumons leur ont fait reconnaître la continuation des phénomènes chimiques de la respiration après la destruction du cerveau, de la moelle épinière, et après la section des nerfs pneumo-gastriques. Ce qui concourt à faire établir de plus en plus que les phénomènes chimiques, étant indépendans du système nerveux cérébral, sont nécessairement sous l'influence du système ganglionaire.

Ainsi la respiration nous offre le modèle d'une fonction des plus compliquées, puisqu'elle s'exécute par le concours simultané des deux systèmes nerveux. D'une part, il y a besoin de respirer, sensation perçue par le pneumo-gastrique, et transmise à l'encéphale, qui réagit sur les muscles respirateurs chargés du mécanisme de la respiration; cette double action est le plus souvent exécutée à l'insu du *sensorium commune*, de la volonté. D'autre part, nous trouvons des exhalations, des sécrétions, des phénomènes chimiques indépendans de l'appareil cérébral, et opérés sous l'influence des nerfs ganglionaires. Nous voyons dans cette fonction des nerfs de la vie de relation qui ont cela de particulier, qu'ils sont presque indépendans d'un acte volontaire du cerveau, et ils ne sont pas les seuls ; il y aurait à cet égard une étude à faire, et cette étude présenterait un grand intérêt : elle appartient à la philosophie physiologique.

CHAPITRE III.

INFLUENCE DU SYSTÈME NERVEUX GANGLIONAIRE SUR L'ACTION DE L'ESTOMAC.

La digestion se compose de la réunion d'une foule d'actions d'organes différens, qui toutes concourent à un but unique. Les actes principaux se passent dans l'estomac, c'est lui qui opère presque seul la digestion ; il en est le premier et le principal agent ; tous les autres ne sont que secondaires et relatifs. C'est aussi par lui que nous allons commencer l'étude de l'influence nerveuse sur l'appareil digestif ; nous la poursuivrons ensuite plus facilement dans les intestins.

L'analyse de l'action nerveuse sur l'estomac mérite une attention particulière, à cause de l'importance de l'organe, et parce qu'elle n'avait pas encore été bien appréciée. On avait fait beaucoup d'expériences et aucune n'avait atteint le véritable but, parce qu'on avait recherché l'influence nerveuse en général, sans distinguer ce qui appartenait à chaque système nerveux, et sans avoir égard aux différens actes dont l'estomac était chargé [1]. De même qu'aux poumons, deux sortes de nerfs

[1] Je ne parle point du dernier mémoire de MM. Breschet et Milne.

se rendent en grand nombre à l'estomac : ce sont le pneumo-gastrique, nerf de la vie de relation, et le plexus coronaire stomachique, provenant du grand plexus solaire. Les pneumo-gastriques droit et gauche se portent sur l'œsophage qu'ils accompagnent en l'embrassant d'une foule de divisions et de subdivisions, qui, par leurs anastomoses, imitent assez bien la disposition plexiforme des nerfs de la vie organique. Ils présentent même une augmentation de volume dans leurs rameaux anastomotiques : analogie qu'ils ont de plus avec les nerfs ganglionaires. Ils pénètrent, avec l'œsophage, dans la cavité abdominale, se distribuent en grande partie aux deux surfaces de l'estomac et envoient de nombreux rameaux aux autres viscères de cette cavité, et surtout aux intestins des régions supérieures. Le plexus stomachique vient du solaire fourni par les ganglions semi-lunaires, auxquels viennent aboutir les nerfs splanchniques supérieurs, dont les communications ont lieu au moyen des ganglions pectoraux avec les cinq ou six paires thoraciques moyennes.

Comme nous l'avons fait pour les poumons, nous examinerons quelles sont les opérations diverses de l'estomac, et quelle influence exerce sur elles chaque espèce de nerfs. Trois actes dépendent de l'estomac : 1° le sentiment du besoin, l'appétition des alimens, la faim ; 2° l'action chimico-

Edwards. Ces physiologistes distingués n'ont fait que répéter ce que j'avais inséré dans le *Journal général de médecine*, cahier de décembre 1823, pag. 368 et suivantes.

vitale des sucs ou liquides gastriques sur la masse alimentaire, ou la chymification ; 3° l'action péristaltique ou anti-péristaltique de l'estomac sur la masse alimentaire, pour en présenter successivement toutes les parties à sa surface chymifiante, et ensuite pour l'expulser.

§ I.

DE LA FAIM.

Le sentiment de la faim est une sensation. Elle ne dépend point de la vacuité de l'estomac, du frottement de ses papilles, du tiraillement du foie, etc., etc. : elle est une sensation nerveuse. Le besoin des alimens, de la nourriture se fait sentir, et cette sensation ne peut être transmise au cerveau que par les nerfs. Le sentiment du malaise qu'on éprouve dans la région épigastrique, annonce que le siége en est là; le bien-être qui succède immédiatement à l'ingestion des alimens, prouve que c'est l'estomac qui en est le siége, et que les autres phénomènes ne sont que sympathiques, puisqu'ils se dissipent en même temps, avant même que la digestion soit commencée. Est-ce le pneumo-gastrique qui transmet la sensation? sont-ce les filets du trisplanchnique? J'ai essayé quelques expériences qui nous aideront à résoudre ce problème.

Exp. LII. J'ai fait jeûner vingt-quatre heures un chien barbet; la faim semblait le dévorer. J'ai coupé la huitième paire au dessous de l'origine des récurrens. L'animal, détaché et livré à lui-même, s'est couché et n'a point cherché à manger, la respiration était libre, quoique un peu lente. Je lui ai donné de la viande coupée par petits morceaux : il l'a mangée; mais sans la rechercher. Je lui en ai même présenté jusqu'à satiété : il n'a cessé de manger que lorsqu'il n'a plus pu avaler à cause de la plénitude de l'œsophage.

Exp. LIII. Je ne mis rien dans la mangeoire de deux cabiais, pendant dix-huit heures. Ces petits animaux cherchaient sans cesse autour; ils levaient la tête et poussaient de petits cris qui annonçaient le besoin qu'ils éprouvaient. Je leur enlevai une portion des deux cordons de la huitième paire, avec la précaution de pratiquer une ouverture à la trachée-artère. Je remplis leur auge de mie de pain : aliment qu'ils m'avaient paru manger avec le plus de plaisir : ils se couchèrent sans en tenir compte; je leur mis leur manger sous le nez, ils mangèrent, mais avec une sorte d'indifférence. J'éloignai le manger : ils ne bougèrent point, quoiqu'ils n'eussent qu'une faible distance de six pouces à parcourir pour y atteindre. Je leur donnai, successivement et par petits morceaux, du pain autant qu'ils voulurent, ou plutôt, qu'ils purent en manger : car ils ne s'arrêtèrent que lorsque la déglutition ne put plus se faire. Ils mangeaient, parce que l'aliment était devant eux, et que leur bouche en savourait encore le goût : car la faim n'en paraissait nullement la cause déterminante, puisqu'ils n'avaient plus cherché à manger, dès que la section des nerfs vagues a été pratiquée.

Peut-on, dans ces deux faits, méconnaître l'action des nerfs vagues dans la sensation de la faim ; puisque après leur section, les animaux soumis à l'expérience, n'ont plus paru en sentir le besoin ? En leur présentant de la nourriture, ils l'ont mangée, il est vrai ; mais ils n'en ont point éprouvé la sensation dans l'estomac ; ils n'ont point perçu la satiété : l'estomac étant plein, ils ont mangé et rempli aussi l'œsophage. La déglutition ne pouvait plus avoir lieu, et on les voyait manger avec la même indifférence que lorsque l'estomac était vide [1]. Ils ont donc pris des alimens sans avoir éprouvé la faim, et ils ont mangé sans avoir senti, sans avoir perçu la satiété. Chez eux, ces deux sentimens étaient éteints, parce que les nerfs qui en sont les agens, étant coupés, n'ont plus pu recevoir, ni transmettre d'impressions. Les nerfs dont la section anéantit cette double sensation, sont les pneumo-gastriques. Les pneumo-gastriques sont donc les organes de la faim et de la satiété.

S'il était besoin d'autorité pour appuyer cette opinion, je dirais que déjà Valsalva [2] avait vu les alimens parvenir difficilement dans l'estomac, et s'arrêter dans l'œsophage, après la section de la huitième paire. Je dirais que Baglivi, ayant fait la

[1] L'auteur d'un article de journal a cru voir dans ces expressions l'indice d'une voracité bien marquée, plutôt que de l'abolition de la faim. Je ne crois pas même devoir prendre la peine de faire ressortir l'erreur dans laquelle il est tombé.

[2] Cité par Morgagni, dans son édition des *œuvres de Valsalva*. Venise, 1740, epist. XIII, art. 30.

section des nerfs vagues sur un chien, observa, lorsqu'il ouvrit l'animal, que tous les viscères étaient sains; seulement, que l'œsophage était rempli, dans toute sa longueur, d'alimens pris auparavant; de sorte qu'il était énormément distendu [1]. Je dirais enfin que Legallois [2] et M. le professeur Dupuy, d'Alfort [3], ont eu occasion d'observer le même phénomène. Ce n'est point ici le lieu d'en expliquer la cause, nous la ferons connaître bientôt: mais, pour le moment, ces faits déposent en faveur de la fonction que nous attribuons aux pneumo-gastriques. Puisque l'animal continue à manger après que l'estomac est plein, après même que l'œsophage est gorgé d'alimens, il faut bien qu'il n'ait plus la conscience de cette plénitude, que la sensation de la satiété soit abolie. Or, dans ces faits, la huitième paire avait seule été divisée; c'était donc elle qui, auparavant, transmettait à l'animal la sensation de la satiété et qui lui faisait refuser les alimens lorsqu'il ne devait plus en manger. Je viens de voir une fille bicéphale vivante, âgée de sept mois. Elle ne possède que deux jambes et un seul abdomen, mais la poitrine s'élargit et se bifurque supérieurement, de manière à fournir insertion aux quatre bras et dans leur place respective. Les deux têtes ont chacune leur vie particulière et indépendante. Quoique l'abdomen soit unique,

[1] George Baglivi, *opera omnia*. Dissert. 8, *de observ. anatomicis et practicis varii argumenti*, n° 7 et 8, pag. 676-7, *Lugduni*, 1710.

[2] *Expériences sur le principe de la vie*, 1817, pag. 214.

[3] *Journal général de médecine*, juillet 1827, pag. 40.

extérieurement, je suis persuadé qu'il y a deux estomacs, un pour chaque enfant, contre l'opinion de beaucoup de médecins, et voici sur quoi je me fonde. L'un d'eux tette sa mère, l'autre sa nourrice. J'en ai fait téter un jusqu'à ce qu'il a été rassasié : l'autre a pris de suite après le teton de sa nourrice et a tété avec avidité. S'il n'y avait qu'un estomac pour les deux enfans, lorsqu'il serait plein, n'importe par quelle bouche, tous les deux seraient rassasiés : si l'un a faim pendant que l'autre éprouve la satiété, il est indispensable qu'il y ait deux estomacs. Si l'action percevante du cerveau, dit M. Adelon, ne peut se faire ; soit parce qu'il est comprimé, jeté dans la commotion, altéré d'une manière quelconque, stupéfié par de l'opium ; soit parce qu'il est engourdi par le sommeil, ou distrait par ses opérations spéciales, par des méditations, des passions, etc. ; en vain l'estomac est dans les conditions propres à développer l'impression de la faim, cette sensation n'est pas perçue. Si enfin on remarque que l'attention, la volonté, qui sont des actes cérébraux, donnent plus d'intensité à la sensation de la faim, que cette sensation est souvent éprouvée dans les rêves, on ne pourra pas nier la nécessité de l'intervention du cerveau, pour la production de la sensation de la faim. Il est impossible aussi de récuser celle d'un nerf conducteur et intermédiaire à l'estomac et au cerveau [1].

[1] *Physiologie de l'homme*, tom. II, pag. 470, 1823.

M. Desruelles[1] regarde avec M. Broussais *les nerfs trisplanchniques comme les organes qui donnent au tissu muqueux de l'estomac la faculté de sentir le besoin des alimens ou la faim.* Il fait aussi dépendre des mêmes nerfs les phénomènes généraux de la faim et le bien-être subit qui suit l'ingestion des alimens. M. Desruelles n'aurait pas émis cette opinion, s'il avait fait attention que ces phénomènes sont nerveux, puisqu'ils cessent aussitôt que l'estomac a reçu l'impression des alimens, avant qu'ils soient digérés, et bien avant que leur suc réparateur soit arrivé aux organes, et surtout s'il avait observé que ces phénomènes se passent dans des organes soumis à l'influence du système cérébral. En effet, ce sont des sentimens de lassitude, de brisement, de faiblesse extrême, un état de découragement, etc. Il n'y a dans tout cela que des sensations perçues par l'encéphale. Si l'on pouvait présumer que le système nerveux ganglionaire en fût l'agent, et les communiquât aux nerfs cérébraux, je ferais observer que la frayeur, la tristesse, produisent les mêmes effets. Ce qui sera bien plus concluant, c'est qu'un individu, anéanti par le besoin, qui succombe d'inanition, et aime mieux mourir que de marcher davantage, renaît en quelque sorte, et retrouve ses jambes et son courage, lorsqu'on vient lui annoncer qu'à fort peu de distance il trouvera une nourriture abondante. Il ne se croyait pas capable de faire dix pas, et

[1] *Journal universel des sciences médicales*, cahier de juillet 1823 ; pag. 20.

cette espérance lui ferait faire dix lieues. Ici le grand sympathique n'a joué aucun rôle, puisqu'il n'a rien perçu : le cerveau seul et ses nerfs ont été les agens de la restauration ; ils ont aussi été les agens des phénomènes. Comme tous les autres nerfs des sens, les pneumo-gastriques sont sujets à une foule de modifications de susceptibilité, d'anomalies de sensation, qui en occasionent différentes viciations en plus ou en moins. C'est à eux que sont dues les anorexies nerveuses, la boulimie, le pica. C'est par eux que cette sensation reçoit une influence si grande de l'habitation, de la gestation, de l'habitude, de la mémoire, de l'imagination, des sens, du goût, de l'odorat, de la vue, etc. Dans la convalescence, après une maladie aiguë, l'estomac digère, et cependant l'individu a toujours faim ; c'est qu'alors tous les organes, tous les tissus amaigris demandent des matériaux réparateurs, les demandent à l'estomac qui est chargé de les leur envoyer, et y entretiennent la sensation perpétuelle du besoin qui, dans ce cas, n'est que sympathique.

Ce n'est pas la seule sensation que les pneumo-gastriques soient chargés de percevoir, ils jouent un rôle important dans les médications. Ce sont eux qui reçoivent l'impression du médicament, et qui la transmettent à l'encéphale. Si vous administrez un narcotique, son action sur l'encéphale se fait sentir presque sur-le-champ, et long-temps avant que le remède ait été digéré et absorbé. Cette transmission ne peut avoir lieu qu'au moyen de la huitième paire qui reçoit l'impression et la transmet immédiatement au cerveau. J'ai fait prendre comparativement six grains d'opium à deux chiens de même taille : j'avais préliminairement coupé les deux pneumo-gastriques à l'un d'eux. Le chien qui n'avait point été opéré était déjà en proie à tous les accidens du narcotisme le plus complet, pendant que l'autre était couché paisiblement, et ne manifestait que la gêne de la respiration particulière à cette opération.

Un autre fait digne de remarque, c'est que la noix vomique, qui fait si rapidement développer les signes de l'empoisonnement, ne produit plus d'effet, dès que les nerfs de la huitième paire sont coupés. Vous pouvez donner une dose double, triple du toxique, l'empoisonnement n'a plus lieu de prime abord ; il ne se manifeste que beaucoup plus tard et avec moins d'intensité, à moins que la dose ne soit très-forte. Il est évident, d'après cela, que la *strychnine* agit sur le système nerveux cérébral, puisque son action est nulle, lorsque les nerfs avec lesquels on la met en rapport sont coupés, et qu'elle n'agit qu'après que son absorption l'a fait transporter jusqu'au cerveau. Ce qui le prouve encore, c'est que la noix vomique produit des phénomènes nerveux presque tétaniques, presque immédiatement après son ingestion, les malades éprouvent des secousses, des tressaillemens brusques, involontaires, et souvent répétés.

Nous pouvons faire la même application à tous les autres médicamens. Quelle que soit la dose à laquelle vous administriez les vomitifs et les purgatifs sur des chiens à qui vous avez fait la section des nerfs vagues, leur impression devient nulle; le cerveau ne perçoit rien, sa réaction devient nulle aussi. Le remède reste sans effet, à moins qu'il ne soit absorbé, et qu'il n'aille agir directement sur la fibre contractile. Personne n'ignore que lorsque l'encéphale est le siége de quelque affection qui en ralentit les fonctions, l'action des remèdes est beaucoup moins efficace, et qu'alors il faut souvent des doses doubles ou triples pour produire le même effet. Pourquoi cela? c'est que l'action cérébrale diminuée rend les nerfs vagues beaucoup moins impressionnables. Tous les jours les apoplexies, les phlegmasies cérébrales, les épanchemens, etc., en fournissent des preuves incontestables.

C'est aussi par les nerfs pneumo-gastriques que s'expliquent les effets souvent singuliers de la réaction de l'estomac sur l'encéphale, effets sympathiques qui jouent un grand rôle dans les maladies, et auxquels on a peut-être trop accordé dans ces temps derniers. Voyez seulement ce qui se passe dans l'ivresse, et vous y reconnaîtrez l'effet de l'action du nerf vague, bien plus que de l'absorption du liquide spiritueux. L'ivresse a lieu avant que l'absorption ait pu se faire : ce qui le prouve, c'est l'effet presque subit de l'ammoniaque liquide, chez un homme ivre. Faites-lui prendre quelques gouttes de cet alkali dans une verrée d'eau sucrée, l'ivresse disparaît presque subitement et comme par enchantement.

Le vin n'avait donc agi que sur les nerfs vagues ; c'est également sur eux que l'ammoniaque a dû agir. Autrement ces phénomènes seraient-ils explicables.

Tous les jours nous voyons de mauvaises digestions causer des maux de tête violens. Tous les jours nous voyons des amas de bile ou de *saburres* dans l'estomac, causer des migraines intolérables, qui ne se dissipent qu'avec l'évacuation de ces matières par le vomissement, etc., etc.

§ II.

DE L'ACTION PÉRISTALTIQUE ET ANTIPÉRISTALTIQUE DE L'ESTOMAC.

Qu'on ne s'attende point à retrouver ici l'exposé des expériences, des opinions et des observations qui ont été faites par les physiologistes les plus distingués, sur la section mille fois variée de la huitième paire. Leur simple énumération dépasserait de beaucoup les limites que m'impose le travail auquel je me suis livré. Ce ne sont point des opinions et leurs conséquences que je me suis proposé de faire connaître ; ce sont les résultats sévèrement déduits d'expériences positives. Personne n'est plus que moi empressé de rendre justice aux travaux des autres physiologistes et de leur payer un juste tribut d'éloges. Aussi, en renonçant à faire l'historique de l'influence nerveuse sur l'estomac, je me réserve d'emprunter leur autorité, toutes les fois qu'ils auront obtenu de leurs expériences les résultats que j'ai obtenus des miennes. Qu'il me soit permis cependant de signaler MM. de

Blainville [1], Brodie [2], Legallois [3], Dupuy [4], Wilson-Philip [5], Clarke-Abel [6], Macdonald [7], Hastings [8], Broughton [9], etc., comme s'étant occupés d'une manière particulière des effets de la section de la huitième paire sur l'estomac : et Willis, Baglivi, Valsalva, Vieussens [10], Petit [11], Sénac, Haller [12], Housset [13], etc., comme ayant les premiers remarqué l'atteinte profonde portée aux forces digestives. On peut y rencontrer quelques vérités, mais elles sont presque toujours mêlées avec beaucoup d'erreurs ; et ce serait déjà avoir fait beaucoup que de les séparer de ce mélange pour les établir solidement par le raisonnement et par l'observation.

Jusqu'en 1822, les nombreuses recherches de ces physiologistes célèbres avaient beaucoup

1 Ouvrage cité.

2 *Phylosoph. transact.* 1811.

3 Ouvrage cité.

4 Expériences sur la ligature, la section, etc., des nerfs vagues, *Bulletins de la société médicale d'émulation*, 1816, pag. 606.

5 *An experim. inquiry into the laws of the vital fonctions*, etc. 1818, pag. 167 et 217.

6 *The rond medical and physic. Journal*, 1820, mai.

7 *Dissertatio de ciborum coctione.*

8 *The quaterly, journal of scienc. litter. and arts*, 1814, *april.*

9 *Journal de physiq. expérim.*, tom. I, pag. 120, où se trouve l'extrait de son mémoire.

10 *Nevrolog. lib.* 3, chap. 4, pag. 179.

11 *Mémoires de l'Académie royale des sciences*, 1727, pag. 1re, mémoire dans lequel il est démontré que les nerfs intercostaux fournissent des rameaux qui portent des esprits dans les yeux.

12 Ouvrages cités.

13 *Mémoire sur l'influence nerveuse sur la digestion*, 1783, p. 284.

ajouté sans doute à nos connaissances; mais elles avaient fait naître autant d'opinions différentes qu'il y avait de physiologistes, parce que chacun cherchait à expliquer ce qui se trouvait en contradiction avec les expériences et les opinions des autres. De façon que, tout en reconnaissant l'influence nerveuse, on en méconnaissait le mode, ce qui provient de la manière générale dont on a constamment envisagé la question. Toutes les recherches ont toujours eu pour but l'influence nerveuse sur la digestion, et comme les expériences n'ont pu être dirigées que sur les pneumo-gastriques, parce qu'ils sont les seuls nerfs susceptibles d'être atteints par les instrumens, on a tout rapporté à ces deux nerfs, sans faire attention que l'estomac en reçoit d'autres, et, par conséquent, sans tenir compte de l'influence que ces derniers peuvent continuer à exercer. Comme la digestion se compose de plusieurs actes, et que chacun peut être soumis à des influences variées, ils n'ont pu apprécier ces influences spéciales, puisqu'ils ont toujours considéré la digestion en masse; de sorte que l'influence d'un nerf sur un de ces actes devenait l'influence nerveuse sur la digestion. Pour procéder plus méthodiquement, il convient donc de faire attention: 1° aux différentes espèces de nerfs que reçoit l'estomac; 2° aux actes différens dont se compose la digestion; 3° à l'influence de chaque espèce de nerfs sur chacun de ces actes. Ce n'était qu'en procédant de cette manière qu'on pouvait espérer une solution satisfaisante. C'est ainsi que je l'avais fait dans mon premier mémoire, et quelque temps après, avec plus de détails dans un article inséré dans le *Journal général de médecine*, cahier de décembre 1823, page 374, et que MM. Breschet et Milne Edwards l'ont fait au mois de février 1825, pour arriver aux mêmes conclusions que les miennes [1].

Comme nous l'avons dit, l'estomac reçoit les nerfs de deux sources, du système cérébral et du système ganglionaire : les nerfs vagues sont les nerfs cérébraux de l'estomac, et les nerfs du plexus coronaire stomachique en sont les nerfs ganglionaires. Il est bien important de ne jamais perdre de vue ces deux sortes de nerfs, si l'on veut obtenir des données positives sur l'influence nerveuse dans la digestion. Je réduits à deux chefs principaux les actes de l'estomac sur le bol alimentaire. Ce sont : 1° le mouvement péristaltique et antipéristaltique, par lequel la masse alimentaire est agitée et ensuite expulsée de l'estomac ; 2° la sécrétion ou exhalation des sucs ou liquides, dont l'action chimico-vitale [2] sur cette masse alimentaire, cons-

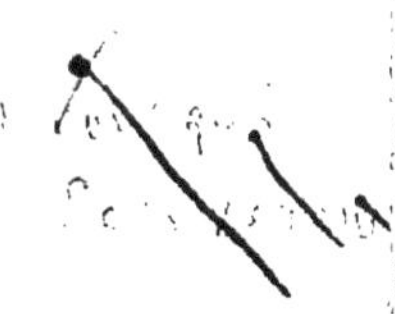

[1] Ces époques, indiquées avec précision, prouvent que M. Legallois fils s'est trompé, lorsqu'il a fait honneur de cette opinion à MM. Milne Edward et Breschet, dans la *Revue Médicale*, cahier d'avril, 1827, pag. 13.

[2] Je dis *chimico-vitale*, pour distinguer cet acte d'une action purement chimique, d'une simple dissolution par les sucs gastriques. Les expériences sur les digestions artificielles au moyen du suc gastrique, ainsi que le faisait Spallanzani, prouvent que, hors de l'estomac, ce fluide perd son action dissolvante, puisque les alimens se putréfient et ne se convertissent plus en chyme ; il leur manque l'action vitale de l'estomac.

titue la chymification. Je vais d'abord exposer quelques-uns des faits relatifs à ce sujet, il sera facile après d'en déduire l'explication la plus satisfaisante, j'ose dire, la seule vraie.

Comme, dans ces expériences, je n'ai point eu pour but de rechercher avec Monro, Cruikshank, Fontana, Haighton, M. Flourens [1], etc., si les nerfs pouvaient continuer à transmettre l'influence nerveuse après leur simple section, et jusqu'à quel point cette transmission pouvait avoir lieu ou se rétablir, je préviens que dans presque toutes j'ai eu l'attention de faire une déperdition de substance, de replier les extrémités nerveuses ou d'en éloigner toute espèce de rapport et de communication directe, et que lorsque j'aurai voulu faire l'expérience comparative, j'aurai soin d'en avertir. Il est inutile de parler de la précaution de prévenir la suffocation qu'entraînerait la section de la huitième paire. Il n'est pas non plus nécessaire de rappeler

1 Cet habile physiologiste a vu non-seulement les nerfs coupés se réunir et reprendre leurs fonctions; mais il a de plus obtenu la réunion croisée de différens nerfs, et le retour de leurs fonctions. Ses expériences ont été faites sur les sciatiques, les pneumo-gastriques et les nerfs du bras. Les nerfs avec lesquels ils ont été croisés appartenaient à la même vie et jouissaient des mêmes fonctions. Ce qu'il faudrait expérimenter, c'est l'entrecroisement des nerfs différens par leurs fonctions, par exemple, les nerfs des sens avec des nerfs de mouvement. Alors les sensations sensoriales ne seraient plus perçues, parce que le nerf auditif, par exemple, ne porterait plus l'impression qu'il aurait reçue à la partie du cerveau destinée à percevoir l'audition; ou bien si la sensation continuait, elle prouverait que les différens modes des sensations dépendent entièrement de la configuration des organes auxquels ils se distribuent.

que le tronc de ce nerf étant intimement uni au grand sympathique, la section en a ordinairement été simultanée.

Exp. LIV. Après avoir fait jeûner un chien pendant vingt-quatre heures, je lui ai fait manger une grande quantité de viande cuite ; immédiatement après, je lui ai fait la section de la huitième paire. Dix heures après, j'ai ouvert l'animal. L'estomac était distendu, il contenait encore toute la quantité d'alimens qui avaient été ingérés. Tout l'intestin grêle était vide. L'estomac, ouvert avec précaution, a présenté la masse alimentaire peu altérée, excepté à la surface qui était recouverte d'une petite couche d'un chyme grisâtre et muqueux ; mais dans tout l'intérieur, les alimens avaient conservé l'aspect propre à chacun.

Exp. LV. J'ai tué comparativement un chien de même taille, que j'avais également fait jeûner et manger aux mêmes heures que le précédent. L'estomac était vide d'alimens, il ne contenait que quelques mucosités grisâtres. L'intestin grêle était également vide : le gros intestin seul contenait le résidu naturel de la digestion.

Exp. LVI. Après avoir fait jeûner un chien de même taille que les précédens, je l'ai fait manger à la même heure. Je lui ai incisé les deux parties latérales du cou, j'ai mis à découvert les nerfs vagues sans les inciser, et j'ai laissé l'animal également dix heures. A l'autopsie, j'ai trouvé, comme au précédent, l'estomac et l'intestin grêle vides, et le gros intestin rempli.

Exp. LVII. Trois jeunes chiens de même taille m'étant tombés entre les mains, j'ai répété les trois expériences précédentes, avec la seule différence que j'ai ouvert les trois chiens, six heures après les avoir fait manger. Sur le premier, celui dont les nerfs vagues étaient coupés, l'estomac contenait tous les alimens ingérés, leur surface n'était couverte que d'une couche chymeuse très-légère, beaucoup plus prononcée du côté du pylore que vers le cardia. Sur le second, celui qui n'avait subi aucune opération, la digestion était aussi complète que dans l'expérience LV. Sur le troisième enfin, la digestion n'était point achevée : l'estomac contenait encore une grande quantité de chyme d'un gris-clair, avec la consistance d'une bouillie presque liquide, dans laquelle on retrouvait quelques débris de tendon et d'os. Le duodénum et l'intestin grêle contenaient une partie du chyme, et les vaisseaux lactés étaient remplis de chyle.

J'ai répété bien des fois ces trois expériences. Les deux premières ont présenté toujours le même degré d'avancement dans la digestion, tandis que dans la troisième, j'ai obtenu des résultats infiniment variés. Tantôt la digestion était aussi complète que dans la seconde; d'autres fois, elle n'était pas plus avancée que dans la première.

Exp. LVIII. Immédiatement après avoir fait manger un chien roquet, je lui ai fait, sur les côtés du thorax, deux incisions profondes et assez étendues; j'ai, de temps en temps irrité les plaies avec les doigts, et six heures après, je l'ai ouvert.

La digestion était à peu près complète, il ne restait dans l'estomac que de légères traces de chyme et quelques débris tendineux. Les chylifères étaient gorgés de leur suc blanc ; le duodénum était presque vide, de même que les intestins grêles; le gros intestin contenait presque toute la matière fécale.

Comme il m'importait de constater les résultats de cette expérience, je l'ai pratiquée sur bien des chiens, en variant le siége de la plaie. Je n'ai jamais obtenu de résultats identiques. De même que dans l'expérience LVII, la digestion s'est présentée à des degrés d'avancement infiniment variés. En général, j'ai observé qu'elle était d'autant moins avancée que l'animal avait souffert davantage.

EXP. LIX. Après un jeûne de quinze heures, et immédiatement après la section de la huitième paire, j'ai fait manger à un cheval déjà âgé une mesure d'avoine. Il fut tué, huit heures après, par l'insufflation de quelques bulles d'air dans la jugulaire. L'estomac était distendu par toute la quantité d'avoine qu'il avait mangée. Les grains qui étaient à la surface étaient à demi digérés, pultacés, faciles à écraser entre les doigts ; quelques-uns même paraissaient s'être vidés en partie. Ceux en plus grand nombre qui occupaient le centre étaient ramollis, mais sans altération. Les vaisseaux lactés ne contenaient point de chyle.

EXP. LX. J'ai fait manger, à la même heure, une égale quantité d'avoine à un autre cheval également âgé : je l'ai tué de la même manière, huit heures après. L'estomac était vide d'aliment et ne contenait qu'un liquide grisâtre et muqueux. Les vaisseaux lymphatiques étaient blancs, les intestins grêles contenaient encore une plus grande quantité de chyme. Le gros intestin contenait beaucoup d'avoine très-altérée, des balles d'avoine et un liquide aqueux roussâtre.

Exp. LXI. En 1810, je passai une partie de l'été à la campagne, chez mon père. Je montais fréquemment un jeune cheval entier qu'il avait élevé. Un jour le chien de la maison vint rouler entre ses jambes, en se battant avec une chèvre. Le cheval, excité, autant par les aboiemens du chien que par le contact de ces animaux, s'emporta plus que d'habitude et galopa le long d'une espèce de torrent, dont les bords, taillés à pic, sont souvent impraticables. Dans sa course, il finit par être renversé d'une hauteur assez considérable. En tombant, il se casse la cuisse. L'usage est, dans ces cas, de sacrifier l'animal. Je désirai de tirer parti de cet accident. Après avoir laissé jeûner le cheval dix ou douze heures, je lui portai une mesure d'avoine, qu'il mangea comme s'il se fût bien porté. Immédiatement après, section des deux pneumo-gastriques. Huit heures après, je le tuai, comme le précédent, en lui insufflant de l'air dans la jugulaire. Les intestins étaient vides, excepté le gros intestin qui contenait quelques débris de balles d'avoine, qui appartenaient évidemment aux digestions précédentes. L'estomac était distendu et contenait toute la quantité d'avoine qui avait été mangée. A la surface, la chymification était complète à la profondeur de deux à trois lignes du côté du cardia, et de quatre à cinq lignes du côté du pylore. La plupart des grains étaient ramollis et pultacés; quelques balles d'avoine étaient vides: une matière chymeuse grisâtre était interposée entre les grains : tandis que ceux de l'intérieur de la masse alimentaire étaient sains et intacts, quoique un peu gonflés.

Exp. LXII. Quelques jours après, M. Denuzière, praticien recommandable du même endroit, montait un cheval ombrageux, sur un chemin escarpé pratiqué le long du Rhône. Ce cheval, effrayé d'un bruit soudain qui se fit à ses côtés, se précipita en bas du chemin, et tomba sur ses pieds, son cavalier sur le dos. La secousse et le poids de l'homme lui cassèrent la colonne vertébrale : il fléchit sur ses pieds et resta sur son ventre sans pouvoir se lever. Je fus avec mon ami voir son cheval. Il conservait l'attitude d'un cheval couché qui va se lever. Je remarquai qu'il cherchait à manger quelques herbes qui étaient auprès de lui. Je communiquai à M. D... le désir que j'avais de profiter de cette occasion, pour renouveler l'expérience que nous avions faite ensemble quelques jours auparavant. Nous laissâmes jeûner le cheval jusqu'au lendemain matin. La section des pneumo-gastriques fut faite, aussitôt après qu'il eut mangé une mesure d'avoine. Il fut tué et ouvert sept heures après. L'intestin grêle était vide, le gros intestin était distendu par une énorme quantité de matière fécale et de crotins. La vessie contenait plus de quatre pintes d'urine. L'estomac était distendu, et, comme dans le cas précédent, la surface de la masse alimentaire était déjà profondément altérée, et réduite en grande partie en chyme ; tandis que l'intérieur ne présentait aucune autre altération qu'un léger gonflement.

Exp. LXIII. Après avoir laissé jeûner (je ne répèterai plus que les animaux avaient jeûné) un lapin pendant quinze heures, je lui fis manger plusieurs feuilles de choux ; et de suite après, une portion des deux nerfs vagues fut excisée de chaque côté. Malgré quelques efforts de vomissement, l'animal ne rendit rien. Il fut tué sept heures après. Les intestins étaient vides et les vaisseaux chylifères n'étaient point apparens. L'estomac était distendu par la masse de choux ingérés, qui, à leur surface, présentaient un degré d'altération bien manifeste, surtout vers le pylore, où ils étaient réduits en une matière homogène pultacée, d'un gris verdâtre et d'une odeur particulière ; à l'intérieur, ils ne présentaient qu'une division très-grande sans altération apparente, et ils conservaient leur odeur de choux.

Exp. LXIV. Un second lapin fut mis dans les mêmes conditions que le précédent, à l'exception de la section des pneumo-gastriques qui ne lui fut point pratiquée. Il fut ouvert à la même heure. L'estomac était vide ; on distinguait quelques vaisseaux chylifères ; l'intestin grêle était à peu près vide ; le gros intestin contenait une matière d'un vert brun uniforme, et moulée d'une manière d'autant plus marquée, qu'on l'examinait plus près de l'extrémité anale.

Exp. LXV. Je fis manger à un cochon d'Inde une once de pain, après un jeûne de douze heures. Les pneumo-gastriques furent incisés. La respiration fut très-gênée ; l'animal parut beaucoup souffrir ; il semblait menacé de suffocation, lorsque je le tuai, six heures après l'avoir fait manger. Les intestins étaient vides ; l'estomac, distendu par le pain ingéré, ne lui avait fait subir aucune espèce d'altération, pas même à la surface où il n'était qu'un peu humide en approchant du pylore. La gêne de la respiration avait été trop grande pour ne pas faire soupçonner quelque altération pathologique du côté des poumons ; j'ouvris la poitrine, et je trouvai ces deux organes hépatisés et gorgés de sang.

Exp. LXVI. Un second cochon d'Inde fut tué, six heures après avoir mangé la même quantité de pain que le précédent. A l'autopsie, la digestion fut trouvée complète ; à peine restait-il vers le milieu de l'intestin grêle quelques traces d'une matière à demi-fluide et verdâtre, qui prenait plus de consistance et plus de couleur à mesure qu'on l'examinait plus près du gros intestin, qui contenait tout le résidu de la digestion. Les vaisseaux lactés étaient assez apparens.

Exp. LXVII. J'ai répété la LXVe expérience sur un troisième cochon d'Inde. Il a infiniment mieux supporté l'opération, et il n'a paru souffrir que faiblement pendant les six heures que je l'ai laissé vivre. Le poumon n'était point engorgé ; les intestins étaient vides; l'estomac contenait tout le pain qui avait été mangé. La surface de cet aliment était bien évidemment convertie en cette matière pultacée, presque liquide, qui forme le chyme : l'intérieur ne présentait d'autre altération, que la grande division que le pain avait éprouvé par la mastication.

Exp. LXVIII. J'ai fait manger à un cochon d'Inde un peu plus d'une once et demie de pain. Deux heures après, je l'ai ouvert. L'estomac était encore distendu par les alimens dont la surface était entièrement réduite en une matière pultacée grise, où il était impossible de reconnaître la nature du pain. Quoique l'intérieur eût déjà subi un commencement d'altération, il était facile d'y trouver les qualités du pain. Le duodénum contenait une assez grande quantité de chyme verdâtre. Les vaisseaux lactés n'apparaissaient point.

Exp. LXIX. Deux heures après avoir fait manger un autre cochon d'Inde, j'ai coupé les nerfs vagues. Je l'ai ouvert sept heures après. L'estomac, les intestins et les alimens étaient dans le même état que dans le cas précédent; il n'y avait de plus que quelques vaisseaux chylifères, qui semblaient partir de la partie inférieure du duodénum.

Exp. LXX. J'ai enlevé une petite partie des lobes postérieurs du cerveau, et une portion de la moelle allongée jusqu'au dessous de l'origine de la huitième paire, à un chien de quinze jours, immédiatement après lui avoir fait manger deux onces de viande bouillie. J'ai pu entretenir la vie pendant cinq heures. L'estomac contenait tous les alimens. Ceux-ci étaient intacts du côté du cardia et dans tout l'intérieur de la masse qu'ils formaient; mais du côté du pylore, ils étaient plus humides, et ils avaient déjà subi à la surface un commencement d'altération manifeste.

Exp. LXXI. J'ai répété la même expérience sur quatre autres chiens de la même portée. Trois ont succombé en moins d'une heure, et n'ont pu fournir aucun résultat. Le quatrième, dont la vie a pu être entretenue aussi long-temps que chez le précédent, n'a laissé voir dans la masse alimentaire, aucune autre altération que celle qui est le résultat nécessaire de la mastication.

Exp. LXXII. Sur un chien roquet qui venait de manger trois onces de viande crue, j'ai injecté à plusieurs reprises par la veine crurale, six grains d'opium dissous dans de l'eau distillée. Le narcotisme le plus complet en a été la conséquence. Sept heures après, j'ai ouvert l'animal. L'estomac était plein des alimens; un peu de chyme avait passé dans le duodénum; l'intérieur de la masse alimentaire était intact, toute la surface était réduite en chyme, et déjà un commencement d'altération se faisait apercevoir jusqu'à une certaine profondeur.

Exp. LXXIII. J'ai pratiqué la simple section de la moelle épinière à différentes hauteurs sur plusieurs chiens qui venaient de manger. Chez la plupart, la digestion s'est opérée à peu près comme dans l'état de santé. Chez un ou deux seulement elle a été suspendue ou même arrêtée.

Exp. LXXIV. J'ai désorganisé la partie inférieure de la moelle épinière à un cabiai, qui venait de manger du son légèrement humecté. On entretint la vie pendant six heures. L'estomac contenait au moins la moitié du son; mais il n'était presque plus possible de le reconnaître; beaucoup de chyme d'un gris jaunâtre occupait le duodénum et une partie du jéjunum. Les vaisseaux lactés étaient très-apparens.

Exp. LXXV. Un second cabiai, ouvert, pour servir de comparaison, six heures après avoir mangé du son comme le précédent, a présenté l'estomac presque vide, l'intestin grêle rempli de chyme, les vaisseaux lactés en grand nombre, èt l'intestin cœcum déjà occupé par une certaine quantité de matière.

Je dois avouer ici que sur plusieurs autres cabiais soumis à l'expérience LXXIV, la digestion s'est bien souvent trouvée moins avancée que dans le cas cité. Dans un animal, j'ai même trouvé la masse alimentaire à peine altérée à sa surface.

Je pourrais grossir considérablement le nombre de ces expériences, soit en ajoutant toutes celles qui me sont propres, soit en insérant les expériences analogues qui ont été faites par les physiologistes, tels que Brougthon, etc.; mais comme elles ont la plus grande ressemblance entre elles, et que celles que j'ai citées sont suffisantes, telles qu'elles sont, pour conduire aux résultats les plus positifs, un plus grand nombre n'ajouterait rien de plus aux preuves qui nous sont nécessaires. Ce n'est pas toujours la quantité ou l'encombrement qui prouve le mieux, c'est l'usage qu'on en fait. Quelques expériences bien pesées, bien analysées, bien appréciées dans tous leurs détails, seront plus convaincantes, que des milliers d'expériences qu'on aurait entassées sans choix et sans critique. C'est ici le cas de dire des expériences ce que l'illustre Morgagni disait des observations : *neque enim numerandæ sunt, sed perpendendæ.* Nous allons voir maintenant quelles sont les conclusions que nous pourrons déduire des faits précédens. Mais avant, rappelons que la digestion des alimens, lorsqu'ils sont arrivés dans l'estomac, a besoin pour s'opérer ; 1° de l'action d'un suc gastrique, versé de tous les points de l'estomac sur eux ; 2° d'un mouvement de ballotement péristaltique, qui les présente successivement aux parois de l'estomac pour les y faire imprégner de ce suc gastrique, et qui les expulse de ce viscère. Rappelons-nous les résultats de nos expériences, et il nous sera facile de prononcer. Comme nous n'avons agi que sur le pneumo-gastrique, nous ne pouvons apprécier pour le moment, que l'influence de ce nerf sur la digestion.

Dans tous les animaux auxquels j'ai fait la section avec perte de substance de ce nerf, au moment où ils venaient de manger, l'estomac a toujours été trouvé rempli d'alimens, et l'intestin vide. J'ai obtenu le même effet en agissant sur le cerveau, soit par l'ablation de ce viscère, soit par l'injection des narcotiques. La surface du bol alimentaire était bien imprégnée des sucs gastriques et même en partie réduite en chyme ; mais cela ne suffit pas, il faut que les alimens soient agités, pressés en différens sens par des mouvemens ondulatoires ou péristaltiques, qui en fassent successivement présenter toutes les parties à la surface interne de l'estomac pour que la combinaison avec les fluides gastriques soit plus intime, et leur action en quelque sorte plus vitale, puisqu'ils sont versés au moment de leur formation. Il faut de plus, à mesure que la chymification s'opère, que ce mouvement expulse les alimens déjà digérés ou chymifiés pour faire place à d'autres. Or, ce mouvement de l'estomac est dû à la contraction des fibres musculaires étendues en membrane dans l'épaisseur de ses parois, et cette contraction est sous l'influence nerveuse. Puisque la masse des substances avalées n'a pu être chassée de l'estomac après l'opération, il y a donc eu abolition de cette contraction, ou paralysie de son plan musculaire. Les alimens peuvent s'entasser dans l'estomac, parce qu'ils sont poussés successivement et de proche en proche par l'action du pharynx et de la partie supérieure de l'œsophage, qui ne sont point paralysés; ils peuvent s'y accumuler outre mesure, même jusqu'à regorger dans l'œsophage, ainsi que nous l'avons vu plus haut; mais ils ne vont pas plus loin, parce que l'estomac ne se vide point. Comme il peut arriver qu'on en trouve quelquefois une petite quantité dans le duodénum, on aurait tort de penser que l'estomac les y aurait poussés : ils n'y sont arrivés que par une impulsion mécanique; ils ont été poussés de proche en proche par les dernières substances introduites, qui elles-mêmes sont poussées par le pharynx et l'œsophage. L'estomac n'a rempli que les fonctions d'un tube inerte, sans y prendre aucune part active. Il est là comme l'intestin dans lequel le charcutier entonne sa viande pour en faire des saucissons [1]. Que manque-t-il donc à l'estomac pour continuer à agiter et à expulser, comme auparavant, les alimens? On a pratiqué la section des seuls nerfs vagues, ces nerfs sont donc destinés à entretenir les mouvemens de l'estomac, ce sont donc eux qui sont chargés de porter à sa couche musculaire l'action nerveuse sous l'influence de laquelle elle se contracte.

Presque tous les physiologistes qui se sont occupés des effets de la section de la huitième paire, ont observé qu'il y a fréquemment des efforts de vomissement, surtout lorsque la section est pratiquée avec déperdition de substance. On a même remarqué dans certains cas rares, qu'une très-petite quantité de matière avait été rejetée. Je ferai observer qu'il ne faut point prendre pour un vomissement l'espèce de régurgitation qui a lieu lorsque l'œsophage est trop plein. Il n'y a de rejeté alors que ce qui en occupait la partie supérieure ou même le pharynx, organes qui ne sont point paralysés ; l'estomac ne se vide point. Cependant

1 Cette comparaison qui a paru si triviale à certains critiques, est pourtant si frappante de vérité, que j'ai cru devoir la conserver. Bichat a comparé l'action du cœur à une seringue. Une critique amère s'est fait entendre, Bichat l'a méprisée, et la justesse de la comparaison a fait oublier ce qu'elle peut avoir de trivial.

je ne nie point la possibilité du vomissement ni même le vomissement. Puisqu'il y a eu mouvement antipéristaltique, dira-t-on, c'est toujours un mouvement; il n'y a donc pas eu paralysie. J'ai souvent observé ces efforts de vomissement, et je puis assurer, que si la cause première vient d'un état particulier de l'estomac, la cause matérielle ou agissante gît tout entière dans les muscles respirateurs, au nombre desquels je place les muscles de l'abdomen. Ces derniers et le diaphragme surtout se contractent avec violence, et l'estomac immobile et inactif supporte leurs efforts; il est la vessie de M. Magendie, dans ses belles expériences sur le vomissement: aussi le peu de matière rendu dans ces cas, n'est-il sorti que par expression.

J'accorde même que l'estomac s'est contracté antipéristaltiquement : cette contraction n'a rien de contraire à mon opinion. Un nerf est coupé, les muscles auxquels il va se rendre sont paralysés. Cependant nous voyons ces muscles s'agiter convulsivement toutes les fois que la portion du nerf séparée du centre nerveux, est stimulée d'une manière quelconque. Les nerfs vagues, dont l'extrémité coupée se trouve en rapport avec des parties de nature différente, y rencontrent une cause d'excitation, et les moindres mouvemens de l'animal produisent un frottement encore plus irritant. Ainsi stimulé, le nerf réagit d'une manière irrégulière sur l'estomac; de là le vomissement, qui est la véritable convulsion de cet organe. Cela est si vrai, que si la stimulation est entretenue artificiellement d'une manière régulière, constante et uniforme, par exemple, au moyen de la pile galvanique, le mouvement deviendra régulier, et les alimens seront expulsés de l'estomac, presque aussi bien que dans un animal bien portant; c'est ce que prouvent les expériences de M. Wilson-Philip, répétées par MM. Breschet, Edwards et Vavasseur, sur un cheval et sur un chien. Ces expériences qui ont paru si merveilleuses dans le temps, et qui ont fait naître de si belles espérances sur l'action du fluide nerveux, sont, de cette manière, réduites à leur juste valeur. Le galvanisme agit ici comme sur tous les nerfs qui se rendent aux muscles; il remplace l'influx nerveux pour stimuler la fibre musculaire, la faire contracter et lui faire agiter la masse alimentaire, pour que la chymification pût s'en opérer dans tous les points, et que l'expulsion du chyme pût s'exécuter. Là se borne son action; il n'a aucun effet chimique sur le bol alimentaire pour sa chymification, ainsi que cela avait été présumé. Au reste, l'expérience était à la fois trop curieuse et trop importante pour ne pas la répéter moi-même.

Exp. LXXVI. J'ai pris trois cabiais; je leur ai fait manger à tous les trois et à la même heure la même quantité de son. Immédiatement après, j'ai fait l'excision d'une partie des nerfs vagues à l'un d'eux; j'ai laissé le second digérer en paix, et le troisième fut soumis à l'action d'une pile galvanique de quarante-six paires de disques cuivre et zinc, avec les pôles de laquelle je mis en communication d'une part le bout inférieur du nerf vague gauche coupé et isolé, dans une partie du cou; d'autre part, l'estomac à travers une ouverture pratiquée à l'abdomen. J'eus soin d'isoler les conducteurs des parties environnantes en les enveloppant d'une mince plaque de plomb. J'entretins le courant galvanique pendant six heures. Le nerf vague du côté droit avait été en partie excisé. Je fis l'ouverture des trois cabiais. Dans l'animal sain, la digestion était complète, l'estomac et l'intestin grêle ne contenaient aucune trace ni de son, ni de chyme; les vaisseaux lactés étaient bien apparens; le gros intestin était rempli par le résidu de la digestion. Dans le cabiai soumis à l'influence galvanique, l'estomac était presque vide, il contenait cependant encore une petite quantité de son facile à reconnaître, quoique bien altéré et en partie réduit en un chyme presque liquide. L'intestin grêle était tapissé d'une matière jaunâtre; c'était le chyme mêlé à de la bile. Le gros intestin en contenait une assez grande quantité; mais en y arrivant, la matière avait acquis plus de consistance et une couleur plus foncée. Le cabiai, soumis à la section des deux nerfs vagues, a présenté les mêmes dispositions digestives que le cochon d'Inde de l'expérience LXV, c'est-à-dire, que l'estomac était distendu, l'intestin grêle vide, et les alimens, à peine altérés à la surface, paraissaient au centre dans leur état naturel.

J'ai répété la même expérience sur plusieurs autres cabiais, et j'ai obtenu absolument les mêmes résultats. D'après des faits aussi authentiques, l'influence du galvanisme sur la digestion devenait évidente : elle aurait pu faire présumer que le fluide galvanique en suppléant l'action nerveuse, agissait par quelques propriétés spéciales analogues à celles des nerfs, et favoriser l'opinion dans laquelle on regarde le fluide nerveux comme une modification du fluide électrique. On aurait pu croire, en un mot, que ce fluide avait exercé sur le bol alimentaire une action chimique et chymifiante. Il importait de réduire cette expérience à sa juste valeur, en démontrant que la manière dont le fluide galvanique avait agi, ne différait pas de tout autre agent mécanique et irritant qui aurait provoqué les contractions de la fibre musculaire de l'estomac en stimulant le nerf de la huitième paire. Parmi les expériences que j'ai tentées à cet effet, les deux suivantes m'ont paru convaincantes.

Exp. LXXVII. J'ai fait boire à un chien une chopine de lait : comme dans le cas précédent, j'ai établi un courant galvanique. L'incision pratiquée à l'abdomen était assez grande pour que je pusse y introduire le doigt et le porter jusques sur l'estomac. Pendant que je tenais l'indicateur de la main gauche appliqué sur l'estomac ; de la main droite, je détachais l'extrémité du conducteur du côté de la pile, et je la réappliquais alternativement. A chaque réapplication, l'estomac faisait sentir un léger frémissement de contraction qui était bien apparent.

Exp. LXXVIII. J'ai fait manger trois onces de

viande cuite à un grand chien lévrier, âgé au plus de deux ans. Immédiatement après, j'ai mis à découvert les deux pneumo-gastriques, le plus haut possible : j'en ai fait la section. Pendant huit minutes, j'ai irrité alternativement et sans discontinuer les bouts inférieurs de ces nerfs, en en piquant l'extrémité incisée avec la pointe de mon scalpel. J'ai retranché quelques lignes du bout du nerf, et j'ai recommencé à irriter comme auparavant. J'en ai ainsi retranché le bout, de huit en huit minutes environ, jusqu'à la partie inférieure du cou, où il ne m'a pas été possible de le poursuivre plus loin : ce qui a duré quatre heures et demie. J'ai tué l'animal. L'estomac était plein et modérément distendu. La viande qu'il contenait était en partie réduite en chyme, quelques morceaux n'étaient encore que faiblement altérés, mais ils étaient en petit nombre. Un peu de matière pultacée, d'un gris jaunâtre se trouvait dans le duodénum. Tous les autres intestins étaient vides. Je n'ai été conduit à faire de huit en huit minutes la section d'une partie du nerf, que parce que sur plusieurs chiens, après avoir irrité l'extrémité des nerfs coupés, pendant six heures et sans en rien retrancher, je n'avais presque pas obtenu de différence d'avec les chiens sur lesquels je n'avais pratiqué que la simple excision. J'avais aussi remarqué que l'action irritante d'un corps aigu sur un nerf quelconque, épuisait bientôt son action, si on ne laissait pas reposer l'animal ; et si on n'excisait pas une partie du nerf pour rendre plus énergique la nouvelle excitation.

Je dois avouer aussi que je n'ai pas toujours aussi bien réussi ; que bien des fois, malgré les précautions les plus minutieuses, la digestion ne m'a guère paru plus avancée que dans les cas de simple section des nerfs vagues, quoique le plus souvent la différence ait été bien sensible. MM. Breschet et Milne-Edwards, ont obtenu les mêmes résultats en fixant le bout inférieur des nerfs pneumo-gastriques aux parties voisines, et en faisant de temps en temps remuer l'animal, afin de stimuler le nerf en le tiraillant, et consécutivement de solliciter l'action contractile de l'estomac.

Il ne peut rester aucune incertitude sur la manière d'agir du galvanisme : c'est en excitant la contraction musculaire de l'estomac qu'il a entretenu la digestion. Ces contractions artificielles ont produit le même effet que les contractions naturelles ; elles ont ballotté la masse alimentaire, elles en ont présenté les différentes parties à la surface de l'estomac, où elles ont pu s'imprégner plus directement de la rosée gastrique ; elles ont enfin expulsé de ce viscère les parties qui avaient subi la chymification. Les secousses que nous lui avons vu déterminer dans l'expérience LXXVII en sont déjà une preuve ; les effets analogues, obtenus dans l'expérience LXXVIII par d'autres excitans, ajoutent à cette idée une nouvelle preuve ; enfin, l'action du galvanisme sur tous les autres muscles de l'économie ne doit-elle pas aussi nous faire conclure, par analogie, que cette action est la même partout et que le plan musculaire de l'estomac n'est point excepté de la loi générale d'excitation qu'il exerce sur tous les muscles.

Ce serait peut-être ici le lieu de parler des expériences de Fontana, de Cruikshank, de Haigton, de Mayer, de Flourens, etc., sur la reproduction des nerfs et le rétablissement de leurs fonctions après leur réunion ; mais ces expériences, bien curieuses par elles-mêmes et par leur résultat, n'ayant, comme nous l'avons déjà dit, qu'un rapport très-indirect avec le sujet qui nous occupe, ne doivent pas fixer notre attention d'une manière particulière. Je dirai seulement à cet égard que leurs expériences nous ont appris que le plus souvent la simple section des nerfs vagues, sans détruire les rapports de contiguité des deux bouts du nerf, ne paralyse pas aussi complètement la fibre musculaire de l'estomac que lorsqu'on opère une déperdition de substance : toujours la digestion est comparativement plus avancée dans les chiens à qui on a fait la simple section, que dans ceux à qui on a fait la récision ; cependant elle est bien loin d'être aussi complète que chez ceux qui n'ont subi aucune opération. Cette expérience, qu'ont répétée plusieurs habiles physiologistes et que j'ai répétée moi-même, donne toujours les mêmes résultats, et prouve que la simple section d'un nerf n'intercepte pas complètement l'influence nerveuse, lorsque les rapports sont bien conservés.

M. Magendie a émis sur l'action des nerfs pneumogastriques [1] une opinion qu'il nous importe de dis-

[1] *Précis élémentaire de physiologie*, tom. II, pag. 95.

cuter sévèrement, parce que les opinions de ce physiologiste distingué ont une influence trop grande sur tous les esprits pour ne pas mériter toute l'attention possible. Il pense que la section de la huitième paire n'agit que secondairement sur l'estomac, que son action première se passe sur les poumons, et que ce n'est qu'en conséquence du trouble produit dans les phénomènes respiratoires que la digestion est arrêtée ou suspendue. Il fonde son opinion sur ce que la digestion n'est dérangée par la section de ce nerf, que lorsqu'on la pratique au cou, au dessus de l'origine des rameaux qu'il fournit au plexus pulmonaire; tandis que *en coupant les deux huitièmes paires, comme il l'a fait plusieurs fois, dans la poitrine, au dessous des branches qui vont aux poumons, les alimens qui sont introduits ensuite dans l'estomac, y sont transformés en chyme et fournissent ultérieurement un chyle abondant.* L'habileté avec laquelle M. Magendie procède à toutes ses opérations me donne la certitude qu'il a réussi à opérer la section qu'il indique, et qu'il a surmonté tous les obstacles. J'ai tenté plusieurs fois cette expérience sans succès; une seule fois je crus avoir réussi : alors effectivement, ayant fait manger un peu de viande cuite au chien qui en était le sujet, après l'avoir laissé reposer une demi-heure, et l'ayant tué six heures après, j'ai trouvé la digestion assez avancée. Cette tentative venait détruire tous mes raisonnemens pour établir le mode d'action des nerfs vagues sur l'estomac. Le cas était trop important pour ne pas l'examiner avec toute la sévérité que nécessitent les conséquences rigoureuses qu'on veut déduire des faits. J'examinai le point de l'œsophage sur lequel j'avais opéré la section, et je trouvai que j'avais bien évidemment coupé deux cordons des pneumo-gastriques. Je portai plus loin mes recherches, et je disséquai ces deux nerfs depuis l'endroit où ils se rendent à l'œsophage jusque vers le lieu de la section. Alors il me fut facile de me convaincre que cette expérience ne pouvait conduire à aucun résultat positif. Je vis bien distinctement le nerf, divisé en plusieurs branches qui s'anastomosaient à plusieurs reprises, ne plus former deux cordons uniques; de sorte que, outre les deux branches que j'avais coupées, il en restait encore trois qui étaient intactes et qui se rendaient à l'estomac. Cela m'expliqua la différence que M. Magendie avait observée dans les résultats suivant le lieu de la section au dessus ou au dessous de l'origine des nerfs pulmonaires. Je pensai que ce que j'avais observé sur le chien que j'avais opéré, avait dû avoir lieu sur les chiens qui avaient servi à M. Magendie. Je regardai même comme impossible de faire la section complète des pneumo-gastriques à cause de leur disposition plexiforme sur l'œsophage, à moins de couper l'œsophage lui-même en totalité : ce qui me conduisit à faire l'expérience suivante.

Exp. LXXIX. Je fis manger trois onces de viande à un chien barbet, immédiatement après je plaçai une ligature au dessus du cardia, et je fis la section de l'œsophage au dessus de cette ligature : je refermai la plaie, et sept heures après je tuai l'animal. L'estomac était distendu et plein de la viande qu'il avait reçue. L'intestin grêle était parfaitement vide. Les alimens étaient légèrement altérés à la surface, et un peu de chyme se remarquait en approchant du pylore.

J'ai répété la même expérience sur un autre chien et sur un cabiai, toujours avec le même résultat : plénitude de l'estomac, et légère altération des alimens à la surface. On n'objectera point que le délabrement a pu agir comme moyen révulsif, et suspendre l'action de l'estomac, puisque les résultats ont été constans, et que dans cette opération, il y a moins de délabrement que dans celle qui consiste à chercher le nerf dans la poitrine pour en faire la section ; et cependant, malgré ce délabrement, M. Magendie a vu la digestion continuer. Dans l'expérience que j'ai faite, la suspension de la digestion est donc l'effet de la paralysie de l'estomac : elle confirme ce que nous avons dit plus haut, et détruit ce que l'opinion de M. Magendie pourrait avoir de contradictoire.

Je ne pense pas qu'on puisse m'objecter que dans certains oiseaux, comme les pies, la digestion continue malgré la section, même avec déperdition de substance des nerfs vagues. L'objection tombe d'elle-même, lorsqu'on fait attention que dans ces oiseaux, la huitième paire a de nombreuses anastomoses avec les nerfs voisins, et qu'il est impossible d'en prévenir l'effet dans l'opération.

Le docteur Gendrin, dans son excellent ouvrage sur l'*Histoire anatomique des inflammations* (t. 1, p. 524), attribue la suspension de la digestion à une inflammation de l'estomac que produit la section de la huitième paire. Cette explication ne peut pas satisfaire; puisque l'inflammation qui survient alors se fait assez long-temps attendre pour que les autres physiologistes ne l'aient jamais observée [1], et que nous avons vu les dérangemens de la digestion suivre immédiatement la section des nerfs et ne pas attendre *jusqu'au développement de la phlegmasie*, ainsi que le dit M. Gendrin. Je ferai connaître plus loin l'étiologie de ce mode inflammatoire. MM. Leuret et Lassaigne, Tiedemann et Gmelin n'en parlent pas.

Ainsi, en dernière analyse, nous arrivons à cette conclusion, que les nerfs pneumo-gastriques sont les agens qui entretiennent l'action contractile du plan musculaire de l'estomac, et que leur section en entraîne la paralysie. Comme ces nerfs émanent de l'encéphale, et qu'ils ne servent qu'à en transmettre l'influence, il en résulte que c'est du cerveau même que les contractions de l'estomac dépendent; ainsi que le prouvent d'ailleurs les expériences LXX, LXXI et LXXII, dans lesquelles l'action du cerveau a été anéantie, ou par les stupéfians ou par l'ablation.

1 M. Dupuy, d'Alfort, l'a aussi observée une fois; Legallois ne l'a rencontree que rarement. *Journal général de médecine*, 1827, juillet, pag. 40.

On est sans doute frappé de la singularité de voir des nerfs cérébraux apporter à des organes une influence indépendante de la volonté. Comme nous l'avons déjà fait observer, le nerf vague n'est pas le seul : mais ici je ferai remarquer que ce nerf n'arrive à l'estomac qu'après avoir formé un long plexus autour de l'œsophage. Ce plexus gangliforme n'aurait-il pas pour but d'affaiblir l'action nerveuse de l'encéphale, ou plutôt d'en arrêter l'effet de la volonté? Que de choses encore à dire sur ce sujet et sur tant d'autres!

Nous avons vu comment les pneumo-gastriques transmettaient, de l'estomac au cerveau, une foule d'influences sympathiques et pathologiques, et servaient à l'explication d'un grand nombre de phénomènes : dans bien des circonstances, ils sont aussi les intermédiaires ou les agens de transmission de l'encéphale à l'estomac. Une céphalalgie arrête la digestion et produit souvent le vomissement; une émotion vive réagit de l'encéphale sur l'estomac, en paralyse en quelque sorte l'action, et suspend ou intervertit ses actes physiologiques. Dans l'apoplexie, dans l'encéphalite, dans l'hydrocéphalite, dans les plaies de tête, etc., qui n'a vu mille fois la digestion devenir impossible, ou l'estomac se contracter antipéristaltiquement, parce que l'influence nerveuse qu'il reçoit du cerveau est viciée et ne peut plus produire d'actes réguliers? N'est-ce pas à une sensation, perçue d'abord par l'encéphale et ensuite réfléchie sur l'estomac, qu'il faut attribuer les vomissemens qui surviennent dans le mal de mer, dans l'escarpolette, dans l'instrument de rotation imaginé par MM. Falret et Voisin pour le traitement de l'aliénation mentale, etc., etc., etc.

Je placerai ici une réflexion qui est relative à la doctrine de l'isolement des nerfs du sentiment et des nerfs du mouvement [1]. M. Magendie, en constatant cette théorie par des expériences ingénieuses et des faits concluans, a fait faire un grand pas à l'étude des fonctions du système nerveux. Les nerfs pneumo-gastriques ressemblent, par leur origine, aux nerfs spinaux. Quelques filets de leurs racines, descendent en fibres obliques du bord du calamus scriptorius qui appartient au cordon du sentiment; les autres filets naissent du corps olivaire qui se continue avec le cordon du mouvement. D'après cela, le pneumo-gastrique devait remplir la double fonction de nerf sensitif et de nerf moteur, et c'est effectivement ce que nous lui avons vu faire dans les poumons et dans l'estomac. Au cœur, il ne paraît destiné qu'à transmettre les sensations

1 Lecat *, Pouteau **, Housset *** ont, dans le temps, soutenu cette doctrine contre l'assentiment de Haller. Ils faisaient venir, à l'exemple de Willis, les nerfs du sentiment du cerveau, et les nerfs du mouvement du cervelet. Ils fondaient leur opinion sur plusieurs faits pathologiques très-importans. Cette découverte fut tellement contestée, malgré l'authenticité des faits, qu'elle est restée abandonnée jusqu'à nos jours ; tant l'homme a de peine à faire le sacrifice de ses préjugés pour rendre justice à ses contemporains.

* *OEuvres physiologiques*, t. 1, p. 124.

** *OEuvres posthumes*, t. II, p. 280, *Mémoires et Recherches sur la différence à établir entre les nerfs du sentiment et les nerfs du mouvement.*

*** *Mémoires physiologiques*, t. I, p. 39.

pathologiques et morales, qu'à établir une communication plus directe entre les deux ordres de vie ; mais dans les deux autres organes, il est à la fois nerf sensitif et nerf moteur. Aux poumons, d'une part il reçoit et transmet le besoin de respirer, d'expectorer les mucosités amassées en trop grande quantité, et d'expulser les corps étrangers qui s'y seraient introduits : d'autre part, il donne aux fibres contractiles des bronches la faculté de se resserrer, lorsque la chose est devenue nécessaire pour la respiration comme pour les différentes expectorations. A l'estomac, il est l'organe de la faim et de la satiété, dont il transmet la sensation au cerveau ; il communique aussi au plan musculaire l'influence nerveuse de laquelle dépendent ses contractions. Ainsi ce nerf, par ses fonctions comme par son origine, confirme la théorie de M. Magendie, en même temps qu'il en reçoit une application directe qui peut ajouter, s'il est possible, plus de confiance aux différentes opinions que nous avons émises sur ses fonctions. Si pourtant la théorie de MM. Magendie et Bell était fausse, ainsi que le professeur Rolando, de Turin, semble le faire présumer dans un excellent mémoire intitulé : *Sperimenti su i fascicoli del midolo spinale*, les faits n'en resteraient pas moins, et le pneumo-gastrique n'en jouirait pas moins de ses fonctions.

§ III.

DE LA CHYMIFICATION.

Nous avons vu que l'une des deux conditions nécessaires à la digestion, les contractions de l'estomac, était sous la dépendance des nerfs de la huitième paire. Il nous reste un second acte non moins important à examiner, c'est la chymification, ou cet acte chimico-vital par lequel l'aliment s'imprégne des fluides gastriques pour subir cette conversion. Or, cet acte dépend en entier de l'exhalation ou sécrétion d'un liquide particulier qui est versé à la surface de l'estomac et qu'on désigne sous le nom de *suc gastrique*. La formation de ce liquide, de même que tous les actes possibles de la vie, est nécessairement soumise à l'influence nerveuse : nous n'avons donc, pour résoudre la question, qu'à examiner sous l'influence de quels nerfs cette sécrétion s'opère. Dépend-elle de l'influence nerveuse que la huitième paire apporte à l'estomac? ou bien en est-elle indépendante? Les expériences précédentes nous aideront à décider sur un fait de cette importance. En effet, si cette sécrétion a continué après la section des nerfs vagues, elle en est indépendante : si elle a été anéantie, elle en dépend. Dans tous les cas de section avec ou sans perte de substance, nous avons trouvé l'estomac plein d'alimens ; et, en pénétrant dans l'intérieur de ce viscère, nous avons vu, presque partout, que la masse alimentaire était en partie digérée, principalement à la surface, et beaucoup plus encore vers le pylore; l'intérieur de cette masse a toujours été trouvé intact, ou seulement humide; souvent aussi les alimens situés vers le cardia se sont présentés secs et nullement altérés; dans un fort petit nombre, les substances n'ont paru avoir subi aucun degré d'altération. Dans le plus grand nombre des cas, il y a eu sécrétion folliculaire, puisque la masse alimentaire a été imprégnée. Cette sécrétion a donc été indépendante de l'action de la huitième paire. Pour ne rien laisser à désirer, il nous faut expliquer pourquoi la digestion est toujours plus avancée vers le pylore et quelquefois nulle vers le cardia; pourquoi aussi les alimens n'ont paru nullement altérés dans quelques expériences, et surtout dans la LXVe.

La chymification est plus prompte vers le pylore: 1° parce que les alimens qui arrivent les premiers dans l'estomac, commencent à recevoir la rosée gastrique; et que déjà ils sont abondamment imprégnés, lorsqu'ils sont poussés vers le pylore par les derniers morceaux qui sont introduits et restent secs vers le cardia; 2° parce que l'exhalation gastrique y est plus abondante, vu le plus grand nombre de cryptes muqueux qu'on rencontre à mesure qu'on s'éloigne du cardia et qu'on se rapproche du pylore; 3° parce que à mesure qu'on s'éloigne du moment de l'opération, la plaie s'enflamme davantage, et produit une révulsion d'autant plus marquée.

Mais pourquoi, au bout de huit heures de séjour

des alimens dans l'estomac, les a-t-on quelquefois trouvés parfaitement intacts, ceux surtout qui étaient placés dans l'extrémité cardiaque? La sécrétion gastrique a donc été suspendue, anéantie par la section de la huitième paire. Cette suspension de sécrétion est vraie; mais ce n'est pas parce que c'est la huitième paire qui a été coupée; car s'il en était ainsi, elle serait constante dans tous les cas. C'est tout simplement parce qu'on a fait une plaie grave, qu'il y a douleur vive, et que là s'opère une révulsion, *ubi stimulus, ibi affluxus.* Cela est si vrai, que si l'on fait une plaie considérable partout ailleurs qu'au cou, on obtient le même résultat. Qui n'a pas vu nos braves rendre, quelquefois vingt-quatre heures après une blessure grave, presque intacts, des alimens qu'ils avaient pris avant le combat? C'est ce que prouvent également les expériences LVII et LVIII, dans lesquelles des plaies profondes ont souvent suspendu la digestion. Je ferai observer que les animaux chez qui cette disposition s'est présentée, sont précisément ceux qui ont le plus souffert : tel est le cochon d'Inde de l'expérience LXV, dont la gêne de la respiration était extrême, et dont les poumons ont été trouvés hépatisés. Bien évidemment alors, le stimulant alimentaire a été moins grand sur les cryptes muqueux de l'estomac, que celui de la plaie ou de la phlegmasie d'un organe ne l'a été sur la partie qui en était le siége; et là où s'est trouvé le plus d'irritation s'est opérée la fluxion. Si ce n'est pas là une véritable révulsion, je ne sais pas ce que l'on pourra appeler de ce nom. Si l'on remarque enfin que le mouvement favorise et excite toutes les sécrétions, ainsi que Bordeu l'a si bien démontré, on aura une raison de plus pour expliquer la moindre abondance de sécrétion gastrique, chez les animaux soumis à la section de la huitième paire : l'estomac paralysé reste immobile, le mouvement n'y appelle point les liquides, en activant la circulation; la sécrétion languira et la chymification sera moins avancée, même à la surface. Je ne pense pas qu'on puisse sérieusement objecter les mouvemens communiqués à l'estomac par le diaphragme. Le mouvement est réel; mais c'est un mouvement de totalité, dont les cryptes ne s'apercoivent pas plus que lorsque l'estomac est transporté par le changement de place de tout le corps. Autant vaudrait-il dire qu'un homme exerce de grands mouvemens, lorsque, bien tranquille au fond d'une voiture très-douce, il est entraîné avec la rapidité de l'éclair.

Je me dispense de parler des expériences sur l'extrémité inférieure de la moelle épinière, parce qu'elles n'ont eu aucune influence directe sur l'estomac : quoique la digestion ait été arrêtée, il n'y a eu que l'effet indiqué plus haut, c'est-à-dire, suspension par révulsion. Cela est si vrai, que dans une circonstance, j'ai gardé quinze jours un cabiai auquel j'avais fait la section de la moelle épinière, vers les dernières vertèbres dorsales. La plaie s'était cicatrisée, le train de derrière était resté paralysé et l'animal mangeait et digérait bien. J'ai vu vivre plus de six mois un jeune chien de chasse dont le train de derrière était paralysé à la suite d'un coup de feu sur le dos. J'ai vu plusieurs fois des malheureux, en tombant d'une hauteur considérable, se rompre la colonne vertébrale, rester paralysés des membres abdominaux, et cependant continuer de digérer.

La section des nerfs pneumo-gastriques n'a pas fait cesser la sécrétion gastrique; lorsque celle-ci n'a pas eu lieu, sa suspension était un effet révulsif, et non l'effet de cette section. Ces nerfs n'ont donc aucune influence sur la formation des fluides gastriques.

Puisque l'exhalation et la sécrétion gastriques n'ont point été suspendues par la section des nerfs vagues, j'ai pensé que l'absorption ne devait pas non plus en recevoir de l'influence, et qu'elle devait continuer après leur section comme auparavant. Rien n'était plus facile que de vérifier cette idée au moyen de quelques expériences, et de la transformer en certitude. C'est ce que je m'empressai de faire.

Exp. lxxx. Je laissai jeûner un chien pendant vingt-quatre heures, et je lui fis boire huit onces d'eau blanchie avec un quart de lait. Immédiatement après, je lui fis la section, avec perte de substance, des deux nerfs vagues. Sept heures après, je tuai l'animal. Je recueillis avec soin le liquide granuleux que contenait l'estomac, je le pesai; il était réduit à trois onces. La matière caseuse du lait en formait la plus grande partie, cependant elle n'était plus naturelle.

Exp. lxxxi. J'ai tué comparativement à la même heure un autre chien, auquel j'avais fait boire la même quantité de liquide après le même jeûne de vingt-quatre heures. Tout le liquide avait disparu.

Exp. lxxxii. Après avoir fait courir pendant plusieurs heures un chien barbet, je lui fis boire six onces d'eau pure. Je fis de suite la section des deux nerfs vagues et je l'ouvris huit heures après. L'estomac ne contenait qu'un peu de matière muqueuse grisâtre : tout le liquide aqueux avait disparu.

De ces faits plusieurs fois répétés, on ne peut se dispenser de conclure que, puisque l'absorption a eu lieu après la section de la huitième paire, ce nerf n'exerce aucune influence sur cette fonction de l'estomac. Si dans l'expérience lxxx l'absorption n'a pas été complète, la cause en est sensible, l'eau était unie à un quart de lait ; le caséum de celui-ci s'est coagulé, et a nécessité, pour l'absorption, un travail de l'estomac que cet organe ne pouvait plus exécuter.

Puisque enfin la huitième paire n'a aucune influence ni sur l'exhalation et la sécrétion, ni sur l'absorption qui s'opèrent dans l'estomac, nous pouvons, par voie d'exclusion, arriver à cette conséquence que ces deux opérations gastriques dépendent du système nerveux ganglionaire. Cette conséquence est rigoureuse, puisque l'estomac ne reçoit point d'autres nerfs que ceux que nous avons signalés, et que ces actes ne peuvent s'exécuter que sous une influence nerveuse quelconque : si ce n'est pas l'une ce sera l'autre. Je sais que des expériences directes sur les nerfs ganglionaires confirmeraient cette opinion. J'en ai essayé quelques-unes ; mais elles ne m'ont conduit à aucun résultat : j'ai tenté inutilement d'isoler et de couper le plexus coronaire stomachique ; j'ai voulu en vain couper les deux nerfs splanchniques, les animaux sont morts entre mes mains ou peu après l'opération. J'ai détruit la moelle épinière au niveau et au dessus des ganglions thoraciques qui fournissent le grand splanchnique, et qui reçoivent de cette portion leurs rameaux de communication. Ces tentatives ne m'ont pas mieux réussi ; ainsi elles sont nulles. Ce n'est donc que d'après les résultats que j'ai obtenus des expériences sur la huitième paire, qu'il a été possible de tirer quelques inductions qui, heureusement sont de la plus haute importance, puisqu'elles nous apprennent que le pneumo-gastrique perçoit le besoin de la faim, et transmet à l'estomac sa faculté contractile, et que le nerf grand sympathique ne fait que présider à l'exhalation et à la sécrétion des humeurs gastriques et à l'absorption des fluides qui ont été ingérés dans l'estomac. Les savantes recherches de M. Gendrin sur l'*Histoire anatomique des inflammations* nous ont fait connaître aussi son influence sur le développement pathologique de l'inflammation, puisqu'il a vu cette affection se développer chez les animaux qui ont survécu assez long-temps à la section de la huitième paire, qui, par conséquent, avait perdu toute espèce d'influence. Or, voici ce qui se passe dans ces cas. La paralysie de l'estomac et de l'intestin force ces organes au repos, leur circulation se trouve ralentie, et la stase capillaire est favorisée dans leur membrane villeuse. Nous savons déjà que le trouble que produit dans la circulation pulmonaire, la section des pneumo-gastriques, dispose singulièrement à cette stase. Nous savons aussi [1] comment cette stase devient à son tour cause d'inflammation. Il est connu que celle-ci rend l'absorption impossible.

CHAPITRE IV.

§ I.

INFLUENCE DES DIFFÉRENS SYSTÈMES NERVEUX SUR L'INTESTIN GRÊLE.

Nous retrouvons dans les intestins la même disposition anatomique que dans l'estomac. Dans la partie supérieure, c'est la même distribution des deux ordres de nerfs, le pneumo-gastrique et les deux plexus mésentériques émanés du solaire. Leurs fonctions ne sont que la continuation de celles de l'estomac : aussi ce que nous avons dit des contractions de l'estomac et de la formation des sucs gastriques, s'applique entièrement aux

[1] *Voyez* mon Mémoire sur l'asthénie, pag. 134.

contractions des intestins et aux sucs intestinaux. Nous n'avons de moins dans ces derniers que la sensation de la faim qui leur est étrangère : ils reçoivent à proportion un moins grand nombre de filets du pneumo-gastrique, et cela devait être, puisqu'ils ont une fonction de moins à remplir. Je ne crois pas tout-à-fait inutile d'appuyer cette manière de voir de quelques expériences que j'ai tentées à cet effet.

Exp. LXXXIII. Après un jeûne de quinze heures, j'ai fait manger une feuille de chou à un cabiai. Deux heures après, j'ai fait la section des deux nerfs vagues. Six heures plus tard, j'ai ouvert l'animal. L'estomac contenait encore une certaine quantité de chou bien divisé, d'une odeur particulière et formant une matière d'un gris verdâtre, presque liquide. L'intestin grêle contenait une grande quantité de cette matière qui avait pris une teinte un peu jaunâtre et dans laquelle il était impossible de reconnaître la nature du chou. Les vaisseaux chylifères marquaient leur trajet par les stries blanches qui dénotent la présence du chyle dans leur intérieur.

Exp. LXXXIV. Un cabiai, tué deux heures après avoir mangé la même quantité de chou, a présenté les mêmes conditions dans la quantité d'alimens trouvés dans l'estomac et l'intestin ; la chymification était un peu moins avancée, et les vaisseaux chylifères paraissaient plus nombreux.

Exp. LXXXV. J'ai fait jeûner vingt heures un chien de petite taille. Je lui ai fait manger trois onces de viande crue. Au bout de trois heures, j'ai fait la ligature des deux pneumo-gastriques. Huit heures après, j'ai tué et ouvert le chien. L'estomac était presque vide et ne contenait plus que des débris tendineux ou fibreux, qui n'avaient point encore été digérés complètement, mais qui cependant étaient bien ramollis. Le duodénum et le jéjunum étaient tapissés d'une assez grande quantité de chyme d'un gris jaunâtre. Les vaisseaux lactés étaient remplis de chyle, et l'iléon était vide.

Exp. lxxxvi. Je tuai, dans le même moment, un chien qui avait mangé, trois heures auparavant, la même quantité de viande. L'état des alimens se trouva le même; seulement le chyme intestinal parut un peu moins fluide.

Exp. lxxxvii. J'ai fait boire à un chat de deux mois une once et demie de lait. De suite après, je lui ai fait la section des deux huitièmes paires. J'ai ouvert l'abdomen, j'ai injecté dans la partie supérieure de l'intestin grêle près d'une once de lait; j'en ai fait autant dans la partie inférieure. J'ai refermé la plaie de l'abdomen, et deux heures après j'ai ouvert l'animal. L'estomac et la partie supérieure de l'intestin grêle contenaient encore au moins la moitié du lait bu ou injecté; il était grumeleux et d'un gris sale. Les vaisseaux lactés étaient blancs et nombreux. La partie inférieure de l'intestin grêle ne contenait rien. Le gros intestin contenait quelques grumeaux jaunâtres, qui paraissaient être la portion caseuse du lait. Je m'assurai que les deux ouvertures par lesquelles j'avais injecté le liquide étaient pratiquées l'une à deux pouces du duodénum, et l'autre à environ six pouces de la valvule iléo-cœcale.

Exp. LXXXVIII. Quatre heures après avoir fait manger à un cabiai une once de pain, j'ai fait une section transversale à la moelle épinière vers la région inférieure du dos. Un moment après, je lui ai fait manger du chou autant qu'il a voulu. Le train de derrière était paralysé. L'animal ne s'est point évacué pendant huit heures que je l'ai laissé vivre. A l'ouverture, j'ai trouvé l'estomac, le duodénum et le jéjunum complètement vides d'alimens et de chyme. L'iléon, le cœcum et la partie droite du colon en étaient remplis et distendus. Les vaisseaux chylifères de l'iléon étaient très-apparens.

Il n'est pas nécessaire de beaucoup d'efforts pour arriver aux conséquences qui découlent si naturellement de ces expériences. La section de la huitième paire, quelques heures après l'ingestion des alimens, a paralysé le duodénum et la partie supérieure de l'intestin grêle, puisque les substances alimentaires n'ont pas pu aller plus loin, et que, plusieurs heures après l'opération, on les a trouvées à la même place que dans les animaux ouverts comparativement à la même heure, sans leur avoir fait la section des nerfs. Cette influence ne s'est pas étendue à toute la longueur de l'intestin grêle, puisque la partie inférieure de cet intestin a pu se vider, et que les alimens qui se trouvaient dans son intérieur, au moment de l'opération, sont arrivés bien digérés dans le gros intestin. L'expérience LXXXVIII nous a démontré que cette partie de l'intestin grêle était sous l'influence de la moelle épinière, puisque la section de ce prolongement médullaire au bas du dos a laissé le chyme s'accumuler dans sa cavité et dans le gros intestin. La chose était présumable, attendu que ces organes reçoivent des nerfs de cette portion du centre cérébro-spinal. Il faudrait pouvoir établir d'une manière précise le point où l'influence du nerf vague finit, et où commence l'influence des nerfs spinaux, en un mot, quelle est la ligne de démarcation entre ces deux espèces de nerfs cérébraux. La chose est possible, peut-être même facile à déterminer; mais je n'ai rien essayé dans cette intention. La couche musculaire de l'intestin grêle reçoit donc du système cérébro-spinal l'influence nerveuse qui lui sert de stimulus; elle est donc sous la dépendance de ce système, quant à son action contractile.

Nous avons vu aussi dans les expériences précédentes que, malgré la section de la huitième paire et de la moelle vertébrale, la stagnation du chyme dans l'intestin grêle n'empêchait point l'absorption de se faire, puisque les vaisseaux lactés ont toujours été trouvés pleins de chyle, et que la quantité du liquide injecté dans l'intestin grêle du chat de l'expérience LXXXVII a notablement diminué. Les résultats sont d'ailleurs conformes à ceux qu'a obtenus M. Magendie, dans ses belles expériences sur l'absorption veineuse. Que nous importe ici que l'absorption se fasse par les veines ou par les chylifères exclusivement, ou par les deux réunis? L'essentiel pour nous, c'est de savoir qu'elle continue, et que la section des nerfs cérébraux qui se rendent à cette portion de l'intestin ne l'anéantit point. Or cette fonction, persistant malgré la séparation de l'intestin du centre cérébro-spinal, n'est donc point sous la dépendance de ce système. Elle s'exerce comme dans tous les autres êtres animés, surtout comme dans les végétaux, sous la seule influence du système nerveux ganglionaire.

Quant à l'exhalation et à la sécrétion intestinales, elles ont bien certainement continué, puisque le chyme a présenté dans les expériences où l'on a fait la section des nerfs intestinaux, les mêmes altérations que dans les animaux tués comparativement, et que le lait injecté dans l'intestin grêle du chat, expérience LXXXVII, avait changé de couleur. Comme dans l'estomac et partout ailleurs, ces deux fonctions dépendent du système ganglionaire; en conséquence, la section des nerfs cérébraux ne pouvait pas l'influencer directement.

§ II.

INFLUENCE DU SYSTÈME NERVEUX SUR LE GROS INTESTIN.

Puisque la huitième paire cesse déjà d'envoyer des rameaux et de transmettre son influence à la partie inférieure de l'intestin grêle, à plus forte raison son influence devient-elle nulle dans la partie inférieure du gros intestin qui ne reçoit ses nerfs cérébraux que de la moelle spinale. Or, ceux-ci agissent comme les précédens, en portant leur influence stimulante sur la contraction musculaire. Coupez la moelle épinière au milieu des vertèbres lombaires ; en paralysant le train de derrière, vous paralysez aussi le rectum, et les matières stercorales s'amassent dans cet intestin.

Exp. LXXXIX. Je fis à un chien basset la section de la moelle épinière au milieu des vertèbres lombaires, entre la troisième et la quatrième, autant que j'aie pu juger. Le train de derrière fut paralysé. Je le gardai deux jours, pendant lesquels il mangea presque autant qu'à son ordinaire. Il n'évacua rien, ni matière fécale, ni urine. Le gros intestin était distendu par une quantité considérable de matière fécale. La vessie était énormément distendue par l'urine.

Exp. XC. La même expérience fut répétée sur un chat de six semaines que je gardai huit jours. Pendant ce temps, je lui fis prendre de la soupe et du lait comme auparavant. Les trente-six premières heures il n'eut aucune évacuation, son ventre se distendit prodigieusement, alors il commença à rendre, de temps en temps, un petit jet d'urine, qui se renouvela environ toutes les heures. Le quatrième jour il rendit une assez grande quantité de matière fécale, et il demeura trois jours sans en rendre. Lorsque je le tuai, je trouvai la vessie énormément distendue, quoiqu'il eût uriné, il n'y avait pas une heure. Tout le gros intestin était rempli de matières, et cependant le chat en avait rendu une assez grande quantité la veille.

Nous voyons dans ces deux expériences, la paralysie du gros intestin et de la vessie, ainsi que celle du train de derrière, résulter de la section de la partie inférieure de la moelle épinière, puisque après cette section ni la vessie, ni l'intestin n'ont pu se vider, et qu'à l'autopsie, ces deux organes ont été trouvés remplis de leurs matières respectives. Dans l'expérience xc, dira-t-on, le chat a rendu des urines au bout de trente-six heures, et des matières fécales au bout de quatre jours; la vessie, ni le gros intestin n'étaient donc pas paralysés ; ils ont donc pu se contracter indépendamment de l'action nerveuse de la moelle spinale. Le fait est vrai, mais la conséquence est fausse. Le chat a évacué de l'urine et des matières fécales; mais cette action a été indépendante de la contraction de la vessie et du rectum ; l'animal n'a évacué que par excès de plénitude, par regorgement. Ces deux organes, énormément distendus, n'étaient pas susceptibles d'une plus grande extension ; en conséquence, tout ce qui y arrivait de matières de plus devait pousser les matières qui étaient devant et les faire évacuer. Ils n'étaient plus qu'un tube inerte dans lequel une force étrangère poussait de proche en proche les substances : sans doute aussi les contractions des muscles abdominaux, qui eux-mêmes étaient considérablement distendus, ont contribué à en expulser les matières en pressant en tous sens. La preuve que la vessie et le gros intestin sont restés étrangers à l'excrétion, c'est qu'ils ne se sont jamais vidés : ils n'ont jamais rendu que le trop plein qui les distendait outre mesure. La vessie était prodigieusement distendue, quoique le chat eût uriné peu d'instans avant d'être tué : l'intestin était rempli en entier, et cependant l'animal s'était vidé la veille. La vessie n'avait donc rejeté que l'excédent d'urine qui s'y rendait à mesure qu'elle se formait : et le rectum n'a évacué que les matières qui étaient poussées par la partie supérieure de l'intestin, laquelle conservait toute sa contractilité; sans doute aussi que la pression des muscles abdominaux y a contribué.

Je me souviens d'un cultivateur qui, en 1812, fut apporté à la salle Saint-Paul de l'Hôtel-Dieu de Paris, dans le rang où je remplissais les fonctions d'interne sous M. le professeur Dupuytren. Ce malheureux était tombé d'un arbre élevé et s'était fracturé la colonne vertébrale. Que ce fût l'effet de la chute ou du transport, il y avait mobilité et déplacement dans la partie fracturée, lorsqu'il entra. Les membres inférieurs étaient complètement paralysés : le rectum et la vessie l'étaient également. La vessie faisait une sallie considérable au dessus du pubis. Le malade éprouvait une gêne causée par la plénitude de l'abdomen; mais il n'éprouvait aucun besoin, ni d'aller à la selle, ni d'uriner. Je le sondai et je retirai plus de deux pintes d'urine. L'élasticité de la vessie et les contractions de l'abdomen firent d'abord rendre le fluide par un jet fort et bien soutenu, qui s'arrêta bientôt, quoique la vessie contînt encore beaucoup d'urine, puisque en pressant sur l'hypogastre j'en fis évacuer beaucoup plus qu'il n'en était sorti. Je sondai ce malade trois fois par jour, et chaque fois je fus obligé d'employer la même pression manuelle pour vider la vessie. Ce malheureux prenait quelques soupes pour nourriture, et il les digérait bien. Au bout de cinq à six jours, l'introduction de la sonde devint plus difficile, et un matin, l'instrument fut arrêté net. Je voulus porter le doigt dans le fondement; je trouvai un énorme bouchon formé par l'accumulation successive des matières fécales durcies. Le malade ne sentait aucun besoin d'évacuer. Un lavement n'aurait pas pu être reçu. Je fus obligé, avec mes doigts et avec la spatule de ma trousse, d'extraire forcément, et avec beaucoup de peine, ce bouchon, et de renouveler tous les jours ou tous les deux jours cette opération, parce que les matières non extraites étaient poussées chaque jour par celles qui leur étaient supérieures. Il est inutile de dire que les soins les plus savamment indiqués ne purent soustraire ce malheureux au sort qui l'attendait; ils ne purent que prolonger sa pénible existence pendant plus d'un mois.

Ce fait est ici d'une importance bien grande. Il nous prouve que la paralysie de la vessie et du rectum ont été la conséquence de la désorganisation accidentelle de la moelle épinière. La paralysie était bien complète, puisqu'il a été nécessaire d'employer constamment des moyens artificiels pour l'évacuation de l'urine et des matières fécales. Cet accident est au reste si fréquent qu'il n'est pas de médecin qui n'en ait observé de semblables, pour peu qu'il ait fréquenté les salles de chirurgie d'un grand hôpital, tel que l'Hôtel-Dieu de Paris, ou celui de Lyon.

Cette observation nous prouve donc, que la contraction musculaire du rectum et de la vessie est sous la dépendance du système nerveux cérébro-spinal. Elle nous prouve aussi que la sensation particulière à ces organes, sensation par laquelle l'encéphale est averti de la plénitude du rectum et de la vessie et du besoin de les vider, est anéantie par la désorganisation de la moelle épinière, puisque le malade ne ressentait aucune sensation de ce besoin, et qu'il ne faisait aucun effort pour y satisfaire. Cette circonstance est précieuse, puisqu'elle démontre qu'ici, comme dans toutes les sensations de besoin, c'est le système nerveux cérébro-spinal qui les perçoit et qui en est l'agent, l'organe.

Parmi les faits qui peuvent appuyer cette opinion, je choisirai le suivant.

M. de M..., après un service militaire de plusieurs années, éprouva, en 1814 et 1815, quelques douleurs de rhumatisme qui se fixaient plus particulièrement sur la région lombaire. En 1816, il fit une chute de cheval. Les douleurs ne quittèrent plus la colonne vertébrale lombaire, d'où elles correspondaient dans la région épigastrique. Les membres inférieurs firent sentir un fourmillement pénible : l'une des épines lombaires devint plus saillante : le fourmillement se convertit en engourdissement, et, peu à peu, la paralysie des membres inférieurs et du quart inférieur de l'abdomen fut complète. Saignées locales et générales, moxas, cautères, sétons, eaux minérales, noix vomique, drastiques, etc., tout fut inutile : le sentiment et le mouvement sont restés éteints. Depuis huit ans cette paraplégie n'a fait de progrès ni en bien, ni en mal. M. de M... n'éprouve jamais la sensation du besoin des évacuations ; cependant il va à la selle et il urine. Il est averti de la nécessité de se vider par la distension de l'abdomen. Alors il contracte fortement le diaphragme et les muscles abdominaux, et il aide à leur action en pressant avec les mains sur l'ombilic et sur l'hypogastre ; les matières fécales et les urines s'échappent, mais sans en donner aucune sensation au malade, qui ne s'en aperçoit qu'à la diminution de volume de son ventre. Depuis qu'il est dans cet état, il a eu deux enfans. La sécrétion spermatique se fait très-bien ; l'érection a lieu, et l'éjaculation survient ; mais elle se passe sans secousse, et sans produire cette sensation vive et voluptueuse qui l'accompagne. Il a eu trois blennorrhagies pendant une longue absence de son épouse, le mucus coulait abondamment, et le passage des urines ne causait point de douleur : elles ont duré chacune environ six semaines. Au mois d'octobre 1825, M. de M... a été pris d'une entérite des plus aiguës. L'exhalation et la sécrétion intestinale ont été augmentées et la diarrhée a eu lieu. Les évacuations s'accompagnaient de coliques ; mais le passage n'en était point senti, quoique le malade eut des hémorrhoïdes très-enflammées.

Tout porte à croire que chez M. de M... la chute a déterminé une myélite, ou tout au moins une méningite spinale, à l'intensité de laquelle la disposition rhumatismale de cette région aura encore ajouté. La désorganisation ou la compression de la moelle en a été la suite, et la paraplégie la conséquence. Quoi qu'il en soit de cette étiologie, le fait lui-même nous prouve : 1° que l'altération de la moelle épinière a paralysé non-seulement les membres inférieurs, mais encore les organes auxquels elle envoie des nerfs, le rectum et la vessie; 2° que la paralysie n'est pas bornée au mouvement; mais qu'elle s'étend au sentiment, puisque le malade n'éprouve ni le besoin d'évacuer, ni la sensation du passage des excrétions; 3° que cette paralysie n'empêche point les sécrétions et exhalations, puisqu'il a eu dernièrement une diarrhée copieuse, et antérieurement trois blennorrhagies. Ainsi l'abolition des fonctions des nerfs sensoriaux n'a aboli que les actes qui sont de leur ressort, contraction musculaire et sensation du besoin, et n'a rien pu sur les actes qui leur sont étrangers, exhalation et sécrétion, puisqu'ils ont continué. En effet, ces deux actes dépendent essentiellement de l'influence du système des ganglions.

L'absorption se faisait dans l'intestin rectum : car, pendant l'entérite dont M. de M... fut atteint dans le mois d'octobre 1825, je lui fis administrer de petits lavemens avec la décoction de son et dix gouttes de laudanum liquide de Sydenham; la plupart étaient retenus, surtout lorsque le dévoiement s'arrêta, et ils étaient absorbés. Ainsi, le rectum est soumis, comme l'estomac, d'une part, à l'influence cérébro-spinale pour la sensation du besoin et pour ses contractions; d'autre part, à l'influence ganglionaire pour les exhalations, sécrétions et absorptions.

J'ai rapporté plus haut, l'observation d'un chien de chasse qui avait vécu six mois, avec le train de derrière paralysé, et qui cependant exécutait ses fonctions digestives. J'étais jeune alors, je n'ai point mis dans l'observation de ce fait l'attention que j'y mettrais aujourd'hui, de sorte que j'ai omis une foule de détails qu'il serait essentiel de connaître. Je présume que la partie inférieure du rectum était la seule partie paralysée et que les matières pressées, poussées, chassées par la contraction de la partie supérieure de l'intestin et des muscles de l'abdomen, était rendues par expression; je pense aussi qu'il n'évacuait jamais la totalité des matières et que la partie inférieure en retenait toujours.

Si l'action des remèdes pouvait faire ajouter plus de confiance à notre théorie, je dirais que chez Mme Levet, j'ai obtenu un succès complet de l'emploi de la noix vomique, pour rétablir la paralysie du rectum et des parties voisines des fesses. L'administration de chaque dose produisait dans les parties insensibles, les mêmes secousses, les mêmes tressaillemens que dans les membres paralysés, lorsque la paralysie s'étend jusqu'à eux. Je trouve deux observations analogues de M. le docteur

Chauffard, médecin à Avignon, insérées dans le *Journal général de Médecine*, cahier d'octobre 1824. Dans ces deux faits, la noix vomique rétablit l'action contractile de l'intestin. Ces deux observations ont eu pour sujet deux personnes du sexe féminin : réunies à la mienne, elles porteraient presque à demander si le sexe aurait quelque influence sur la disposition à ce genre de paralysie. Je lis, dans l'*Osservatore medico di Napoli*, april, 1829, un fait de paralysie du rectum et de la vessie, aussi chez une jeune fille. M. Festeggiano l'attribua à une affection de la moelle épinière, et parvint, à l'aide de la pile galvanique, à rendre à ces organes leur action perdue.

CHAPITRE V.

INFLUENCE DES DIFFÉRENS SYSTÈMES NERVEUX SUR LA VESSIE.

La vessie présente la plus grande analogie avec le rectum. Elle reçoit ses nerfs des paires spinales sacrées et de la fin du grand sympathique. Aussi nous y trouvons nutrition, exhalation et sécrétion muqueuse sous l'influence de ce dernier, et contractions musculaires sous la dépendance des premiers, et de plus, la sensation du besoin d'uriner lorsque la vessie est pleine. Lorsque dans les expériences précédentes (LXXXIX et XC), nous avons paralysé le rectum, nous avons en même temps paralysé la vessie; et les urines, accumulées dans ce réservoir, l'ont distendu largement et auraient fini par le rompre, le déchirer, si elles ne fussent pas sorties par regorgement, ou si on ne les eût pas extraites; la sensation de la présence du liquide n'a plus eu lieu. Dans l'observation du cultivateur, en passant une sonde, l'élasticité du tissu faisait revenir sur elle la vessie trop distendue, et l'urine coulait; mais bientôt j'étais obligé, pour l'évacuer en entier, de suppléer à l'action musculaire en pressant avec la main sur la région hypogastrique.

La vessie est donc absolument dans le même cas que le rectum. Les expériences et les faits pathologiques confirment cette manière de voir. Très-souvent elle éprouve une espèce de paralysie à la suite des maladies graves, surtout chez les vieillards. Alors les stimulans qui réussissent dans les paralysies des muscles soumis à l'empire de la volonté, sont aussi ceux qui conviennent dans ce cas.

M. Crozet, vieillard septuagénaire du plus grand mérite, éprouva une hématurie qui lui fit rendre en deux jours plus de cinq livres de sang. Cet accident fut suivi des phénomènes qui auraient constitué, il y a quelques années, une fièvre adynamique. La vessie en reçut une telle influence, qu'elle en restât paralysée. Le malade fut vingt-quatre heures sans uriner, et en passant la main sur l'hypogastre, je sentis la saillie considérable que faisait la vessie. Je sondai le malade et je fus obligé de le sonder pendant plus de quinze jours, sans que la vessie parût disposée à reprendre sa contractilité, quoique les forces générales fussent rétablies, et que M. Crozet se trouvât, à part cette incommodité, aussi bien portant qu'avant sa maladie. Je le mis à l'usage de l'extrait de noix vomique, administré intérieurement en pilules, et extérieurement en frictions sur la colonne dorsale. Les effets du remède furent prompts et bien manifestes; en moins de dix jours, la vessie reprit plus que sa contractilité ordinaire. L'excitation dépassa le type normal, et la vessie plus irritable devint sensible à la plus petite quantité d'urine amassée dans sa cavité, et se contracta pour l'expulser. Ce qui occasiona pendant quelques jours de fréquentes envies d'uriner et força le malade d'y satisfaire.

D'après les expériences et les observations les plus multipliées, la noix vomique porte son action sur la moelle spinale, dont elle est un puissant stimulant, et consécutivement sur les organes musculaires ou sensitifs auxquels vont se distribuer ses nerfs. Cet effet, généralement reconnu de la noix vomique, ne se dément point dans la paralysie de la vessie, elle agit sur la moelle épinière et sur les nerfs vésicaux qui en émanent. La vessie en reçoit les commotions qui en réveillent l'action éteinte, et l'organe reprend le libre exercice de ses fonctions. Je viens d'en éprouver encore les bons effets chez M. Vacher. Cet estimable négociant, après un catarrhe pulmonaire des plus intenses, qui se compliqua avec une fièvre bilieuse très-prononcée (modification de la gastrite), se trouva, après trois semaines de maladie, pris d'une rétention d'urine par paralysie des fibres musculaires de la vessie. Les forces générales revenaient; la vessie conservait son infirmité, et les urines étaient rendues chargées de mucosités abondantes. Je fis frictionner, trois fois par jour, l'hypogastre, le périnée et la région lombaire avec la teinture de strychnine. Trois jours suffirent pour rendre à la vessie toute sa contractilité, et M. Vacher n'éprouve plus de rétention; mais il a plus souvent besoin d'uriner, inconvénient qui diminue de jour en jour, et qui, je l'espère, aura bientôt disparu. Comme dans l'observation précédente, celle-ci nous présente l'effet bien prononcé de la strychnine sur la vessie paralysée; ce qui n'aurait point lieu, si cette affection ne dépendait pas de la lésion du système spinal, parce que la strychnine agit sur ce système d'une manière spéciale. Ainsi, l'analogie qui existe entre les effets du remède sur les muscles des membres et sur les muscles de la vessie, dénote analogie d'affection et analogie de dépendance : or, les muscles des membres reçoivent leur influence de la moelle épinière, la vessie doit la recevoir et la reçoit aussi de cet organe. Voyez encore ce qui se passe dans une attaque d'apoplexie, dans un épanchement quelconque dans le cerveau : si la paralysie a lieu dans les membres inférieurs, toujours la vessie et le rectum sont aussi paralysés. Qui ne connaît l'heureuse réaction qu'on obtient si souvent des lavemens irritans et purgatifs ! Je suis persuadé que dans les affections comateuses et carotiques, la thérapeuthique pourrait obtenir de bons effets de l'administration de ces médicamens sur la surface muqueuse de la vessie. La sensibilité de cet organe, à tout autre excitant que l'urine, autorise cette idée.

Quant à l'absorption, je n'ai fait d'autre expérience que de remarquer chez M. Crozet et chez M. Vacher que plus j'éloignais le moment de les sonder, plus les urines étaient hautes en couleur ; ce qui provenait sans doute, comme en santé, de l'absorption des parties les plus aqueuses.

Je présume que la membrane muqueuse de la vessie a continué chez eux, de se couvrir de l'enduit muqueux qui en lubrifie les parois et les protége contre l'action irritante de l'urine. D'ailleurs, chez M. Vacher, ce fluide était chargé d'abord de mucosités, produit inévitable de la sécrétion muqueuse vésicale, augmentée par métastase, en quelque sorte, de l'irritation qui avait existé d'abord sur la muqueuse pulmonaire et sur la gastrique. Rappelons-nous aussi que chez M. de M... trois blennorrhagies ont eu lieu malgré la paralysie ; je dirai que M. Vacher éprouve encore dans ce moment un écoulement muqueux, procuré par la sonde. Toutes ces actions sont indépendantes de l'influence des nerfs spinaux, puisqu'ils étaient paralysés, elles appartiennent donc au système ganglionaire.

CHAPITRE VI.

INFLUENCE DU SYSTÈME NERVEUX GANGLIONAIRE SUR LES ORGANES DE LA GÉNÉRATION.

Pour que la génération ait lieu, il faut le concours des deux sexes : chacun coopère à sa manière à cette grande fonction qui éternise l'espèce. Il importe donc d'examiner isolément sur chacun d'eux l'action des deux systèmes nerveux.

ARTICLE PREMIER.

INFLUENCE DES SYSTÈMES NERVEUX SUR LES ORGANES GÉNITAUX DE L'HOMME.

La part que l'homme prend dans le grand acte de la génération, se borne à fournir un fluide vivifiant : aussi son appareil génital n'est-il autre chose qu'un appareil sécréteur et excréteur. Deux glandes, un conduit sécréteur et un réservoir pour chacune, et un conduit excréteur qui leur est commun avec l'appareil urinaire, le composent tout entier. D'avance nous devons nous attendre à voir cette sécrétion dépendre, avec toutes les autres sécrétions, du système ganglionaire. Cependant il importe de constater le fait.

Exp. xci. Après avoir acquis la certitude qu'un chat d'un an avait couvert plusieurs fois une chatte en folie, avec laquelle je l'avais fermé pendant un jour, je lui fis la section de la moelle épinière entre la troisième et quatrième vertèbres lombaires. Tout le train de derrière fut paralysé, le rectum et la vessie le furent également. Je le gardai trois jours en le nourrissant bien. Je trouvai les organes génitaux avec toutes les apparences de la santé, et les petites vésicules séminales étaient remplies de sperme.

Exp. XCII. Je tuai un chat du même âge, immédiatement après qu'il se fut accouplé avec sa femelle; les vésicules étaient vides.

Ces deux expériences suffiraient pour prouver que la sécrétion spermatique est indépendante du système cérébro-spinal, puisque dans la première, ce système étant détruit dans la portion qui tient sous sa dépendance les organes des régions pelviennes, les vésicules ont été trouvées pleines. Comme on aurait pu objecter que ces réservoirs avaient conservés la quantité de liqueur trouvée, j'ai répété trois fois la même expérience, qui a produit le même résultat. Chaque fois je l'ai faite comparativement, et toujours, dans ce dernier cas, les vésicules étaient vides.

Exp. XCIII. Sur un chat de dix mois, je fis la section de la moelle spinale dans la région lombaire. Comme la paralysie du train de derrière mettait cet animal dans l'impossibilité d'exécuter les manœuvres du coït, j'y fis suppléer par une sorte de masturbation. Il fallut plus de temps, mais elle finit par déterminer une éjaculation. Vingt-quatre heures après, je fis répéter la même manœuvre et une nouvelle éjaculation eut lieu, je le fis encore répéter le lendemain, avec le même résultat. Je m'en tins là et l'animal me servit pour d'autres expériences.

Cette dernière expérience est concluante : elle prouve que la sécrétion du sperme est indépendante de l'influence du système cérébro-spinal, puisqu'elle a eu lieu malgré la section de la partie inférieure de la moelle épinière. Ainsi, par voie d'analogie et par exclusion, nous conclurons qu'elle s'exécute, comme toutes les sécrétions, sous l'influence du système nerveux ganglionaire. Je sais, que pour plus de précision et de certitude, il aurait fallu faire aussi la section des nerfs ganglionaires qui se rendent aux testicules sous le nom de plexus spermatique ; mais, leur ténuité sur les animaux à notre disposition pour les expériences, ne permet pas de jamais espérer ce résultat : tout au plus, pourrait-on la tenter sur les grands animaux, et de semblables expériences ne sont pas permises à tout le monde.

Nous avons vu, dans un des chapitres précédens, que M. de M..., atteint depuis plusieurs années d'une paraplégie complète, conservait, au milieu de l'insensibilité de ses organes, les facultés génératrices, excepté la sensation du plaisir. Chez lui, sécrétion, érection, éjaculation, tout s'exécute convenablement, puisqu'il a eu deux enfans depuis qu'il est dans cette position. Cette observation est une preuve de plus en faveur de la réaction spermatique sans la participation des nerfs cérébraux : elle prouve de plus que l'exécution en est aussi indépendante. Cependant, l'influence de l'imagination sur ce phénomène est telle, que je crois que le plus souvent elle y participe beaucoup. Ce même malheureux nous a aussi présenté deux blennorrhagies, qui attestent, de leur côté, que la membrane urétrale est tout aussi indépendante du système cérébral que les autres parties de l'appareil génital, excepté pour ce qui regarde la sensation cérébrale qui était éteinte.

Je lis que, dans une séance (11 août 1825) de l'Académie royale de médecine, M. le docteur Ségalas, au sujet d'une observation sur une fracture de la colonne vertébrale, a fait la remarque que cet appareil nerveux avait de l'influence sur les vésicules séminales. Comme on n'explique pas sur quoi M. Ségalas se fonde pour émettre cette opinion, je ne puis que la mentionner, sans me permettre de la discuter, ni d'en tirer aucune conséquence.

ARTICLE II.

INFLUENCE DU SYSTÈME NERVEUX SUR LES ORGANES GÉNITAUX DE LA FEMME.

La femme ne borne pas, comme l'homme, ses fonctions génératrices, à fournir, au moment de la copulation, un fluide sécrété ou l'œuf. Pendant neuf mois elle est chargée de porter et d'alimenter, dans son sein, le produit de la conception. Après ce temps, elle l'expulse au milieu des souffrances les plus atroces. On voit combien cet appareil fonctionnel diffère de celui de l'homme, avec lequel cependant quelques auteurs se sont efforcés de lui trouver de l'analogie, à l'aide de comparaisons ingénieuses, mais forcées et bien inexactes. Quoi qu'il en soit, et sans y avoir aucun égard, je me contenterai de signaler la part que prennent les deux systèmes nerveux dans les trois actes que j'ai indiqués, et qui constituent la conception, la gestation et la parturition.

§ Ier.

CONCEPTION.

Je ne réveillerai pas les nombreuses hypothèses qui ont été imaginées pour expliquer les phénomènes de la conception. Qu'elle s'opère par le mélange des liqueurs spermatiques, par des œufs, des germes instantanés ou préexistans, par des animalcules, etc., etc. Ce n'est point là mon objet : je ne dois m'occuper que de l'influence des nerfs sur cette opération, à laquelle coopèrent à la fois le vagin, les ovaires et leurs trompes, et la matrice.

Le vagin n'est pas seulement un canal de transmission de la semence du mâle, il est aussi le siége ou la source de la volupté pour un sexe, et son agent pour l'autre. Il réfléchit en outre, sur les autres organes, la sensation qu'il éprouve, et il les dispose à exécuter leurs fonctions chacun à sa manière.

Comme canal de transmission et comme agent de volupté pour le mâle, le vagin est passif ou peut l'être, de façon que le rôle que doivent jouer les nerfs dans ces deux actes est à peu près nul ou du moins inappréciable ; mais comme organe sensitif et sensuel, il n'en est plus de même; ce canal devient actif. S'il ne percevait pas une sensation directe, les organes du mâle seraient en vain introduits, ils travailleraient en vain, l'organe insensible ne procurerait point de sensations à la femelle, et il ne réagirait pas non plus sur l'utérus, les trompes et les ovaires, l'acte de la génération n'aurait plus lieu.

Exp. xciv. J'ai paralysé le train de derrière à des chattes, des chiennes, des lapines et des femelles de cabiais; les mâles n'ont plus fait aucune tentative pour les couvrir. J'attribuai cet insuccès à ce que j'avais opéré sans avoir égard à l'époque relative aux amours de ces animaux.

Exp. xcv. Je me procurai une jeune chienne d'une petite espèce, qui était en folie pour la première fois. Je laissai avec elle, pendant quelques heures, un chien de la même espèce sans leur permettre de s'accoupler. Lorsque je vis le chien bien animé, je fis à la chienne la section de la moelle épinière, vers le milieu de la région lombaire, entre les deuxième et troisième vertèbres, autant que j'ai pu m'en assurer. Je couvris la plaie, je fis tenir la chienne droite. Le chien ne craignit point de s'en approcher, et mit tout le temps nécessaire à la consommation de l'acte. Aussitôt après je l'éloignai; afin de donner à la chienne tous les soins qui pouvaient la faire vivre plus long-temps. La plaie fut pensée soigneusement et le repos le plus absolu fut gardé. La chaleur , la tuméfaction et le suintement des organes génitaux continuèrent encore pendant quelques jours. La plaie se cicatrisa en sept jours. Quoique cette chienne conservât de l'appétit, je la vis dépérir de jour en jour, et au bout d'un mois elle succomba. La corne gauche était vide, et la corne droite contenait deux embryons bien développés et de la grosseur d'un hanneton.

Cette expérience est concluante : le vagin, par la section de la moelle épinière, a été soustrait avant la copulation à l'influence du système cérébro-spinal ; malgré cet isolement, ses fonctions ont continué , c'est-à-dire , que la turgescence, la chaleur et la sécrétion dont il est le siége pendant le rut des animaux, ont persévéré quelques jours après l'opération ; que la transmission a eu lieu, puisque le sperme est arrivé à sa destination ; qu'il a réagi sur l'utérus et ses dépendances et sur les ovaires, puisque ces organes se sont acquittés des actes qui leur sont confiés dans la conception ; en un mot, que la copulation et la conception se sont effectuées. Mais la volupté a-t-elle été sentie ? La femelle a-t-elle éprouvé quelque jouissance ? Voilà ce qu'il a été impossible d'apprécier, et ce que les expériences ne démontreront jamais, heureusement l'observation peut y suppléer.

Mme S... femme très-voluptueuse, fut atteinte, à la suite de douleurs rhumatismales, d'une paralysie du sentiment dans le rectum, la vessie, les organes génitaux et les parties cutanées environnantes. Toute espèce de sensation était nulle dans le vagin : le siége de la volupté devint insensible et le coït ne fut plus une source de plaisirs pour cette personne. J'ai connu une dame déjà mère de trois enfans, et qui devint paraplégique; la perte de la sensibilité était complète jusqu'au dessus du pubis; la sensation du coït fut anéantie, et cependant elle devint mère pour la quatrième fois. Ces deux observations prouvent évidemment que la sensation de la volupté dépend du système cérébro-spinal, puisqu'elle cesse avec l'anéantissement des fonctions de ce système, et que son abolition n'empêche pas la conception, puisque toutes les fonctions génératrices ont eu lieu, sauf le plaisir. Quoique cette sensation ne soit pas indispensable à l'accomplissement de la génération, elle est un apanage bien essentiel au règne animal, elle lui devient indispensable pour inspirer à chaque individu ce penchant irrésistible qui est la cause de la propagation de l'espèce. Sans ce penchant, sans cette sensation voluptueuse, les animaux mâle et femelle ne songeraient peut-être qu'à leur individu; ils oublieraient l'espèce, et la laisseraient bientôt s'éteindre avec eux.

Ainsi nous trouvons dans le vagin, 1° un acte soumis directement à l'influence du système nerveux cérébral : c'est la sensation cérébrale et le sens du plaisir; 2° trois actes indépendans de ce système : ce sont la réflexion de l'impression aux autres organes de la génération, une sécrétion particulière et la fonction de servir de canal de transmission au liquide séminal. Ce dernier acte est en quelque sorte indépendant de la vie, un tube inerte s'en acquitterait également; il suffit que la liqueur soit lancée par le mâle pour arriver à un organe plus profond. Mais les deux premiers sont essentiellement vitaux, et dès-lors soumis au système ganglionaire, puisque le système cérébral leur est étranger.

Dans la copulation, il ne suffit pas que le mâle dépose la liqueur fécondante au fond du vagin; pour que la conception ait lieu, il est indispensable qu'une partie de ce liquide soit transportée à travers la matrice et les trompes jusques sur l'ovaire, que l'œuf en soit détaché et soit amené par les trompes jusque dans l'utérus, où il se fixe pour y faire développer le nouvel individu. Dans cette double opération, passage du sperme, arrivée et rétention de l'œuf. La matrice n'est point et ne saurait être passive. Si elle l'était, les parois de sa cavité et de son orifice ne se laisseraient point écarter par la semence, qui ne peut recevoir de l'éjaculation assez de force pour produire cet effet. Il y a donc de sa part une action particulière, reconnue de tous les temps. Suivant l'expression de quelques auteurs, la matrice excitée par le coït, ressemble à un animal avide de sa proie et aspire la liqueur séminale dont elle se repaît. C'est toujours par une suite de cette stimulation que l'utérus pousse la semence à travers les trompes, au lieu de la retenir dans son intérieur comme elle le fait bientôt pour l'œuf. La matrice n'est pas plus passive dans cet acte de rétention qu'elle l'a été dans le précédent. L'œuf ne reste point parce qu'il y est déposé, mais parce qu'il y est retenu. Si l'organe utérin était nul dans cette circonstance de la génération, l'œuf en traverserait la cavité sans s'y arrêter : cette cavité et son orifice sont bien plus considérables que les dimensions presque imperceptibles du conduit tubaire, surtout chez les femmes qui ont fait plusieurs enfans ; j'en ai vu dont l'orifice permettait l'introduction du doigt et qui n'ont pas laissé de devenir enceintes. Je le demande, l'œuf si petit quand il arrive dans cet organe, n'en aurait-il pas traversé la cavité avec la plus grande facilité ; s'il n'y avait eu, de la part de l'organe lui-même, un effort réel pour le retenir. Or, la matrice puise ses nerfs dans deux sources : elle tire les uns du grand sympathique, et les autres des paires sacrées. Dans les expériences et les observations précédentes le système nerveux cérébral a seul été intéressé, seul il a cessé d'influencer l'utérus. Les actes qui ont eu lieu après l'anéantissement de ses fonctions, sont donc indépendans de lui. Comme les nerfs ganglionaires sont restés intacts, ce sont eux qui, par leur influence directe, ont déterminé les actes fonctionnels qui ont eu lieu. L'action de la matrice, dans la conception, est donc tout entière sous la dépendance du système ganglionaire.

J'ai dit que la liqueur fécondante du mâle était transportée de la matrice sur les ovaires, au moyen des trompes utérines, et que l'œuf était rapporté des ovaires dans la matrice par la même voie. Je regarde cette opinion comme une vérité démontrée, à cause des faits et des expériences qui l'établissent: ainsi, je ne discuterai aucune des hypothèses qui ont été imaginées à cet égard. Ce transport réciproque d'un organe à l'autre, ne peut avoir lieu sans une participation active des trompes: des conduits inertes à leur place ne transmettraient rien. D'ailleurs, si les trompes n'étaient que passives les verrait-on entrer en érection et venir embrasser l'ovaire avec les différens fragmens de leur pavillon ou corps fangé? Puique cet acte est vital, il est soumis à l'influence d'un système nerveux; or, dans les expériences précédentes, le système cérébro-spinal paralysé, ne pouvait agir sur les trompes: puisque leur fonction n'a pas cessé, elle en est donc indépendante et doit reconnaître un autre incitateur: c'est le système ganglionaire.

Deux choses sont à considérer dans les fonctions de l'ovaire: 1° la sécrétion ou formation de l'œuf; 2° son excrétion ou expulsion. Le premier de ces actes, quoique très-analogue aux sécrétions, présente cette différence que le liquide sécrété, au lieu d'être transmis directement et de suite dans un conduit excréteur, est retenu dans l'organe où il a été formé, et s'y enveloppe d'une pellicule. Je ne doute pas que ces vésicules se développent sous l'influence du système ganglionaire, de même que toutes les sécrétions. Cependant il est impossible d'en donner les preuves physiques: 1° parce qu'il est difficile de faire des expériences directes sur les ovaires; 2° parce que ces expériences ne seraient pas concluantes, attendu qu'on ne sera jamais sûr que la section des nerfs cérébraux et ganglionaires a été pratiquée avant la formation des vésicules. On en trouve toujours dans l'ovaire, et l'on ignore l'époque de leurs formations. Ainsi, les faits que nous avons rapportés ne peuvent être ici d'aucune valeur, quoique la génération ait eu lieu, puisque nous ne savons pas si les vésicules existaient avant la paralysie cérébrale ou si elles se sont formées après. Mais il n'en est pas ainsi pour le second acte ou l'expulsion de l'œuf. Au moment de la copulation, tout l'appareil génital entre en action, le pavillon de la trompe s'érecte et embrasse l'ovaire, celui-ci abandonne la vésicule, qui romp l'enveloppe qui la fixait à son organe sécréteur. Peut-être au premier coup-d'œil ce mécanisme paraîtra-t-il l'effet de la trompe qui, appliquée sur l'ovaire, en exprime l'œuf, et regardera-t-on l'ovaire comme entièrement passif; mais si l'on réfléchit que la vésicule est retenue dans cet organe par une pellicule assez forte, et que les lambeaux du corps frangé sont trop faibles pour la rompre; si l'on fait attention que lorsqu'on presse un ovaire entre les doigts, on ne peut jamais en expulser les vésicules; qu'on parvient bien à les rompre, mais jamais à les détacher : on ne pourra moins faire que de reconnaître dans cette expulsion l'action directe de l'ovaire, et dans les trompes le conduit qui reçoit ce qui leur est confié. Puisque l'ovaire est actif dans cette opération, et que dans les expériences précédentes, la paralysie des nerfs cérébraux ne les a pas empêchés d'agir, nécessairement ces nerfs n'ont aucune influence sur cette expulsion, qui dépend du système ganglionaire.

§ II.

GESTATION.

Lorsque la vésicule fécondée, ou l'œuf produit de la conception, est arrivée dans la matrice, elle y séjourne tout le temps nécessaire au développement de l'individu dont elle n'est que le germe. Pendant tout ce temps, l'utérus, cet organe singulier qui en est le réceptacle, prend avec elle un accroissement de nutrition, qui fait prononcer la nature musculaire de son tissu propre. Comment s'opèrent ces phénomènes? Ce n'est point là le but de mes recherches, assez de physiologistes s'en sont occupés : il ne m'importe que de constater sous l'influence de quel système nerveux ils s'effectuent. Déjà dans l'expérience xcv, nous avons vu deux embryons de chien acquérir le volume d'un hanneton, quoique la section de la moelle épinière eût été faite avant la copulation. Déjà nous avons vu une dame paraplégique devenir mère malgré l'abolition des fonctions cérébrales dans les organes génitaux, et son fœtus arriver au terme ordinaire de la grossesse avec tous les dehors d'une bonne santé. Ces faits prouvent déjà que la gestation est à l'abri de l'influence cérébrale, puisqu'elle a eu lieu malgré l'isolement de l'utérus ; mais l'envie de ne rien laisser à désirer sur ce sujet, m'a fait entreprendre les expériences suivantes.

Exp. xcvi. Vingt-quatre heures après avoir fait, à plusieurs reprises, couvrir une lapine, je lui ai pratiqué la section de la moelle épinière dans la région lombaire ; tout le train de derrière a été paralysé. La plaie s'est cicatrisée assez rapidement. Cependant l'animal s'est affaibli peu à peu, il a perdu son appétit et a succombé vingt-trois jours après la section. Les cornes de la matrice contenaient chacune trois fœtus de lapin bien formés.

Exp. xcvii. La même section a été pratiquée, et dans les mêmes conditions, à une autre lapine qui a langui pendant quatre semaines et a présenté à l'autopsie quatre fœtus dans une corne et trois dans l'autre ; ils n'étaient guère plus développés que ceux de l'expérience précédente.

Exp. xcviii. Une troisième et une quatrième lapine, chez lesquelles j'avais pratiqué la même section, ont succombé en moins de quatre jours après l'opération, et n'ont pu être d'aucune utilité, sous le rapport de la gestation. L'une avait les poumons hépatisés, l'autre ne présentait aucune altération pathologique prononcée. Cependant les méninges rachidiennes paraissaient enflammées.

Exp. xcix. J'ai répété la même expérience sur quatre femelles de cabiai. L'une a succombé trop tôt pour fournir des résultats. Une seconde a survécu dix jours et a laissé voir plusieurs fœtus bien distincts. La troisième a vécu quinze jours et portait cinq fœtus. La quatrième est allée jusqu'à dix-neuf jours; elle ne portait que deux fœtus dans une corne; l'autre était vide : ils étaient presque à terme.

Exp. c. J'ai fait pénétrer un stylet dans la partie inférieure du canal vertébral d'une lapine, qui, la veille, avait reçu plusieurs fois les approches du mâle et je l'ai enfoncé jusqu'au niveau de la première vertèbre lombaire. Comme dans les cas précédens, la paralysie a eu lieu et l'animal a succombé cinquante-six heures après l'opération. Il a été impossible de tirer aucune conséquence de ce fait.

Exp. ci. J'ai répété la même expérience sur deux femelles de cabiais : j'ai obtenu le même résultat. Ces expériences sont insignifiantes pour notre sujet.

Exp. cii. Sur deux autres femelles de cabiais, pleines depuis quinze jours, j'ai voulu pratiquer la même destruction de la partie inférieure de la moelle, elles ont aussi péri en deux ou trois jours. On ne peut rien en conclure. Les expériences précédentes ne sont pas également importantes, puisque dans la plupart, les animaux sont morts avant qu'on ait pu obtenir aucun résultat. Cependant les expériences xcvii, xcviii et xcix sont précieuses par les inductions qu'on en peut tirer. Puisque par la section de la moelle lombaire le train de derrière était paralysé ainsi que les organes génitaux, l'influence du système cérébral était donc anéantie : cela n'a pas empêché plusieurs femelles de voir se développer et croître dans leur sein le produit de la conception qui avait eu lieu peu avant l'opération. N'y eût-il qu'un fait de cette nature, il serait suffisant pour faire établir en principe, que puisque la gestation a pu se passer de l'influence cérébrale dans ce cas, elle peut s'en passer dans d'autres, et que cette influence n'est pas absolument utile : mais au lieu d'un, nous avons plusieurs faits.

Je ferai une remarque relative à cette opération chez les femelles grosses, c'est qu'aucune n'a survécu assez pour arriver au terme de la gestation. Cet état physiologique de la femelle aurait-il quelque influence sur sa mort anticipée? Je le pense, puisque, comme nous l'avons vu plus haut, plusieurs animaux placés dans d'autres circonstances ont survécu plus long-temps. Pourquoi cela? Tout ce que je pourrais dire ne serait que des suppositions plus ou moins vraisemblables. Quant à la mort à la suite de la destruction de la moelle épinière, elle a lieu dans tous les cas, qu'il y ait conception ou non. Quoi qu'il en soit, l'essentiel pour moi est d'avoir constaté, par des expériences directes, ce que déjà nous avions pressenti par des expériences antérieures et par des observations pathologiques assez concluantes, la non influence du système nerveux cérébral sur la gestation, puisque le produit de la conception a cru après l'isolement des organes génitaux. Or, l'utérus ne recevant que des nerfs cérébraux et des nerfs ganglionaires, ces derniers restent donc seuls chargés de l'influence vitale, qui entretient, dans la matrice, le degré de vie nécessaire à toutes les fonctions dont elle est chargée pendant la gestation.

§ III.

PARTURITION.

Lorsque le produit de la conception a séjourné dans la matrice le temps fixé par la nature, et qu'il y a acquis tout le développement qui lui est nécessaire pour remplir les nouvelles fonctions auxquelles il est appelé, il est expulsé par un mécanisme connu sous le nom de part, parturition, accouchement. La cavité dans laquelle il était renfermé était assez spacieuse pour le loger, conformément à sa disposition, tandis que le passage qu'il doit franchir est excessivement étroit, et nécessite des efforts extraordinaires. Ces efforts sont opérés presque exclusivement par la matrice, dont le plan musculaire s'est développé pendant la gestation. Les fibres de l'utérus se contractent avec force et à reprises interrompues et souvent renouvelées; elles en ouvrent l'orifice et chassent enfin, après des douleurs inouies, le fœtus qu'il ne peut plus garder. Tel est l'agent essentiel, presque le seul agent de la parturition, puisque souvent l'accouchement s'est terminé dans une syncope et même après la mort. C'est de ce phénomène seul que nous devons nous occuper, et surtout de l'influence que chaque système nerveux exerce sur lui.

Exp. CIII. J'avais fait engrosser un certain nombre de femelles de cabiais, je guettais le moment de leur part, je fis à l'une la section de la moelle épinière. Les contractions et les efforts pour accoucher furent suspendus ; cependant il y eut encore quelques frémissemens du bas-ventre, les mouvemens n'étaient pas entièrement abolis, ils se renouvelèrent faiblement à peu d'intervalle, pendant les trois jours que l'animal survécut sans mettre bas.

Cette persévérance incomplète des mouvemens me parut devoir mériter toute mon attention. Si le système cérébro-spinal est l'agent des contractions, la section de la moelle épinière doit les paralyser en entier. Si au contraire il n'en est pas l'agent, cette opération ne doit pas empêcher la parturition.

Exp. CIV. En conséquence, je saisis bientôt une occasion qui se présenta. La section de la moelle épinière fut faite entre la deuxième et la troisième vertèbre. Comme ci-dessus les mouvemens furent diminués et ralentis : ce n'était plus le travail ; mais l'abdomen continua de légères contractions. Cette singularité me rendit plus attentif, et je m'aperçus que les mouvemens partaient des flancs, c'est-à-dire, de l'extrémité lombaire des cornes, et que le reste du mouvement observé dans l'abdomen, n'était que communiqué. L'animal succomba le deuxième jour. Je ne doutai plus alors que la section de la moelle épinière, dans les deux expériences, n'avait point compris l'origine des nerfs cérébraux qui se rendaient aux cornes utérines, et je résolus d'éclaircir le fait.

Exp. cv. A quelques jours de là, une troisième femelle de cabiai entra en travail : je fis la section de la moelle entre les deuxième et troisième vertèbres dorsales. Les contractions furent complètement anéanties, il n'y eut plus ce frémissement que j'avais remarqué, et le part n'eut pas lieu. L'animal périt au bout de douze heures.

Exp. cvi. La même expérience a été faite sur une quatrième femelle en travail, les contractions ont de même été arrêtées. Elle a vécu vingt-une heures.

Il importait de bien éclaircir la question par tous les moyens. J'étais convaincu que les contractions utérines recevaient une influence directe de la moelle épinière, par conséquent, du système cérébro-spinal ; mais il me restait à examiner si, dans ce genre d'expérience, je pourrais réveiller artificiellement l'action nerveuse.

Exp. cvii. Je guettais une lapine qui était près de mettre bas. Aussitôt que le travail fut bien établi, je coupai la moelle épinière à la dernière vertèbre dorsale. Toute espèce de contraction fut suspendue. Je montai une pile voltaïque, et une heure après l'opération, je mis l'extrémité supérieure du fragment inférieur de la moelle en rapport avec un pôle, et l'utérus avec l'autre, de manière à établir le courant de l'un à l'autre organe. Les cornes utérines entrèrent en contraction, ainsi que l'indiqua une tension résistante qu'acquit l'abdomen. A plusieurs reprises, j'interrompis le courant galvanique. Chaque fois l'abdomen reprit la souplesse qui caractérise l'absence de toute contraction, ou la paralyse. Après trois heures de travail, en quelque sorte artificiel, la lapine mit bas un petit, qui fut suivi d'un second un quart d'heure après, et d'un troisième demi-heure plus tard. L'animal s'affaiblit et ne put plus expulser d'autres petits, malgré le courant galvanique que je ne cessai d'entretenir : la lapine succomba à la cinquième heure avec cinq petits à faire.

Exp. CVIII. Une femelle de cochon d'Inde était en travail, depuis une heure. Je lui pratiquai dans la région sacrée une incision, je portai un stylet tranchant dans le canal sacré, je coupai le faisceau des nerfs qui termine la moelle : je fis deux incisions sur le trajet de la colonne vertébrale, l'une au dos, l'autre aux lombes, sans intéresser la moelle. L'animal donna les marques d'une vive souffrance ; les contractions utérines continuèrent, et en moins de deux heures, elle mit bas cinq petits vivans et bien constitués.

Telles sont les expériences que j'ai pu faire sur ce sujet important. J'aurais voulu les multiplier davantage ; mais on ne peut pas toujours avoir des femelles pleines, et il est encore plus difficile de savoir quand elles vont mettre bas. Quelque insuffisantes qu'elles soient, elles peuvent cependant nous découvrir la vérité. Puisque dans les expériences CIII, CIV, CV et CVI les contractions utérines ont été arrêtées par la section de la moelle, d'autant plus complètement que cette section a été faite plus haut, il est naturel de conclure que la matrice et ses cornes ont partagé la paralysie des membres abdominaux, et que leur contraction est déterminée par les nerfs spinaux qui émanent de la moelle, au dessous de la dixième vertèbre dorsale. L'observation de la dame paraplégique dont nous avons parlé, se trouve en rapport avec cette manière de voir. Après les neuf mois de grossesse, le travail parut s'établir, mais d'une manière si vague qu'elle ne le soupçonna que par l'époque où elle se trouvait. A peine si l'utérus se tendait sous la main appliquée sur l'abdomen; il n'y avait point de douleurs. Par le toucher, je reconnus la même tension : l'orifice entr'ouvert était d'une mollesse remarquable; les mucosités étaient abondantes. Je laissai la nature agir pendant vingt-quatre heures; le travail ne s'établit pas mieux. Cette dame, qui se délivra très-vite dans ses deux dernières couches, désira la fin de son accouchement, dans la persuasion qu'elle ne se débarrasserait jamais elle-même. Par quelques titillations sur le col utérin, je tentai de provoquer les contractions. Ce fut en vain, cet organe souple se laissa distendre dans tous les sens, tellement, que l'orifice se trouva agrandi de toute la dimension possible. La tête de l'enfant se présentait bien. Je perçai la poche des eaux, la contractilité de la matrice les chassa; la tête poussée, s'engagea au détroit supérieur, d'où elle ne bougea plus. Vainement, pendant deux heures je voulus solliciter l'accouchement naturel, en titillant et pinçant la matrice, elle fut muette. Avec le forceps, je parvins à extraire un enfant bien constitué et vivant. La matrice revint lentement sur elle-même. Pendant plus d'une heure, je fis des frictions réitérées et vaines pour hâter la sortie du placenta. Je fus forcé d'aller le détacher avec la main. Ce ne fut qu'avec une lenteur extrême que l'utérus reprit son volume ordinaire.

Dans cette observation comme dans les expériences, on reconnaît l'influence du système cérébro-spinal sur les contractions utérines. Une affection pathologique avait causé la paralysie des parties inférieures du corps, de la même manière que la section de la moelle dans les expériences rapportées. Les contractions utérines n'ont plus eu lieu; et l'accouchement n'a pas pu se faire. Restera-t-il quelque doute sur cette influence du système cérébral, si à ces faits nous joignons l'expérience CVII, dans laquelle l'excitation galvanique, portée sur la moelle, a suffi pour ranimer l'excitation et faire expulser trois petits. Le galvanisme a produit les contractions utérines, comme, dans les expériences de M. Wilson Philip, il a produit les contractions de l'estomac de manière à opérer la digestion. Dans l'un et l'autre cas, l'organe était isolé du centre cérébro-spinal, l'incitation galvanique a suppléé à cette communication, en provoquant les contractions. L'analogie est parfaite. J'aurais dû, comme je l'ai fait pour l'estomac, chercher à produire le même effet sur la matrice, en déterminant sur la moelle épinière, une tout autre excitation que l'excitation galvanique. J'aurais ainsi déterminé le véritable mode d'action du fluide électrique, qui n'a bien certainement agi que comme un puissant excitant.

L'analogie trouvée entre ces deux organes m'autorise à croire que les effets auraient été les mêmes. Cependant l'expérience n'a pas été faite, quoique je l'eusse désiré; mais comme je l'ai dit, il est difficile de se trouver au moment même où une femelle va mettre bas. Cette lacune serait, au reste, plus importante à remplir, pour les conséquences relatives au mode d'action du système nerveux en général, que pour l'objet qui nous occupe : elle ne nous empêche pas de conclure que les contractions utérines sont sous la dépendance du système nerveux cérébro-spinal.

L'expérience CVIII prévient une objection, qu'on aurait pu faire sur la paralysie de l'utérus par la section de la moelle spinale. On aurait pu objecter en effet que la douleur causée par la plaie pouvait suffire pour suspendre et arrêter le travail du part. Dans cette expérience, la femelle du cochon d'Inde a été torturée par plusieurs plaies, et cependant elle a mis bas. Si cette expérience avait besoin d'être confirmée, mille faits pathologiques viendraient à son appui : il est peu d'accoucheurs qui n'aient vu des femmes en travail se faire des plaies, des contusions, tomber, etc., sans que ces accidens eussent une influence marquée sur les contractions utérines. Combien de fois, au contraire, n'ont-ils pas décidé un accouchement prématuré !

J'ajouterai ici que la section de la moelle, à quelque hauteur qu'elle ait été pratiquée, n'ayant jamais empêché après l'accouchement, ni l'évacuation sanguine, ni les lochies, ces deux actes consécutifs sont indépendans de l'influence cérébrale, et ne peuvent reconnaître d'autre influence nerveuse que celle des ganglions, ainsi que tous les actes de la circulation capillaire, les exhalations et les sécrétions.

En nous résumant, nous voyons que les deux systèmes nerveux sont indispensables aux fonctions génératrices des deux sexes, et que chacun y joue son rôle bien distinct. Dans l'homme, le système nerveux cérébral est le siége du plaisir et des désirs voluptueux si nécessaires à l'accomplissement de cette grande fonction; le système ganglionaire préside à la sécrétion et à l'excrétion du sperme. Dans la femme, le système cérébral est le siége de la volupté et de la sensation cérébrale du vagin et de la matrice, et produit les contractions utérines : le système ganglionaire exerce son influence sur toutes les sécrétions, sur la production et le détachement de l'œuf, sur la nutrition et le développement de la matrice, de l'embryon et du fœtus.

CHAPITRE VII.

INFLUENCE DU SYSTÈME NERVEUX GANGLIONAIRE SUR LES SÉCRÉTIONS.

Les sécrétions sont essentiellement liées à la vie assimilatrice : on les trouve dans tous les êtres organisés, animaux et végétaux. Comme ces derniers sont privés du système nerveux cérébral, et qu'ils ont des sécrétions, il est incontestable que ces fonctions dépendent du système nerveux ganglionaire, puisqu'ils n'ont que ce système. Par analogie, nous conclurons que ce système est, dans les animaux, le principe d'action des organes sécréteurs. Là devrait se terminer ce que nous avons à dire sur les sécrétions, puisque notre but est atteint, et que déjà dans les expériences précédentes, nous avons vu, 1° la membrane muqueuse pulmonaire sécréter les mucosités malgré la section des nerfs cérébraux qui se rendent aux poumons; 2° la muqueuse gastro-intestinale opérer la même sécrétion, malgré la section de la huitième paire et de la moelle épinière; 3° la génito-urinaire sécréter ses mucosités, quoique paralysée artificiellement ou pathologiquement; 4° les testicules sécréter le sperme, quoique privés de l'influence des nerfs cérébraux.

Depuis Bordeu on a généralement reconnu l'influence nerveuse sur les sécrétions. M. Adelon dit que Béclard, Brodie et Chaussier ont prouvé cette influence par des expériences directes. Mais Béclard ne cite aucune expérience, il ne fait qu'exprimer [1] le fait d'après Brodie. Celui-ci a fait prendre de l'arsenic à des animaux, chez quelques-uns desquels il avait coupé les nerfs pneumogastriques. Ce savant a vu que chez les animaux auxquels on avait laissé les nerfs intacts, l'estomac

[1] *Anatomie générale*, pag. 635.

était plein d'un liquide muqueux et séreux, tandis que chez ceux auxquels les nerfs avaient été coupés, l'estomac était tout-à-fait sec. Comme mes expériences sur la section de la huitième paire ne sont point conformes à celles de Brodie, je ne puis en tirer aucun parti. Je dis même que les expériences de cet habile physiologiste seraient loin d'être concluantes, lors même qu'il n'y en aurait aucune qui fût contradictoire. La sécrétion de l'urine qu'il a vu suspendre par la décapitation, n'est aujourd'hui d'aucun poids: Gamage et beaucoup d'autres ayant observé le contraire. Je ne crois pas devoir parler des savantes recherches de M. Chossat: elles n'ont eu pour but que le produit de la sécrétion, et non la sécrétion elle-même. Au rapport du docteur Lund [1], M. Krimer a fait des expériences très-curieuses sur l'influence des nerfs dans la sécrétion de l'urine, cependant les résultats qu'il a obtenus sont loin d'être satisfaisans. Aussi quelques physiologistes, peu satisfaits de ces preuves, et fondés sur la continuation des sécrétions, malgré la section des nerfs de l'organe sécréteur, ont d'abord douté de cette influence, et sont même allés jusqu'à la nier. Cette dissidence d'opinion vient de ce qu'on n'a pas tenu compte des deux ordres de nerfs que reçoit chaque organe glanduleux. Ainsi, quand le docteur Revoux nous

[1] Coup-d'œil sur les résultats physiologiques des vivisections faites dans les temps modernes, *Journal complémentaire du Dict. des sc. méd.*, tom. XXXV. Septembre 1820, pag. 20.

dit [1] qu'il a vu, à l'hôpital de Saint-Éloy de Montpellier, un militaire qui, ayant eu le nerf facial coupé par un coup de sabre profond, n'en continua pas moins à sécréter une salive abondante, et qu'il nous donne cette observation comme un argument contre l'opinion de Bordeu, en prétendant que la sécrétion a continué malgré la section des nerfs de la glande : alors, il ne tient compte que des nerfs cérébraux, dont la section a pu et a dû produire la paralysie du sentiment et du mouvement de la face; mais il ne fait aucune attention aux nerfs ganglionaires qui se rendent à la glande et que la plaie n'a pas atteint. Ce n'est donc qu'en isolant chaque espèce de nerfs et en appréciant son action particulière, qu'on peut arriver à une solution exacte de la question. La disposition anatomique de la plupart des organes sécréteurs rend impossibles les expériences sur les deux odres de nerfs qu'ils reçoivent, de sorte qu'il est difficile d'arriver à des inductions rigoureuses. Quand on réfléchit en effet que chaque glande reçoit, outre les nerfs cérébraux, les filets nerveux qui lui sont envoyés par les plexus ganglionaires; que ces filets, avant d'arriver à l'organe, s'accollent aux tuniques des vaisseaux et font corps avec elles; de sorte que ce n'est pas sur un ou plusieurs nerfs qu'il faut agir, mais sur des milliers de filets qu'il est impossible d'isoler. On n'a point non plus la ressource de diriger

[1] Réflexions relatives à l'influence des affections morales systaltiques ou débilantes sur les organes de la digestion. *Thèse*. 1824.

les expériences sur un centre unique, comme dans le système nerveux cérébral. Chaque ganglion représente un centre d'action indépendant, qui n'est lié aux autres ganglions que pour l'ensemble et l'harmonie des fonctions. Pour se convaincre de l'influence des nerfs sur l'action des glandes, il ne suffit donc pas d'avoir opéré sur une espèce de nerfs, puisque les autres peuvent continuer leur influence, comme cela avait lieu chez le militaire dont parle M. Revoux, comme cela a lieu dans presque toute l'étendue de la membrane gastro-pulmonaire, après la section de la huitième paire. Dans tous ces cas, il n'y a d'intéressé que les nerfs cérébraux qui se rendent aux organes sécréteurs, les nerfs ganglionaires sont intacts.

Si Béclard a fait les expériences directes dont parle M. Adelon, elles sont perdues pour nous; je me suis vainement adressé à plusieurs physiologistes distingués, aucun n'a pu m'indiquer le travail où elles sont consignées. Il les a emportées dans la tombe avec tant d'autres choses importantes que son génie méditait, et que le temps ne lui a pas permis d'achever. L'opinion de ce savant professeur, étant fondée sur l'expérience, doit être l'expression de la vérité : je ne doute point qu'il ait approfondi la question de la manière la plus satisfaisante. Mais, privé de ses expériences, je ne puis savoir sur quelle espèce de nerfs il a agi. Ainsi, tout en reconnaissant la nécessité de l'influence des nerfs sur les sécrétions, il nous reste encore à déterminer si ce sont les nerfs cérébraux qui sont nécessaires et dont la section paralyse les sécrétions, si ce sont les nerfs ganglionaires, ou si ce sont ces deux ordres de nerfs ensemble. Tels sont les points sur lesquels il faut nous éclairer. Livré à moi-même, je me contenterai de présenter quelques expériences que j'avais faites dans le temps: quoique peu nombreuses, elles nous aideront à trouver la vérité, que les faits précédens nous ont déjà fait entrevoir.

Exp. cix. Après avoir fait boire six onces d'eau à un chien de moyenne taille, j'ai pratiqué la section des deux huitièmes paires avec les précautions nécessaires pour éviter la suffocation. J'ai de suite après vidé la vessie, que les efforts du chien avaient déjà évacuée pendant l'opération. Six heures après, la vessie contenait près d'un demi-verre d'urine.

Exp. cx. J'ai répété la même expérience sur deux autres chiens. Chaque fois, le résultat a été le même, à une légère différence près, dans la quantité et dans la couleur du liquide.

Exp. cxi. J'ai fait boire à un chien basset, âgé de deux mois, une tasse d'eau blanchie avec du lait. Une demi-heure après, je lui en ai fait boire une seconde, après laquelle j'ai de suite fait la section de la moelle épinière dans la région cervicale; tout le tronc a été paralysé. Pendant que je faisais entretenir la respiration, j'ai vidé la vessie. Le cœur a battu pendant cinquante minutes. Une once d'urine avait été sécrétée et s'est trouvée dans la vessie.

Exp. cxii. Le même jour, et sur un chien de la même portée, j'ai fait la section de la moelle épinière dans la région cervicale, et en même temps, celle des deux pneumo-gastriques ; l'animal venait de boire une seconde tasse de lait étendu d'eau. J'ai vidé la vessie. Il a survécu quarante-sept minutes. La vessie contenait près d'une once d'urine.

Ces expériences confirment ce que nous savons déjà, que la sécrétion peut s'effectuer quoique l'organe sécréteur soit soustrait à l'influence du système cérébral. On ne peut élever aucun doute sur cette indépendance, puisque j'ai successivement détruit les seules voies au moyen desquelles les reins pouvaient communiquer avec l'encéphale, et que la sécrétion n'en a pas moins continué. Ce n'est ni par la huitième paire, ni par la moelle épinière, que ces organes ont pu recevoir la moindre influence du cerveau, puisque la continuité de ces deux organes nerveux a été détruite séparément et simultanément, sans qu'il en soit résulté d'autre différence que de légères nuances dans la couleur de l'urine. D'après ces faits, nous pouvons déjà conclure que, si les sécrétions sont soumises à une influence nerveuse, elles ne peuvent recevoir cette influence que du système nerveux ganglionaire, puisque cet appareil nerveux est seul resté intact, et que seul il a pu continuer à exercer son influence. La conséquence est rigoureuse. Cependant il importe de l'établir encore sur de nouvelles preuves. Pour cela, il faut agir sur les nerfs ganglionaires, car il est impossible de le faire sur les ganglions dont ils émanent. Le plexus rénal se détache du plexus mésentérique, qui vient du grand plexus solaire, composé d'un grand nombre de filets, qui le font communiquer avec une foule de ganglions, qui se réunissent eux-mêmes à plusieurs ganglions, et qui forment, en outre, un entrelacement inextricable, tellement rempli d'anastomoses, qu'on ne saurait sur quelle partie agir pour anéantir l'action nerveuse du plexus rénal : on ne peut qu'agir sur ce plexus lui-même, entreprise non moins difficile, puisque les filets qui le composent s'unissent aux vaisseaux, si intimement, qu'ils en deviennent partie constituante. Voici ce que j'ai fait et pu obtenir.

Exp. CXIII. J'ouvris l'abdomen à un jeune dogue de cinq à six mois, je soulevai les intestins du côté droit. Je disséquai les vaisseaux rénaux de manière à les isoler de toute espèce de filets nerveux ou autres. Je remis chaque chose à sa place, et, à l'aide de quelques points de suture, je maintins réunis les parois de l'abdomen. La vessie fut vidée. Trois heures et demie après, l'animal succomba. La vessie contenait deux onces d'une urine rouge. Cependant elle n'a point taché le linge, ni laissé déposer du sang.

Comme il y a deux reins, je pensai que, n'ayant agi que sur un seul, l'urine pouvait continuer à être sécrétée dans l'un, lors même que la sécrétion aurait cessé dans l'autre. Dès-lors, l'expérience ne présentait plus de résultats positifs. Pour y parvenir, il fallait agir à la fois sur les deux reins, ou bien, recevoir isolément le produit de la sécrétion de chacun d'eux.

Exp. cxiv. Un mâtin du même âge que le précédent a été opéré de la même manière ; mais, de plus, j'ai fait la ligature de l'uretère gauche pour intercepter la communication de la vessie avec le rein gauche. La vessie a été évacuée et l'animal a bu une verrée d'eau blanchie avec du lait. Il a péri au bout de trois heures. La vessie ne contenait qu'une once de liquide d'un rouge vif. Je recueillis ce liquide et le plaçai dans un vase de verre pour le laisser déposer. La matière colorante rouge se précipita, en grande partie, au fond du vase ; et au bout de huit heures, la partie superficielle de la liqueur ne conservait qu'une teinte citrine, à peine rosée ; elle répandait l'odeur de l'urine la mieux caractérisée. La partie de l'uretère gauche, placée au dessus de la ligature, était distendue par une assez grande quantité d'urine citrine et trouble.

Cette expérience fut loin de me satisfaire. Le rein droit, sur lequel j'avais opéré, avait sécrété de l'urine, quoique je crusse en avoir coupé tous les filets nerveux. Je pouvais croire cependant que la vessie avait retenu un peu d'urine sécrétée auparavant, et que telle était l'origine de celle que j'y avais trouvée.

Exp. cxv. Je répétai la même expérience sur un autre chien déjà d'un certain âge. Mais au lieu de lier l'uretère gauche, j'isolai et je détachai l'uretère droit, que je liai aussi bas que possible. L'animal fut assez tranquille, il but et mangea même de la soupe. Il demeura trois heures dans cet état de calme. Puis, tout d'un coup, il fut extrêmement agité et souffrant, et se mit à hurler. Il succomba au bout d'une demi-heure. La vessie contenait près de deux onces d'une urine claire et bien formée. L'uretère droit était distendu, dans la partie supérieure à la ligature, par trois quarts d'once au moins d'un liquide rougeâtre, qui, par le repos, se conduisit comme celui de l'expérience CXIV. En conséquence, il contenait de l'urine. L'urine avait donc été formée dans le rein droit, quoique j'eusse soigneusement coupé tous les filets nerveux apparens qui s'y rendent. Mais les avais-je bien coupés tous? non sans doute; puisque l'anatomie, grâce aux recherches minutieuses de plusieurs savans, nous apprend qu'un grand nombre de nerfs ganglionaires se portent sur les parois vasculaires, s'unissent et se confondent avec elles, et les accompagnent dans leur distribution la plus ténue au parenchyme des organes. Cela explique la formation de l'urine dans le rein droit : malgré la destruction apparente des nerfs ganglionaires, il en restait dans les parois artérielles un nombre suffisant pour lui porter la vie et leur influence. Ainsi, l'expérience ne prouvait rien; elle devenait inutile. Il fallait recommencer.

Exp. CXVI. Je fis jeûner douze heures un dogue de grosse taille. Alors je lui fis boire une grande quantité de lait très-étendu d'eau, et je commençai l'opération comme dans les cas précédens. Lorsque j'eus mis à découvert les vaisseaux, j'isolai le tronc de l'artère rénale, je la circonscrivis de deux ligatures placées à quatre lignes de distance l'une de l'autre. Je fis comprimer l'artère près de son origine, pendant que je pratiquai une incision dans l'espace des deux ligatures. A travers l'incision j'introduisis successivement les deux extrémités d'un petit tubè à manche; je serrai les deux ligatures sur ce tube, et avec un petit scalpel, je fis la section complète de l'artère, de manière à détruire la continuité de tous les tissus qui entrent dans la composition de ses tuniques. Je fus bien sûr alors de n'avoir laissé subsister aucun filet nerveux. Je plaçai une ligature autour de l'uretère gauche. Je remis chaque chose à sa place, et je réunis les parois de l'abdomen. L'animal vécut quatre heures, pendant lesquelles il but assez. Je trouvai environ trois onces d'un liquide rouge dans la vessie. L'uretère et le bassinet droit étaient teints en rouge par le même liquide. Je m'assurai que le rein n'avait aucune plaie, ni aucune altération pathologique qui pût être la cause de cette espèce d'hémorragie rénale. Je recueillis le liquide avec soin, je le laissai reposer : il se conduisit comme du sang pur, en se partageant en deux parties, le sérum et le caillot; le sérum était très-abondant.

Exp. cxvii. Un autre dogue me fournit les mêmes résultats.

Je voulus expérimenter sur des animaux plus petits, le cochon d'Inde et le lapin. Malgré toutes les précautions, je ne pus jamais venir à bout d'introduire une petite canule dans les artères rénales : leur petit diamètre et leur peu de longueur, y furent un obstacle constant.

Comme on aurait pu suspecter la réalité des résultats, à cause de la substitution d'un tube au calibre de l'artère, dans une petite étendue de son trajet, il importait de constater que cette substitution n'arrêtait point la circulation. Je fis l'expérience suivante, déjà bien des fois reproduite par la plupart des physiologistes.

Exp. cxviii. Un chien braque fut soumis à la même expérience, c'est-à-dire, reçut un tube dans l'artère rénale; j'ouvris une des veines émulgentes, le sang en coula bien librement pendant cinq minutes. J'enlevai une portion du rein, et je vis sur plusieurs points de la solution s'élever trois ou quatre petits jets artériels. J'ouvris une des branches de l'artère rénale, et un jet de sang bien saccadé en jaillit au moins pendant six minutes.

Exp. cxix. Un grand chien mâtin fut comme celui de l'expérience cxvi, opéré avec la canule dans l'artère rénale droite. L'uretère du même côté fut lié aussi bas que possible, et l'abdomen fut refermé. Cinq heures après, l'animal vivait encore; je le tuai. La vessie contenait de l'urine bien naturelle; au moins le liquide que j'y trouvai en possédait toutes les qualités physiques. Le bassinet et l'uretère étaient remplis d'un liquide rouge qui, recueilli dans un vase, se sépara en un caillot fibrineux et en une partie séreuse abondante.

Exp. cxx. Un chien lévrier a été le sujet d'une dernière expérience. Après avoir isolé les vaisseaux, placé la canule et fait la section de l'artère, j'isolai l'uretère dans une grande étendue, et j'en pratiquai la section dans le bassin. Je rangeai chaque chose comme dans le cas précédent, à l'exception de l'uretère dont je fis passer l'extrémité libre à travers la plaie. Pendant cinq heures que l'animal vécut encore, je vis ce bout de l'uretère laisser couler, goutte à goutte, un fluide rouge, en tout semblable à celui que j'avais recueilli dans les expériences précédentes. Le fluide fut reçu dans un verre, et par le repos, il se conduisit comme dans les cas cités.

Puisque le système nerveux cérébral n'exerce pas une influence directe sur la sécrétion de l'urine, ainsi qu'il est prouvé par les expériences CIX, CX, CXI et CXII, dans lesquelles ont été détruites les seules voies de communication des reins avec le système cérébral, sans qu'ils aient cessé de sécréter l'urine : puisque au contraire la section des nerfs ganglionaires qui se rendent aux reins, lorsqu'elle a été totale, a suspendu et anéanti leur fonction ; et qu'elle ne l'a point anéantie, lorsqu'elle n'a été que partielle, et que des filets se rendaient encore à l'organe sur les parois artérielles, ainsi que la chose est établie par les expériences CXIII, CXIV, CXV, CXVI, CXVII, CXVIII, CXIX, CXX ; il est évident et bien démontré que la sécrétion de l'urine est sous l'influence directe du système nerveux ganglionaire. Puisque le fait est prouvé pour cette sécrétion particulière, nous le regarderons comme prouvé pour toutes les autres; d'autant mieux que, ainsi que je l'ai rappelé, les végétaux ont des sécrétions, et n'ont point de nerfs cérébraux; les glandes parotides sécrètent la salive après la section des nerfs faciaux ; les follicules muqueux, pulmonaires, gastriques, intestinaux, etc., sécrètent leurs mucosités, quoique soustraits à l'influence cérébrale par la section des deux huitièmes paires ; les testicules sécrètent la semence chez les paraplégiques et chez les animaux à qui on a fait la section de la moelle spinale ; dans la plupart des affections cérébrales, les urines restent crues ou même naturelles, ainsi qu'Hippocrate l'avait déjà signalé dans son style aphoristique : *pulsus bonus, urina bona, et æger moritur.* On ne peut pas objecter que, pendant les opérations, la circulation a été anéantie ou suspendue par la section de l'artère rénale, puisque dans l'expérience CXVIII, le sang artériel a jailli des petites artérioles répandues dans la substance du rein, que les veines émulgentes ont fourni du sang, et qu'une branche de l'artère même, ouverte au dessous de la section, en a fourni pendant plusieurs minutes. Je le répète, les sécrétions sont sous la dépendance directe des nerfs ganglionaires ; mais nous ne concluerons pas pour cela que le système cérébral n'exerce aucune influence sur elles ; trop de faits viendraient nous démentir : les effets des passions, de l'hystérie, de l'hypocondrie, etc., sont assez connus ; mais ces effets ne sont que secondaires, ou sympathiques ; ils ne sont point essentiels ou directs : ils n'ont lieu que par cet enchaînement de fonctions, cet accord, cette harmonie qui constitue le grand *consensus* d'Hippocrate, et sur lequel nous aurons occasion de revenir dans le chapitre sur les sympathies.

Enfin, en dernière analyse, il reste prouvé que la sécrétion urinaire et toutes les sécrétions s'exécutent sous l'influence directe et positive du système nerveux ganglionaire; que c'est, en un mot, ce système qui, au moyen de ses rameaux nombreux, porte dans les glandes le mode d'innervation nécessaire pour qu'elles remplissent leurs fonctions, suivant leur système normal et particulier. Je suis convaincu que s'il était possible de soustraire, pendant un certain temps, une glande à l'action des nerfs ganglionaires, non-seulement elle cesserait de sécréter son fluide accoutumé pour ne laisser passer dans ses conduits excréteurs que du sang, ainsi que nous l'avons vu, mais que l'organe cesserait de se nourrir, il s'imprégnerait du sang qui lui serait apporté, mais il ne le transformerait plus ni en un liquide nouveau, ni en sa substance.

Quoique je n'aie parlé que des sécrétions, je ne finirai point ce chapitre sans dire un mot des exhalations, qui sont également sous la dépendance du système nerveux ganglionaire. Comme elles ne s'opèrent que sur de vastes surfaces et que les membranes qui en sont les organes, ne reçoivent pas un nerf, ou un faisceau de nerfs, mais reçoivent par tous les points de leur face adhérente des milliers de ramuscules nerveux imperceptibles, il est impossible de présenter aucune expérience directe. Cependant, la pathologie nous en fournit tous les jours. Dans une paraplégie, une hémiplégie, etc., le membre ou la partie frappée de la paralysie la plus complète, ne laisse pas que de transpirer comme le membre sain. Cependant les organes de l'exhalation ne reçoivent plus alors d'influence du système nerveux cérébral, la fonction qui s'y exécute doit donc en reconnaître une autre, or cette influence est exercée par le système nerveux ganglionaire. N'a-t-on pas vu bien des fois des phénomènes de ce genre se continuer même après la mort totale du système nerveux cérébral? Qui ne sait que la barbe, le poil, les ongles, etc., ont grandi après la mort d'un individu? qui n'a pas vu bien souvent des hémorragies, des sueurs après la mort? Je pourrais citer une foule de faits de cette espèce : je me bornerai à rapporter celui dont M. Speranza, médecin à Parme, a fait entretenir l'Académie royale de médecine, par l'intermédiaire du docteur Fontaneille, dans sa séance du 5 août 1828. Un jeune homme de vingt ans meurt d'une céphalite. Speranza est chargé par l'autorité judiciaire de l'examiner. La tête et sa face étaient couvertes d'une abondante transpiration, et le cadavre était encore chaud; on voyait la sueur suinter en gouttelettes à la surface du derme. Vingt-quatre heures après la mort, le cadavre était froid, et cependant les pores fournissaient encore de la sérosité. Dans cette observation, la vie cérébrale était éteinte, la transpiration n'a donc pu en recevoir aucune influence. Cette action organique a dû nécessairement en reconnaître une autre. Or, cette influence a été fournie par le système nerveux ganglionaire, qui vivait encore assez pour l'entretenir indépendamment du système nerveux cérébral.

CHAPITRE VIII.

INFLUENCE DU SYSTÈME NERVEUX GANGLIONAIRE SUR LES SYMPATHIES.

L'histoire des sympathies est un des points les plus obscurs de la physiologie, et cependant il est peu d'objets qui aient plus occupé les physiologistes et les médecins, et qui méritent autant de les occuper, à cause du rôle important qu'elles jouent, surtout dans les maladies. Depuis Hippocrate jusqu'à nos jours, tous ceux qui ont fait une étude spéciale de la science de l'homme, en santé comme en maladie, ont eu de nombreuses occasions de remarquer ces phénomènes inexplicables par les connaissances acquises. On a beaucoup écrit, soit pour consigner de nouveaux faits, soit pour en donner de nouvelles explications. Comme on n'avait rien pour se guider, on s'est abandonné à tout ce qu'il a plu à l'imagination d'enfanter de plus ou moins vraisemblable. De là, cette immense quantité de conjectures et d'hypothèses; les faits sont restés et les hypothèses se sont évanouies. Les formes infiniment variées sous lesquelles il se présente, ont fait que ce phénomène, l'un des plus simples de la nature, est peut-être le plus compliqué dans nos ouvrages, de telle façon qu'aujourd'hui, à part quelques classifications, nous sommes à peu près aussi avancés sur la nature et la cause des sympathies, qu'on l'était du temps d'Hippocrate, et que nous sommes réduits, avec M. Adelon, à convenir que nos connaissances se bornent à savoir moins ce qu'elles sont que ce qu'elles ne sont pas; à regarder, avec Bichat, l'expression qui sert à les désigner, comme un voile heureux qui nous aide à couvrir notre ignorance Ainsi tout reste à faire. Mais après les efforts infructueux de Tissot, Barthez, Cabanis, Bichat, et de MM. Roux, Piorry, Caffin, Magendie et Broussais. Après les belles considérations qu'ils nous ont données sur ce sujet important, peut-on espérer d'atteindre mieux le but, et n'est-ce pas une témérité que de vouloir entreprendre de traiter la même matière? La prétention de faire mieux est loin de ma pensée, et jamais, sans doute, je n'eusse abordé une des questions les plus élevées de la physiologie et de la médecine, si mes recherches antérieures sur les fonctions du grand sympathique ne m'en imposaient en quelque sorte l'obligation, afin de compléter la physiologie de ce système nerveux. Il est inutile de dire qu'il ne peut pas être question, dans cet article, des sympathies morales et sentimentales. Malgré le désir que j'aurais de rapporter les opinions qui ont été émises avant moi, surtout par les physiologistes modernes, afin de rendre hommage à tant de savans qui les ont produites ou partagées, la longueur que nécessiterait leur simple énumération, ne me permet pas même de la faire; d'ailleurs elles sont connues de tous ceux qui s'occupent des sciences physiologiques, et l'on peut en trouver l'historique très-bien fait dans l'article Sympathie du *Dictionnaire des sciences médicales*. En outre, mon but étant précis, je ne dois envisager les sympathies que dans leurs rapports avec les nerfs ganglionaires, et à moins de m'écarter trop, je ne puis embrasser cette question dans toute son étendue.

Qu'est-ce qu'une sympathie? Si on en cherche la définition dans les auteurs, on trouve dans tous la même idée qu'ils ont souvent rendue d'une manière contradictoire. Quelle que soit, au reste, la définition qu'on adopte, il suffit de s'entendre, et, sous ce rapport, il serait assez inutile d'établir de nouvelles définitions, parce que tout le monde sait qu'on donne le nom de sympathie à tout acte ou phénomène qui se passe dans un organe ou une partie quelconque du corps, pendant que la cause qui le détermine, a agi sur un organe ou sur une partie plus ou moins éloignée, et entre lesquels il n'y a aucun rapport direct connu. Cela posé, on ne peut plus commettre d'erreur, et l'on ne regardera point comme sympathie, par exemple, la contraction d'un muscle, lorsqu'on irrite le point du cerveau d'où part le nerf qui va lui porter son principe d'action, ou lorsqu'on irrite le nerf lui-même; parce qu'ici le phénomène est lié avec la cause dont il est la conséquence immédiate et fonctionnelle. Quoique j'emploie ici l'expression fonctionnelle, je ne veux point l'étendre aux actes fonctionnels qu'exécutent simultanément ou dans l'ordre successif établi, plusieurs organes qui concourent à une grande fonction. Un seul reçoit l'impression, et tous la ressentent, quoique nous ne connaissions aucun lien direct entre eux. Ainsi la sécrétion abondante de la salive, par la présence des alimens dans la bouche; la sécrétion plus abondante de la bile, pendant la digestion; le gonflement des mamelles, quarante-huit heures après l'accouchement, etc., etc., sont des actes fontionnels, mais qui rentrent dans la classe des sympathies, parce que nous ne connaissons aucun lien direct, qui unit les organes qui les exécutent, aux organes qui ont reçu l'impression, et qui n'agissent à leur tour, sur eux, que par la réflexion sympathique de cette impression reçue loin d'eux. C'est à ces actes que les auteurs, Barthez, etc., ont donné le nom de synergies, pour les distinguer des sympathies ordinaires, qui ne sont essentielles ni à l'existence, ni à aucune fonction. Malgré cette définition très-vraie, ces phénomènes n'en sont pas moins des sympathies; aussi dans l'examen que nous allons faire, nous ne les distinguerons nullement.

De quelle manière devons-nous envisager les sympathies du système nerveux ganglionaire? Il semble, au premier abord, que nous devons les considérer dans ce système, comme dans tous les organes, c'est-à-dire, que nous devons simplement examiner en santé comme en maladie: 1° l'influence qu'il reçoit des autres organes (sympathies passives de Tissot, Bichat, Rega [1]); 2° l'influence qu'il

1 Ce dernier les désigne sous la dénomination de *consensus actionum* et de *consensus passionum*. (*Tractatus medicus de sympathiâ.*)

exerce sur eux (sympathies actives), soit en y causant des actes nouveaux (sympathies par expansion, Caffin), soit en arrêtant des actes qui s'y opéraient et en concentrant sur lui une activité plus grande (sympathies de concentration). Si je ne m'étais imposé que cette tâche, elle serait bientôt remplie, parce que les affections idiopathiques du système ganglionaire sont encore peu connues et sont peut-être peu nombreuses. Tout ce que les auteurs ont écrit sur ce sujet n'est encore que conjecture, et se trouve souvent en contradiction avec ce que permet d'adopter la connaissance des fonctions de cet appareil nerveux. Tout ce que je pourrais dire de ses sympathies serait aussi conjectural que ce qu'on a dit de ses maladies. Ainsi, je ne l'envisagerai point sous ce rapport; j'embrasserai la question sous un point de vue plus vaste. C'est l'influence qu'exerce le système nerveux ganglionaire dans les sympathies que je vais chercher à dévoiler, en faisant connaître le rôle qu'il y joue.

Nous savons que la sympathie est un acte : or, tout acte étant produit par un organe, la sympathie est nécessairement le résultat d'une action organique ; la conséquence est rigoureuse, aussi est-elle généralement admise aujourd'hui. D'après cette manière de voir, il y a, ou il peut y avoir autant de sympathies, non-seulement qu'il y a d'organes différens, mais qu'il s'opère d'actes différens dans chaque organe, parce que chacun de ces actes peut, isolément ou différemment combiné, s'exécuter sympathiquement : soit l'estomac pour exemple.

Tantôt la contraction péristaltique ou antipéristaltique de ses fibres musculaires sera excitée, comme dans quelques efforts de vomissement, suite de céphalalgie, ou lorsqu'on irrite la luette, ou dans la dysenterie : tantôt la sécrétion et l'exhalation muqueuses seront augmentées à la vue d'un objet savoureux ou répugnant : d'autres fois, la sensation cérébrale est accrue, comme dans l'encéphalite, etc. Ces actes différens peuvent encore être modifiés simultanément, ou être combinés deux à deux, trois à trois, etc., etc. Cette analyse abrégée des sympathies de l'estomac est applicable à tous les organes : autant d'actes et de combinaisons d'actes dans chacun, autant de sympathies différentes. Personne n'a mieux étudié ces modes multipliés que l'illustre Bichat, qui en a fait l'application aux actions fonctionnelles de chaque système, et à ce qu'il appelait leurs propriétés vitales. Mais Bichat et la plupart des physiologistes se sont arrêtés là : aucun n'a trouvé ce qu'il y avait entre l'organe en action et celui qui réfléchit sur lui l'excitation première qu'il a reçue; c'est ce lien, cette voie de communication de l'organe excité avec l'organe en action qu'il nous reste à rechercher. Cette recherche est difficile sans doute; mais est-elle impossible? Je ne le crois pas; et si la vérité nous échappe, ne peut-elle pas se dévoiler à quelque autre qui la poursuivra avec des moyens d'investigation supérieurs aux nôtres! Ce n'est pas à nous à poser des limites à l'esprit humain, et ce serait une prétention bien ridicule que d'oser déclarer impossible ce que nous, pygmées, n'avons pas pu faire. Espérons mieux de la marche progressive des sciences, et soyons bien convaincus que ce qui nous paraît impossible, est un champ vaste et fertile qui promet d'abondantes moissons à ceux qui voudront le défricher. Je vais présenter mes réflexions sur les sympathies, serai-je assez heureux pour soulever un coin du voile.

Puisque la sympathie est un acte, elle doit, comme tous les autres actes de la vie, dépendre de l'influence sous laquelle elle s'exécute. Or, nous savons que, dans les animaux, les actes s'exécutent sous l'influence des deux systèmes nerveux, que les uns dépendent directement du système cérébro-spinal, et les autres du système ganglionaire. Dès-lors, tout acte sympathique dépend nécessairement de l'un des deux systèmes nerveux. Dans l'estomac, par exemple, les vomissemens et les douleurs sympathiques sont le produit du système cérébro-spinal, puisque ces deux phénomènes sont déterminés par les nerfs vagues émanés de ce système; tandis que la formation d'une plus grande quantité de suc gastrique, l'inflammation sympathique, sont le résultat du système ganglionaire, qui préside aux phénomènes sécrétoires, exhalans et inflammatoires. Il en est de même pour tous les organes. En poussant notre raisonnement plus loin et toujours avec la même sévérité, il devient évident que les sympathies, étant produites par l'action de l'un des deux systèmes nerveux, ne peuvent pas reconnaître d'autre agent de transmission. Au premier coup-d'œil, cette idée est d'une vraisemblance telle, que déjà elle a été suggérée à la plupart des physiologistes. Et en effet, quels autres agens pourraient les produire, que ceux qui président à l'exercice de toutes les fonctions, qui communiquent avec tous les organes et avec toutes les parties, qui les font communiquer ensemble, et qui entretiennent, dans l'économie animale, ce consensus de toutes les actions, cette harmonie admirable sans laquelle, chaque acte étant isolé et indépendant, la vie ne serait plus rien, parce qu'il n'y aurait plus d'ensemble, plus de moi. Eh bien! ce que les inductions et le raisonnement nous font conjecturer, l'expérience le prouve. Je prends toujours l'estomac pour exemple. Nous savons que cet organe, important par ses fonctions, ne l'est pas moins par les nombreux rapports qu'il entretient avec tous les organes, soit qu'il opère ou qu'il reçoive les réactions. Les expériences que j'ai faites sur lui sont concluantes. Or, ce qui est vrai pour un organe, l'est pour tous; la conséquence est rigoureuse : la nature toujours simple dans ses moyens, ne peut pas en employer plusieurs pour produire le même phénomène.

Exp. cxxi. J'ai fait manger une écuelle de soupe à un chien dogue, que j'avais laissé jeûner depuis la veille. Un moment après, j'ai titillé la luette avec une plume; le chien a rejeté avec effort la plus grande partie de ce qu'il avait mangé; j'ai titillé de nouveau, un second vomissement a fait rejeter une nouvelle quantité de matières; une troisième titillation a provoqué de grands efforts, qui n'ont fait rejeter qu'une très-petite quantité de la soupe avalée, mêlée de matière glaireuse légèrement teinte en jaune. Une demi-heure après ce dernier vomissement, j'ai fait manger au même chien une seconde soupe; j'ai recommencé les titillations de la luette, et j'ai ainsi déterminé le vomissement jusqu'à l'évacuation complète de l'estomac. J'ai de nouveau fait manger le chien, et je l'ai laissé tranquille jusqu'au lendemain : il a digéré sans paraître affecté de ce qu'on lui avait fait. A huit heures du matin il était très-bien portant. Comme la veille, je lui ai fait manger une soupe, et un moment après, j'ai pratiqué une incision à la partie latérale et supérieure du cou. J'ai dégagé l'œsophage de derrière le larynx; je l'ai circonscrit d'une ligature, que j'ai placée le plus haut possible, afin de ne point intéresser le pneumo-gastrique. La ligature serrée, j'ai fait la section de l'œsophage. J'ai titillé la luette; des efforts de vomissemens ont eu lieu comme la veille; mais rien n'est sorti par la gueule, puisque la continuité du conduit était interceptée par la section et par la ligature; une assez grande quantité de la soupe ingérée est venue remplir la plaie, et se porter au dehors. Je nettoyai la plaie, et je la vis de nouveau se remplir de soupe, chaque fois que je titillai la luette pour provoquer le vomissement.

Cette expérience importante, renverse l'opinion des physiologistes qui adoptent, avec Haller, la continuité des membranes comme une des causes des sympathies. La section de l'œsophage avait été faite en totalité, la continuité des deux membranes muqueuse et musculeuse de ce conduit avait été détruite; il n'y avait, par conséquent, plus de communication entre le fond de la gorge et l'estomac; cependant les titillations de la luette n'en ont pas moins provoqué le vomissement, n'en ont pas moins agi sur le plan musculaire de l'estomac. La sympathie a eu lieu, donc la continuité des membranes n'est pas une cause des sympathies.

Exp. CXXII. J'ai rassasié un chien courant, de pain et de viande. J'ai sollicité le vomissement par la titillation de la gorge, et l'estomac a répondu sympathiquement à cet appel. J'ai redonné la même nourriture au chien; j'ai fait une incision sur les deux parties latérales du cou, pour mettre à découvert les pneumo-gastriques. J'ai disséqué et coupé transversalement l'œsophage, comme dans l'expérience précédente. La luette titillée a provoqué le vomissement. J'ai pris mes précautions pour la respiration, et j'ai fait la section avec perte de substance des deux nerfs vagues. J'ai bien des fois porté le doigt dans la gorge: le chien, par ses mouvemens, témoignait en ressentir l'impression désagréable; mais il n'y a plus eu de vomissement, l'estomac ne s'est plus contracté. Après plusieurs tentatives inutiles, j'ai vivement excité la partie inférieure des nerfs coupés, j'ai deux fois obtenu le vomissement d'une petite quantité d'alimens.

Nous savons déjà que c'est sous l'influence des pneumo-gastriques que le plan musculaire de l'estomac se contracte; cette expérience en est une preuve de plus. Elle établit, en outre, que ce nerf est la voie de communication par laquelle la sensation de la gorge s'est transmise à l'estomac pour y exciter le vomissement sympathique. La huitième paire est dont l'agent de transmission de la sympathie dans cette circonstance, puisque celle-ci a continué malgré la section de l'œsophage, et qu'elle n'a été anéantie que par la section de cette paire de nerfs. Ce qui ajoute à cette preuve, c'est que l'excitation des bouts inférieurs de ces nerfs a provoqué le mouvement irrégulier de l'estomac et le vomissement.

Si quelques partisans de la transmission des sympathies par continuité de membranes, veulent objecter que dans l'expérience précédente, il y avait à la fois section de l'œsophage et des nerfs vagues; et que c'est à cette double solution de continuité qu'a été dû l'anéantissement de la sympathie, et non à la section du seul nerf, et qu'ainsi, la continuité des membranes doit encore compter pour quelque chose dans la production des sympathies; je ne répondrai à cette objection que par l'expérience suivante, que j'avais pourtant faite avant la précédente.

Exp. cxxiii. Après m'être assuré, sur un chien courant, comme dans les cas précédens, que la titillation du fond de la gorge provoquait le vomissement, je lui ai fait manger une écuelle de soupe. Quelques minutes après, j'ai fait, sur les côtés du cou, deux incisions longitudinales, au fond desquelles les nerfs vagues ont été mis à découvert;

la section en a été pratiquée en même temps, avec les précautions nécessaires pour l'entretien de la respiration. Je portai vainement une plume ou le doigt dans le gosier de l'animal ; il témoigna, en s'agitant, la sensation pénible qu'il en ressentait ; mais il n'y eut point de vomissement.

Cette expérience ne peut pas laisser le moindre doute. La continuité des nerfs vagues a seule été interceptée, la membrane muqueuse est restée intacte dans toute son étendue, et cependant le vomissement n'a plus pu avoir lieu ; tandis qu'il s'est opéré dans la première expérience, dans laquelle, les nerfs étant intacts, la membrane œsophagienne seule avait été coupée. Le vomissement n'a donc lieu sympathiquement qu'autant que les nerfs pneumo-gastriques conservent leur intégrité. Ces nerfs sont donc la voie de transmission par laquelle l'irritation déterminée sur l'arrière-gorge, a été transportée sur l'estomac pour en produire la contraction antipéristaltique. Je n'envisage point ici le but de la nature qui est évident ; c'est de faire cesser la gêne de la gorge, en expulsant, par le vomissement, le corps étranger qui l'occasione. Je ne dois m'attacher qu'aux effets et aux causes physiologiques. Par quel enchaînement anatomique et physiologique cette transmission peut-elle s'effectuer? La chose est bien simple. Si les nerfs glosso-pharyngiens, qui se distribuent en grande partie aux organes excités, reçoivent les impressions qui s'y font sentir, ils peuvent les transmettre directement et sans intermédiaire aux huitièmes paires, qui, à leur tour, les transportent à l'estomac. Si la titillation de la gorge ne se fait sentir qu'aux filets nerveux de la cinquième paire, envoyés à ces parties par les nerfs vidien, ptérigoidien, palatin, etc., alors le cercle devient un peu plus grand; l'impression reçue n'est transmise aux nerfs vagues qu'en passant par le cerveau, dont la médiation est inévitable. De quelque manière que cette transmission ait lieu, elle est positive, puisque l'interruption du cercle, dans un point de son étendue, la détruit. Je ferai remarquer que dans cette réaction sympathique de la gorge sur l'estomac, tous les actes qui s'opèrent sont dépendans du système nerveux cérébro-spinal : impression sur les nerfs de la gorge, qui tous sont cérébraux; transmission de cette impression aux nerfs pneumo-gastriques, avec ou sans la médiation du cerveau, et vomissement placé sous l'influence de ces derniers nerfs, qui, ainsi que nous l'avons prouvé ailleurs, tiennent sous leur dépendance directe les contractions des fibres musculaires de l'estomac. La cause de cette sympathie nous est connue. Ne pourrions-nous pas conclure de celle-ci pour toutes les autres, *ab unâ disce omnes*, et établir que, puisque l'une s'opère par le ministère des nerfs, toutes s'opèrent de la même manière? Nous le pourrions, sans doute, et cette conséquence serait assez rigoureuse; cependant nous ne le ferons pas, attendu que nous en avons d'autres preuves, et que nous pensons, qu'en fait d'expériences on ne saurait jamais trop prouver.

Exp. cxxiv. J'ai soufflé un peu de poudre d'ellébore dans les narines d'un chat de huit jours ; l'animal a éternué à plusieurs reprises avec beaucoup de force. J'ai pratiqué une incision sur la trachée-artère, que j'ai d'abord isolée et ensuite coupée transversalement ; la respiration était aussi libre qu'auparavant. J'ai soufflé une nouvelle dose d'ellébore, l'éternument s'est opéré, comme la première fois, à plusieurs reprises. J'aurais voulu, sur le même animal, faire quelques autres expériences ; mais du sang s'étant épanché dans la trachée-artère, il en est résulté une agitation si vive que je l'ai abandonné.

Comme la membrane muqueuse se continue des fosses nasales dans les bronches, l'éternument provoqué par l'excitation de la membrane de Schneider avait été classé parmi les sympathies par continuité des membranes. Si déjà nous n'avions pas vu que ce mode de transmission des sympathies avait été gratuitement adopté, l'expérience précédente suffirait pour en démontrer la fausseté. En effet, la continuité de la membrane muqueuse a été détruite, et l'éternument n'en a pas moins été provoqué par l'insufflation de l'ellébore dans les narines. Cette expérience, jointe à la cxxi, ne permet plus de croire à ce mode de transmission qui est presque généralement rejeté.

Exp. cxxv. J'ai pris un autre chat du même âge, puisqu'il était de la même portée ; je l'ai fait éternuer avec l'ellébore ; j'ai pratiqué, avec un stylet tranchant, la section de la moelle épinière, vers le quart inférieur de la région cervicale. Les mouvemens mécaniques de la respiration ont été suspendus ; j'y ai suppléé par la respiration artificielle. J'ai soufflé de la poudre d'ellébore dans les narines, et il en est résulté de petites secousses d'expulsion bien évidentes et indépendantes des mouvemens des parois de la poitrine. Pour bien les sentir, j'ai rempli les poumons d'air ; j'ai retiré le soufflet et j'ai placé le doigt sur l'extrémité de la canule ; alors, chaque secousse de l'air chassé des vésicules, se faisait sentir contre le doigt ; j'ai trois fois changé l'air et j'ai toujours obtenu ces secousses convulsives par l'irritation des fosses nasales.

Exp. cxxvi. J'ai fait éternuer un troisième chat, toujours avec l'ellébore : j'ai fait la section de la trachée-artère ; j'ai fixé une petite canule dans le bout inférieur ; la respiration a continué à se faire régulièrement ; j'ai chatouillé les narines avec la barbe d'une plume poudrée d'ellébore ; l'animal a éternué trois fois. J'ai, comme dans l'expérience précédente, fait la section de la moelle épinière à la région cervicale. Les mouvemens de la respiration se sont arrêtés ; j'y ai suppléé par l'insufflation, et, en même temps, j'ai renouvelé l'excitation des fosses nasales avec la plume et la poudre d'ellébore ; j'ai rempli les poumons d'air, j'ai placé le doigt sur la canule et, comme dans le cas précédent, j'ai senti plusieurs efforts d'expulsion spasmodique.

Plusieurs fois j'ai répété ces deux expériences importantes, et à peu de chose près, j'ai obtenu les mêmes résultats. Je dis que ces expériences sont importantes, ce qui est vrai sous deux points de vue bien marqués : 1° elles confirment la théorie de la toux et de l'expectoration que j'ai établie dans un autre chapitre, puisqu'elles prouvent que les poumons, ou plutôt leurs vésicules ou cellules aériennes, chassent l'air par une contraction indépendante de la pression mécanique, exercée par les parois thoraciques; 2° elles établissent la correspondance sympathique des poumons avec les fosses nasales, puisque ces organes se sont contractés à plusieurs reprises par la seule excitation de ces cavités. Elles prouvent aussi que la contraction isolée des poumons ne peut pas opérer seule l'éternument, parce que étant trop faible, elle n'est pas suffisante pour expulser l'air avec force et avec bruit. Quoi qu'il en soit, l'action sympathique a eu lieu, et elle établit les rapports des poumons avec les fosses nasales. Quelle est la voie de communication entre ces deux parties? Ce ne peut être ni la moelle épinière, puisque sa continuité a été détruite, ni la membrane muqueuse, puisque dans l'expérience CXXIV, la section n'avait pas empêché l'éternument, et que, dans la dernière, la même opération n'a pas empêché les petits mouvemens d'expulsion de l'air des poumons. Il ne reste donc pour cette voie de communication que les nerfs vagues; et, dans ce cas, la médiation de l'encéphale devient indispensable, que l'ellébore agisse sur les nerfs olfactifs ou sur les rameaux du maxillaire supérieur, parce qu'il n'y a aucune communication directe entre ces nerfs et la huitième paire. Dès-lors il est indispensable que la sensation passe par l'encéphale pour être transmise par les nerfs vagues aux poumons. Je ferai remarquer, comme je l'ai déjà fait pour le vomissement, que toutes les voies d'impression et de transmission sont, dans ce cas, dépendantes du système nerveux cérébral.

Les expériences dont nous venons de rendre compte, établissent l'union sympathique des poumons avec la membrane muqueuse nasale. Cependant ce que nous avons observé n'est pas l'éternument, il y manque l'action mécanique des parois de la poitrine. Peut-être, dira-t-on, que cette action constitue seule l'éternument. Pour m'en assnrer, il n'y avait qu'une expérience bien simple à faire, et en voici le résultat.

Exp. cxxvii. Je me suis assuré, sur un quatrième chat, de la facilité avec laquelle l'éternument succédait à l'irritation des fosses nasales : j'ai fait la section des deux pneumo-gastriques, après les précautions d'usage pour entretenir la respiration. J'ai chatouillé et excité vivement les fosses nasales avec la barbe d'une plume et l'ellébore ; j'ai obtenu une expiration assez brusque, mais bien différente de l'éternument. L'air était bien chassé vivement ; mais encore ce n'était point l'éternument. Un cinquième chat, encore sain, me servit de terme de comparaison ; la différence, dans la manière d'éternuer des deux animaux, était trop sensible pour qu'on pût croire que tous deux aient exécuté le même acte respiratoire.

Exp. cxxviii. Sur le cinquième chat ci-dessus

indiqué, j'ai pratiqué la même opération qu'au quatrième, et de suite après, j'ai fait la section de la moelle épinière : j'ai entretenu pendant plus d'un quart-d'heure, la circulation à l'aide de l'insufflation pulmonaire. Pendant tout ce temps, j'ai essayé vainement d'irriter la membrane muqueuse nasale, je n'ai plus obtenu, ni contraction des parois, ni resserrement spasmodique des vésicules pulmonaires.

De ces expériences, il résulte : 1° que l'éternument ne s'opère pas seulement par la contraction spasmodique des muscles pectoraux, comme on l'a cru jusqu'à ce jour, mais par la contraction simultanée de ces muscles et des vésicules pulmonaires aériennes; 2° que ce phénomène ne peut pas avoir lieu sans la continuité des deux organes nerveux qui portent l'influence nerveuse cérébrale, l'un aux muscles thoraciques, l'autre aux cellules pulmonaires. De même que le phénomène physiologique, le phénomène sympathique est complexe, il n'est pas simple : composé de deux actes, il a besoin, pour qu'ils s'exécutent, que les deux troncs nerveux qui les influencent, conservent toute leur intégrité; si la continuité de l'un est interrompue, l'acte auquel il préside n'a plus lieu, et le phénomène est incomplet. Du reste, l'action des muscles pectoraux est sous l'influence du système cérébro-spinal. L'excitation nasale est transportée au cerveau, comme nous l'avons dit précédemment; puis du cerveau, elle se transmet, par la moelle épinière et les nerfs intercostaux et diaphragmatiques, aux muscles expirateurs. Ainsi, la voie de communication entre le point excité et le point mu sympathiquement, est encore cérébrale; de sorte que le phénomène de l'éternument s'opère par deux actes dépendant du système cérébral.

Voilà déjà deux sympathies dont les voies de communication nous sont connues. Dans toutes deux, les nerfs sont le moyen intermédiaire, et ce sont des nerfs du système cérébro-spinal. En procédant du connu à l'inconnu, nous arriverions, si nous voulions généraliser, à cette conclusion peut-être anticipée, 1° que les nerfs sont la voie par laquelle s'opèrent les sympathies, 2° que ce sont les nerfs du système cérébro-spinal. En établissant ce principe d'une manière exclusive, on serait dans l'erreur quant à la seconde partie de la conclusion, et voici sur quoi je me fonde : les phénomènes sympathiques que nous avons analysés, étant des actes dépendans du système nerveux cérébro-spinal, leurs sympathies doivent en dépendre aussi. Comme il est impossible que le système ganglionaire opère des actes auxquels il ne préside point; il serait absurde de les lui prêter; et réciproquement dans les actes du système ganglionaire, il est impossible que le système nerveux cérébral puisse les produire; et, par conséquent, il serait également absurde d'admettre que ce système est l'agent commun de toutes les sympathies. Il ne l'est et ne peut l'être que pour les actes qui sont sous sa dépendance, ou bien, comme nous le verrons plus tard, pour les actes qui demandent la coopération des deux systèmes. Quoique ce raisonnement soit sévère et convaincant, le désir de prouver, par des expériences, les sympathies du système nerveux ganglionaire, m'en a fait entreprendre quelques-unes, dont voici les principales, la plupart ayant été infructueuses.

Exp. CXXIX. J'avais obtenu, d'un boucher, la permission de faire des expériences sur les veaux qu'il allait tuer. J'ouvris l'abdomen à un veau de six semaines; je mis à découvert le ganglion semi-lunaire et le plexus solaire; je piquai plusieurs des nombreux filets qui en partent; je n'obtins aucun signe de sensation ni de douleur; je piquai le ganglion lui-même à plusieurs reprises, et l'animal ne parut pas s'en apercevoir davantage. Bientôt ces parties devinrent rouges, et présentèrent tous les caractères de l'inflammation; alors presque tous les filets nerveux que je voulus piquer ou pincer, donnèrent des marques non équivoques de sensibilité en causant de l'agitation. Je piquai de nouveau le ganglion; son insensibilité avait disparu, et l'animal témoigna ressentir une vive douleur à chaque piqûre. Je fis la section de plusieurs filets assez apparens que j'avais déjà irrités. J'en excitai la partie séparée du ganglion; l'animal parut ne plus rien ressentir, tandis qu'il continuait de s'agiter si l'on piquait les filets qui n'avaient point été séparés. Il me fut impossible de pousser l'expérience plus loin; l'animal perdait beaucoup de sang: il succomba.

Exp. cxxx. J'ouvris l'abdomen à un second veau; je mis le ganglion semi-lunaire à découvert : les premières piqûres faites, soit aux nerfs qui en partent, soit au ganglion lui-même, ne furent point senties; deux minutes après, l'animal témoigna les sentir. Je coupai tous les filets nerveux qui arrivent au ganglion par ses parties supérieure et postérieure; je piquai de nouveau les filets antérieurs et inférieurs, je piquai le ganglion lui-même, et l'animal resta impassible pendant plus de dix minutes qu'il vécut encore. Il fut impossible de lui arracher le moindre signe de douleur ou de sensibilité en irritant ces parties, tandis qu'en piquant les nerfs au dessus, l'animal sentait très-bien l'action du scalpel.

Il est inutile de rapporter ici les détails de plusieurs expériences semblables, qui ont fourni les mêmes résultats toutes les fois qu'une hémorragie trop abondante et l'indocilité de l'animal n'ont pas empêché de la conduire jusqu'à sa fin. Ces répétitions seraient plus fastidieuses qu'utiles; cependant les résultats identiques que j'ai obtenus donnent plus de poids aux inductions qu'on peut en tirer. Ainsi, nous concluerons que dans l'état naturel, les nerfs ganglionaires sont impropres à transmettre au cerveau les sensations qu'ils reçoivent, ou, en d'autres termes, qu'ils ne possèdent point la sensibilité animale de Bichat, la sensation cérébrale; mais que dans l'état pathologique ou d'inflammation, ils exercent cette sensation cérébrale, puiqu'ils transmettent les impressions qu'ils reçoivent alors.

Je préviens qu'en transmettant ces sensations, ce n'est point sur le cerveau que la transmission s'opère directement, ainsi que nous le verrons plus loin; j'en avertis pour qu'on ne m'accuse pas de contradiction. Ces expériences prouvent aussi que dans l'état normal le ganglion semi-lunaire est insensible, mais qu'il le devient dans l'état phlegmasique : ce qui explique pourquoi un physiologiste l'a trouvé sensible. En disant insensible, je n'entends parler que de la sensation cérébrale, celle dont le cerveau a la perception, attendu que le cerveau n'a aucune conscience de la sensation ganglionaire, et que le ganglion possède cette dernière sensation, au moins comme tous les corps organisés, ce que prouve d'ailleurs l'inflammation dont il est susceptible.

Exp. cxxxi. J'ai pris un agneau de trois semaines; j'ai fendu les cartilages costaux du côté droit, assez près du sternum; j'ai renversé et maintenu la paroi costale en dehors; j'ai amené le poumon en devant et sur le sternum, afin de mettre à découvert les côtés du corps des vertèbres dorsales; les ganglions étaient bien apparens sous la plèvre, ainsi que les branches qui les font communiquer entre eux et avec les nerfs spinaux, et celles qu'ils envoient antérieurement pour concourir à la formation du nerf grand splanchnique. J'ai fendu la plèvre sur l'une de ces dernières branches; j'ai piqué, à plusieurs reprises, le nerf; l'animal n'a donné aucun signe de sensibilité. J'ai fait la même chose sur deux autres branches semblables, l'agneau a conservé la même impassibilité ; j'ai porté la pointe du scalpel sur un rameau interganglionaire, même insensibilité. J'ai mis à découvert une des branches de communication avec les nerfs spinaux, je l'ai piquée ; l'agitation de l'animal a prouvé l'impression douloureuse qu'il ressentait. La même irritation, exercée sur une autre branche semblable, a produit le même effet. J'ai pincé un des nerfs splanchniques qui déjà avait été piqué ; il en est résulté une sensation douloureuse, manifestée par l'agitation de l'animal. J'ai piqué un de ces nerfs encore intact ; aucun signe de sensation douloureuse n'a été donné ; l'animal paraissant très-affaibli, j'ai replacé le poumon dans sa cavité, ce qui a paru le ranimer un peu, et il a survécu une heure.

Exp. cxxxii. J'ai répété la même expérience sur un lapin d'un mois ; les résultats ont été les mêmes quant aux nerfs. J'ai voulu, en même temps, m'assurer du degré de sensibilité cérébrale des ganglions thoraciques ; j'en ai piqué un superficiellement, sans que l'animal témoignât s'en apercevoir. J'ai fait une seconde piqûre plus profonde qui a été ressentie ; j'en ai fait une troisième dont l'impression a été nulle sur l'encéphale. J'ai piqué le ganglion supérieur deux fois, l'animal n'en a paru ressentir aucune douleur ; une troisième et une quatrième fois, il a manifesté, par son agitation, en éprouver une très-vive. J'ai piqué profondément un troisième ganglion, et de suite l'impression en a été sentie. J'ai piqué le même ganglion à côté de la première piqûre ; l'animal n'a pas paru s'en apercevoir. De quelque manière que j'aie varié la manière de piquer, je n'ai rien obtenu de constant ni de positif sur le degré de sensibilité cérébrale du ganglion ; mais quelques instans après, des piqûres réitérées ont été senties et exprimées par l'agitation de l'animal.

Ces expériences étaient d'une importance telle que j'ai cru devoir les répéter plusieurs fois : les résultats que j'en avais obtenus méritaient d'être constatés. Deux chiens et un lapin ont été employés à cet effet. Sur les trois animaux les effets ont été les mêmes ; insensibilité cérébrale primitive dans les nerfs de communication entre les ganglions et dans les nerfs qui en partent ; sensation cérébrale très-marquée dans la branche communiquant avec les nerfs spinaux ; variation dans les ganglions, et sensation cérébrale constante dans ces ganglions et dans les nerfs qui ont été irrités, piqués ou tiraillés quelques minutes auparavant. D'après cela, on peut conclure : 1° que les nerfs, qui de la moelle épinière se rendent aux ganglions, sont de véritables nerfs cérébraux, et jouissent de la sensation cérébrale ; 2° que les nerfs de communication entre les ganglions et les nerfs que ces centres nerveux fournissent, sont de véritables nerfs ganglionaires, puisque le cerveau n'a aucune conscience des irritans qui sont appliqués sur eux, et qu'ils n'acquièrent la sensation cérébrale que lorsque l'inflammation s'y est développée ; 3° que les ganglions sont insensibles par eux-mêmes, puisque le plus souvent leurs piqûres ne sont pas senties. Cependant la conséquence ne pouvait pas être rigoureuse, puisque la sensation cérébrale s'était manifestée dans les ganglions, presque aussi souvent qu'elle avait paru leur manquer. Cette singulière variation me donnant à réfléchir, je résolus d'en étudier le fait, pour ne pas l'abandonner au vague des opinions et des probabilités hypothétiques.

Exp. cxxxiii. Je procédai à l'ouverture de la poitrine d'un lapin de deux mois; l'irritation des filets nerveux d'émission et de communication interganglionaire ne fut point sentie; plusieurs ganglions, piqués à plusieurs reprises, furent tantôt sensibles, tantôt insensibles; les premiers nerfs irrités, piqués de nouveau, quatre minutes après, dans l'endroit déjà irrité, donnèrent des signes non équivoques de la sensation qu'ils éprouvaient. Je glissai sous un ganglion laissé intact, un stylet tranchant et courbé sur le plat; je coupai le nerf qui faisait communiquer ce ganglion avec la moelle épinière. Alors je piquai le ganglion à plusieurs reprises, profondément et dans tous les sens; il n'en résulta aucune sensation. J'irritai la branche splanchnique du ganglion supérieur qui, déjà, avait été irritée; cela causa de la douleur. Je l'irritai au dessous du point primitivement piqué, et l'animal fut insensible. Je fis la section de la branche spinale, et je ne pus plus obtenir de sensation par de nouvelles piqûres du nerf. Je portai la pointe de mon stylet sur le ganglion que j'avais isolé de sa communication spinale, l'impression en parut sentie; mais l'animal était si faible, que je n'osai pas me permettre de rien préjuger. Un quart d'heure s'était écoulé depuis le commencement de l'expérience.

Exp. cxxxiv. Je mis à découvert les ganglions thoraciques sur un autre chien; et, de suite, je fis la section du nerf spinal de l'un d'eux; j'irritai le ganglion sans obtenir aucune marque de sensation; je piquai et tiraillai inutilement la branche splanchnique qu'il fournit, je n'en obtins pas plus de sensation. Je piquai profondément le ganglion immédiatement placé au dessous; la piqûre fut sentie. Une seconde piqûre moins profonde ne produisit aucune sensation. J'en fis autant pour un autre ganglion inférieur, et le résultat fut le même; je piquai et tiraillai le nerf splanchnique qu'il fournit, la sensation cérébrale fut nulle. Je portai la pointe du stylet sur la branche spinale communicante, elle fut vivement sentie; je la ramenai sur le ganglion que j'avais isolé de la moelle, l'animal y parut sensible. Je la plongeai à plusieurs reprises dans sa substance, et je ne pus pas douter que chaque piqûre était sentie. J'isolai le ganglion des deux ganglions supérieur et inférieur ses voisins, par la section des deux branches interganglionaires; il fut alors impossible de provoquer aucune sensation cérébrale sur le ganglion ainsi isolé : de quelque manière que je le torturasse, l'animal demeurait impassible.

Exp. cxxxv. J'ouvris l'abdomen à un chien dogue, âgé de quatre à cinq ans; en renversant les intestins de droite à gauche, il me fut facile de mettre à découvert trois ganglions lombaires. J'irritai plusieurs fois celui du milieu, l'animal parut sensible. Je coupai la branche spinale; j'irritai de nouveau le ganglion, qui ne transmit plus de sensation. Je piquai successivement les deux ganglions supérieur et inférieur, ils parurent tantôt sensibles et tantôt insensibles. Je portai mon instrument sur le ganglion isolé, il avait repris la faculté de transmettre l'impression reçue, et elle fut vivement sentie par l'animal; je pratiquai la section de la branche spinale du ganglion supérieur, l'irritation du ganglion moyen n'en fut pas moins sentie. Je coupai le nerf spinal du ganglion inférieur, alors toute sensation fut éteinte dans le ganglion moyen: j'eus beau l'irriter de toutes les manières, il n'y eut plus de douleur perçue. Je portai la pointe du stylet sur le ganglion supérieur; l'impression en fut transmise et l'animal s'agita. Une deuxième et une troisième piqûres produisirent le même effet. N'ayant pu mettre à découvert le ganglion supérieur, je coupai la branche communicante des deux ganglions; il n'y eut plus de sensation perçue dans le second ganglion isolé. Le ganglion inférieur était devenu sensible; il fut isolé par la section de la branche communicante ganglionaire, et il ne donna plus aucun signe de sensation cérébrale. Quoique le ganglion moyen se fut évidemment enflammé, il fut inutilement piqué.

Exp. CXXXVI. Un autre chien, un chat et un lapin me servirent à répéter la même expérience. Les mêmes causes produisirent les mêmes effets, c'est-à-dire, que l'irritation des ganglions varia dans la sensation cérébrale qu'elle produisit; que la section de la branche spinale éteignit sur-le-champ cette sensation dans le ganglion; qu'elle y reparut de six à dix minutes après; et qu'elle y fut anéantie pour toujours par la section des branches spinales des deux ganglions supérieur et inférieur, ou par la section des branches communicantes interganglionaires : il n'y a pas eu de différence qui méritât d'être notée.

Que conclure de ces expériences? Les résultats qu'elles ont fournis sont trop positifs pour que nous n'en déduisions pas les conséquences les plus importantes. Les expériences CXXXI et CXXXII nous ont déjà appris que les nerfs que fournissent les ganglions et ceux qui les font communiquer ensemble, ne jouissent point de la sensation cérébrale dans leur état de santé; mais qu'ils l'acquièrent lorsqu'ils sont irrités ou enflammés. Les dernières expériences nous apprennent de plus, qu'ils perdent de nouveau cette sensation, lorsque les branches spinales des ganglions auxquelles ils appartiennent ont été coupées. L'expérience CXXXIII nous a prouvé en outre, que cette sensation cérébrale n'était point acquise pour le nerf en totalité, mais seulement pour le point irrité ou enflammé, puisque le même nerf a réfléchi la sensation cérébrale, lorsqu'il a été irrité sur l'ancienne piqûre, et ne l'a plus réfléchie, lorsqu'il a été irrité dans son trajet resté intact. Les expériences CXXXI et CXXXII nous avaient montré les ganglions, tantôt sensibles, tantôt insensibles, mais sans pouvoir nous en donner l'explication. Les dernières nous éclairent sur la cause de cette variation, puisque la section de la branche spinale a constamment éteint la sensation cérébrale dans le ganglion auquel elle se rendait. Il est évident que le ganglion ne jouit point par lui-même de cette sensation, mais seulement par le nerf spinal, et que lorsque la pointe de l'instrument en rencontre quelque division, la sensation cérébrale est produite; tandis qu'elle est nulle, lorsque l'instrument n'intéresse que la substance propre du ganglion. Elles nous apprennent encore que cette sensation se développe dans le ganglion, lorsque l'inflammation a pu s'y établir; et qu'elle s'y éteint pour toujours après la section des branches spinales des deux ganglions supérieur et inférieur. D'après tous ces faits bien constatés, et plusieurs fois répétés, il est permis d'établir la théorie suivante, comme en étant le résultat direct et la conséquence nécessaire : les nerfs ganglionaires ne jouissent point par eux-mêmes de la faculté de transmettre au cerveau les impressions qu'ils reçoivent; et lorsqu'ils acquièrent cette faculté par l'effet de l'irritation ou de l'inflammation, ils ne la possèdent que pour le point même enflammé, puisqu'ils peuvent être piqués, pincés, irrités impunément dans les points intermédiaires. Donc la sensation cérébrale ne se développe jamais dans ces nerfs; mais chacun transmet à son centre nerveux l'impression nuisible qu'il a reçue, et c'est dans celui-ci que les nerfs cérébraux viennent la puiser pour la transporter à l'encéphale. Ce qui prouve cette manière de voir, c'est que la sensation n'a plus lieu dès que la continuité de la branche spinale (vrai nerf cérébral) du ganglion a été détruite. Ainsi, ce n'est point dans la partie irritée ou enflammée, que la douleur se fait sentir, lorsque l'irritation porté sur les nerfs ganglionaires, c'est dans le ganglion auquel se rend le nerf irrité ou enflammé. Voilà pourquoi dans la phthisie pulmonaire, dans la gastrite, dans l'hépatite, etc., etc., la douleur se fait sentir ordinairement loin du siége du mal : les nerfs de l'organe affecté portent l'impression pénible qu'ils y reçoivent, aux ganglions dont ils sont émanés, et les nerfs cérébraux viennent la puiser dans ces ganglions. Ainsi la pathologie concourt à nous éclairer sur ce phénomène réputé sympathique. Mais, dira-t-on, si la douleur est ainsi transportée loin du siége de la maladie, pourquoi l'organe malade est-il aussi douloureux? Et pourquoi est-il souvent seul douloureux? ce qui infirme la règle générale que vous voulez établir. Non sans doute, cela ne l'infirme pas; un mot d'explication va le prouver. Tous les viscères reçoivent les deux ordres de nerfs; chacun de ces nerfs conserve les fonctions qui appartiennent au système dont il fait partie; par conséquent, chacun doit exécuter sa fonction dans les différens organes. Si l'irritation affecte plus les nerfs cérébraux de l'organe malade, la douleur est locale: si elle affecte au contraire les nerfs ganglionaires, la douleur est éloignée: si les deux ordres de nerfs sont également affectés, le malade ressent deux douleurs bien distinctes; l'une, locale, reçue et transmise par les nerfs cérébraux ; l'autre, éloignée ou sympathique, reçue par les nerfs ganglionaires et transmise à un ou plusieurs ganglions, où elle devient sensation cérébrale par l'impression qu'en reçoit le nerf spinal des ganglions. Quel phénomène est plus capable de confirmer cette théorie que ce qui se passe dans les douleurs de l'accouchement? Chaque contraction utérine est vivement, on peut dire douloureusement sentie par la mère : tantôt la souffrance se rapporte directement à l'organe en action, à la matrice ; tantôt, et c'est le cas le plus ordinaire, la douleur se fait sentir dans la région sacrée, ou, comme le disent les pauvres patientes, dans le croupion ; ou bien enfin, elle se fait sentir à la fois, ou alternativement, dans ces deux endroits, une douleur commençant par la matrice et finissant par le croupion, et *vice versâ*. La douleur qui se fait sentir à la matrice y est reçue par les filets que les paires sacrées envoient à ces organes ; tandis que la douleur qui se fait sentir dans la région sacro-coccigienne, est transportée dans les ganglions sacrés par les filets ganglionaires qu'envoie le plexus hypogastrique à la matrice ; ensuite, les branches communicantes des paires sacrées avec les ganglions et le plexus, y puisent la sensation de la douleur et la transmettent à l'encéphale [1].

[1] M. Broussais, dans la XXXII proposition de la seconde édition de son examen, a émis, d'une manière vague, une opinion qui a quelque analogie avec la mienne. M. Prus, dans son *Traité de l'irritation et de l'inflammation* (pag. 24 et 25), s'en est aussi expliqué d'une manière très-vague. Ils ont entrevu la vérité : la vérité même leur a échappé.

De tous ces phénomènes particuliers, il résulte que le système nerveux ganglionaire est aussi un organe de transmission des sympathies : il partage cette attribution avec le système cérébral ; mais il y coopère à sa manière, c'est-à-dire, suivant les fonctions auxquelles il préside. Ainsi, les deux systèmes nerveux sont les organes qui, dans toutes les sympathies, servent de voie de communication entre les organes sympathisans. On ne s'en étonnera pas en considérant qu'ils se répandent dans toute l'économie, qu'ils vont se distribuer à tous les organes, qu'ils en sont le lien commun. Ils sont les deux systèmes vraiment généraux. Si l'on voulait, pour combattre notre opinion, en dire autant du système cellulaire, je suppose, et s'autoriser de sa distribution générale, il suffirait, pour faire tomber l'objection, de rappeler que les deux systèmes nerveux président seuls à l'exercice de toutes les fonctions; en conséquence, que seuls ils peuvent entretenir les relations sympathiques entre chaque organe, parce que ces relations sont toutes des actes ou des fonctions; tandis que le système cellulaire ne préside à l'exercice d'aucune fonction. Il est, si l'on veut, le matériel et le soutien des organes; mais il ne leur porte ni vie, ni sensation, ni volonté; parce que ces opérations ne sont point de son ressort, et qu'aucun organe ne peut exécuter que les fonctions auxquelles il est destiné. D'ailleurs, nous avons fourni des exemples assez convaincans de la part que prennent les deux systèmes nerveux dans les sympathies, pour qu'on puisse conclure que ce qu'ils ont fait dans ces cas, ils le font également dans tous.

Puisque les deux systèmes nerveux sont les agens exclusifs des sympathies, nous pouvons établir une classification basée sur l'influence qu'ils exercent ensemble ou séparément, ou sur les fonctions qui sont mises en jeu dans chaque sympathie. De cette manière, nous aurons : 1° des sympathies cérébrales; 2° des sympathies ganglionaires; 3° des sympathies mixtes qui résultent de l'action combinée des deux systèmes nerveux, et que nous distinguerons en sympathies cérébro-ganglionaires et en sympathies ganglio-cérébrales, selon que la transmission s'opère du système nerveux cérébral au ganglionaire, ou du système ganglionaire au cérébral.

Les sympathies cérébrales comprennent toutes celles dans lesquelles l'excitation porte sur le système cérébral, et l'action de l'organe sympathisé dépend du même système. Ainsi, l'excitation de la luette a agi sur le système cérébral par les nerfs de la partie excitée, et le vomissement qui a lieu est sous l'influence du même système, au moyen des nerfs vagues. Ainsi, l'excitation des fosses nasales par le tabac ou tout autre sternutatoire, agit sur le système nerveux cérébral par les olfactifs et par la cinquième paire, et les contractions des poumons et des parois pectorales sont mises en jeu par le pneumo-gastrique, d'une part, et par la diaphragmatique et les intercostaux, d'une autre part, tous nerfs du système cérébral. Ainsi, une céphalalgie intense, une migraine, tantôt dissipe ou fait naître des douleurs à l'estomac, tantôt provoque le vomissement, phénomènes tous dépendans du système nerveux cérébro-spinal.

Dans les sympathies ganglionaires, le système ganglionaire seul est en action, soit dans l'organe primitivement excité, soit dans l'organe sympathiquement excité. Ainsi, une transpiration abondante supprime ou diminue la sécrétion urinaire : l'une et l'autre de ces deux fonctions sont sous la dépendance du système ganglionaire, qui en est l'agent nécessaire. Ainsi, l'inflammation de l'estomac, ou de tout autre organe, active ou vicie les contractions du cœur et détermine la fièvre : or, l'inflammation est un phénomène pathologique dépendant du système ganglionaire; nécessairement la réaction ne peut reconnaître pour agent intermédiaire que le système ganglionaire.

Dans les sympathies mixtes, les deux systèmes nerveux sont mis en jeu ; l'excitation porte sur l'un d'eux d'abord ; celui-ci la transmet à l'autre, qui la transmet à l'organe dont il provoque sympathiquement l'action. Si l'excitation se transmet du système nerveux cérébral au ganglionaire, la sympathie est cérébro-ganglionaire ; si l'inverse a lieu, elle est ganglio-cérébrale. Comme nous l'avons dit, ces deux espèces de sympathies sont fréquentes. Nous trouvons un exemple de la première espèce dans les palpitations que cause une émotion vive ; elle agit d'abord sur le cerveau ; celui-ci réagit sur les ganglions cervicaux inférieurs et cardiaques, par divers rameaux des paires cervicales et dorsales; ces ganglions et leurs nerfs déterminent ensuite les contractions du cœur, parce que seuls ils en sont les excitateurs. C'est de la même manière qu'une frayeur supprime les sécrétions, que la colère fait sécréter plus abondamment la bile, etc. Dans l'un et l'autre cas, le cerveau reçoit l'excitation et la transmet, par ses nerfs, aux ganglions d'où partent les nerfs qui vont aux organes sécréteurs respectifs, porter l'influence qui les met en action. Les sympathies ganglio-cérébrales ne sont pas moins nombreuses. Sans parler des sympathies dont nous nous sommes occupés précédemment, de ces douleurs transportées de l'organe malade aux ganglions, qu'on a appelées des aberrations de sensibilité, nous voyons souvent une sécrétion abondante, excessive, causer des douleurs de tête ou des convulsions; souvent aussi une sécrétion naturelle rétablie ou augmentée, ou une sécrétion artificielle, dissipe d'anciennes douleurs dues à la sensation viciée des nerfs cérébraux, guérit des convulsions, des épilepsies, des spasmes mille fois variés, phénomènes qui dépendent tous du système nerveux cérébral, pendant que l'action qui la dissipe dépend du système ganglionaire qui réagit sur le cérébral par ses nombreuses communications dans les ganglions, ou par leurs anastomoses. Pour rendre plus facile cette théorie, je vais en faire l'application aux principales sympathies de quelques organes. En cherchant les liens qui les unissent, nous trouverons les voies par lesquelles s'opèrent ces communications sympathiques.

A. — Le *cerveau*, centre unique du système nerveux cérébral, communique avec tous les organes, puisqu'il leur envoie à tous un plus ou moins grand nombre de filets nerveux. S'il est excité, il peut réagir sur toute l'économie ou sur un point seulement. Si un autre organe est excité, le cerveau en reçoit une influence plus ou moins marquée, selon la part que les nerfs prennent à l'excitation. Que cette réaction réciproque détermine dans l'organe éloigné de nouveaux phénomènes, ou dissipe ceux qui y existaient (sympathies par expansion et sympathies par concentration), les liens qui unissent le cerveau à tous les organes sont connus. En conséquence, les voies de communication le sont aussi, puisqu'elles sont les mêmes. Il est évident que toutes ses sympathies seront toutes cérébrales ou mixtes, mais nullement ganglionaires. Je vais exposer les sympathies du cerveau avec chaque organe. Dans cet examen, je signalerai d'abord quelques sympathies cérébrales actives et passives, celles de concentration, et enfin, celles qui sont mixtes. Je préviens que je n'ai point l'intention de traiter toutes les sympathies du cerveau, non plus que celles des autres organes : je me bornerai à donner des exemples qui puissent rendre facile l'application des principes que j'établis.

Les organes des sens sont en quelque sorte les organes du cerveau. Leur intimité nécessite de nombreuses réactions entre eux, et entretient des communications sympathiques infinies, si toutefois on peut donner le nom de sympathies à des réactions qui ne sont que des conséquences fonctionnelles. Quoi qu'il en soit, lorsque le cerveau est affecté, presque toujours les organes des sens s'en ressentent.

Pour peu qu'on ait étudié la physionomie des passions, on sait combien l'expression des yeux est différente dans chacune; or, les passions étant les attributs de l'encéphale, c'est donc l'encéphale affecté qui imprime aux yeux les différentes expressions dont ils sont alors susceptibles, et qui peignent si bien ce qui se passe dans lui, qu'ils ont mérité d'être appelés les miroirs de l'ame. La simple irritation du cerveau augmente tellement la sensibilité de la rétine, que les ténèbres les plus profondes deviennent nécessaires. Son inflammation produit le même effet, aussi long-temps que l'afflux des liquides ou un épanchement quelconque ne vient pas engourdir ou paralyser les fonctions du cerveau, en exerçant sur lui une compression fâcheuse [1]; de là aussi, la nécessité, dans les phleg-

[1] Pendant que j'étais interne à l'hospice de Bicêtre (1811), l'infirmier de la salle de chirurgie me faisait admirer un jour l'étendue que sa vue avait acquise depuis la veille : il distinguait les objets les plus minutieux à une distance énorme; du reste, il ne se plaignait de rien. Cinq heures après, un léger mal de tête précéda de quelques heures tous les symptômes d'une apoplexie foudroyante, à laquelle il succomba la nuit suivante. Un dépôt récent fut trouvé dans la couche optique droite. L'inflammation qui avait produit ce dépôt avait irrité par son voisinage la partie de l'encéphale qui est le siége de la vision.

masies cérébrales et méningiennes, de s'opposer à l'impression d'une lumière vive. La même chose s'observe au début de l'hydrocéphalite, et lorsque, dans cette maladie, l'épanchement a lieu, la vue s'éteint plus ou moins complètement, de même que dans la plupart des épanchemens purulens ou sanguins, etc.; souvent aussi, dans ces cas, il y a strabisme. Qui ne connaît les nombreuses anomalies de vision dont sont susceptibles les maniaques, les hypocondriaques, en un mot, toutes les personnes atteintes d'une vésanie quelconque?

Le cerveau reçoit de la part des yeux une influence non moins marquée. Une lumière trop vive a souvent occasioné des douleurs de tête, des crises nerveuses, etc.; il n'est personne qui ne connaisse tout ce que la vue d'objets agréables ou désagréables exerce d'influence sur les idées ou sur les sentimens.

Que la sympathie soit active ou passive, la voie de communication entre le cerveau et les yeux est connue; c'est le nerf optique qui transmet de l'un à l'autre l'excitation sympathique. La triple origine de ce nerf explique bien des phénomènes visuels, sympathiques ou naturels, qui seraient inexplicables sans elle. Puisque le nerf est cérébral; la sympathie est nécessairement cérébrale; et je ne vois pas qu'il en existe d'autre entre eux, à moins qu'on ne veuille regarder comme une sympathie, l'infiltration capillaire plutôt que l'inflammation de la conjonctive dans les fièvres cérébrales, les épanchemens, les cérébrites, etc. Si l'infiltration a lieu par sympathie, alors la sympathie est ganglionaire et s'explique aisément par l'origine commune des filets ganglionaires qui accompagnent l'artère ophtalmique, et qui, avec les filets cérébraux viennent du ganglion cervical supérieur, et pénètrent dans le crâne en accompagnant l'artère carotide. Mais cette sympathie n'est point prouvée pour moi; je démontrerai, autre part, que la fluxion ophtalmique est coïncidente de la fluxion cérébrale, et en est tout à fait indépendante.

Il existe entre l'organe de l'ouie et le cerveau les mêmes dispositions sympathiques que nous avons observées entre ce viscère et les yeux. Ainsi, l'irritation de l'encéphale, la première période de son inflammation ou de celle des méninges, certaines affections hypocondriaques ou mélancoliques exaspèrent tellement la sensibilité du nerf acoustique, que le son le plus léger devient une cause de souffrances, et qu'on est obligé d'éloigner, autant que possible, du bruit les malades qui sont atteints de ces affections. Les illusions acoustiques auxquelles donnent lieu les différentes vésanies sont plus nombreuses peut-être, que les illusions optiques, et sont également des sympathies. Quel est le médecin qui n'a pas observé mille fois la dyscousie et même la surdité qui accompagnent ordinairement les fièvres cérébrales, les phlegmasies de l'encéphale et de ses dépendances, l'hydrocéphalite, lorsqu'elles sont arrivées à une certaine période?

Si le cerveau influence l'organe de l'ouie, il en est à son tour influencé. Un bruit violent ou discordant cause de violens maux de tête, et, chez les malades, le délire en a souvent été la suite. Bien des personnes nerveuses éprouvent une émotion violente, et même une crise au moindre bruit. Qui ne connaît l'influence de la musique sur le caractère et les passions! David calmait les fureurs de Saül avec les sons de la harpe, exemple qui s'est bien souvent reproduit depuis. Le son du tambour et la trompette guerrière ont bien des fois suffi pour faire affronter le trépas aux soldats les plus calmes. Les maladies de l'oreille, la présence d'un corps étranger dans le conduit auditif causent souvent des accidens cérébraux très-intenses. On connaît l'observation de Farjon, qui a vu des vers causer des convulsions avec perte de connaissance chez un enfant de onze ans. Dans tous les cas, la transmission du cerveau à l'oreille est évidente. C'est le nerf auditif qui l'établit, lorsque l'audition est cause ou effet de la sympathie. Ce sont au contraire quelques branches du maxillaire supérieur qui sont la voie de transmission, lorsqu'une maladie du conduit est la cause excitante de la sympathie. Dans l'un et l'autre cas, ce sont des sympathies cérébrales.

Les relations sympathiques entre le cerveau et l'organe de l'odorat ne sont pas moins remarquables et moins nombreuses que les précédentes. Si on y fait moins souvent attention, c'est que ce sens est en quelque sorte moins utile aux besoins et aux plaisirs de la vie. Cependant le médecin est tous les jours à portée d'observer, pendant la durée de beaucoup de maladies cérébrales, des exhaltations, des abolitions et surtout des perversions de l'odorat. Tous les jours on voit des maniaques, des personnes sujettes à des céphalalgies habituelles ou périodiques, des paralytiques, etc., éprouver les sensations d'odeurs qui n'existent pas autour d'eux, ou prendre en aversion ou en goût les odeurs les moins propres à inspirer ces sentimens.

L'influence que le cerveau reçoit de l'organe de l'odorat n'est pas moins réelle et évidente. Toutes les odeurs fortes et même les plus suaves donnent des maux de tête aux personnes douées d'une sensibilité nerveuse exquise. Le tabac, l'ellébore produisent une sorte d'ivresse, les premières fois qu'on les porte sur la membrane de Schneider. Du'n autre côté, de combien de céphalalgies pénibles et durables, l'usage du tabac n'a-t-il pas délivré!

Ces sympathies s'expliquent aussi naturellement que les précédentes. Le nerf olfactif établit la communication entre les deux organes : il est aussi l'agent de transmission de l'excitation sympathique d'un organe à l'autre. Si on pensait que l'ivresse occasionée par certaines poudres sternutatoires fût indépendante des nerfs olfactifs, alors l'impression, faite par ces poudres sur les extrémités nerveuses des filets émanés de la cinquième paire, serait transportée au cerveau par ce nerf, qui deviendrait ainsi l'agent ou la voie de communication. De quelque manière que la chose ait lieu, elle ne s'opère que par la médiation des nerfs cérébraux, puisque l'olfactif et le maxillaire supérieur sont des nerfs cérébraux ; en conséquence, les sympathies que nous avons examinées sont cérébrales.

Au début de la plupart des maladies du cerveau, arachnitis, hydrocéphalite, cérébrite, etc., la sécrétion du mucus nasal est suspendue, les narines se sèchent ; c'est ici une sympathie par concentration. Le cerveau malade appelle à lui toute l'influence vitale au détriment des autres organes. La sympathie s'exerce sur deux actes dépendans du système nerveux ganglionaire : l'inflammation de l'encéphale et la sécrétion muqueuse. La voie de communication est, comme pour les ophtalmies sympathiques, dans l'origine commune des nerfs ganglionaires, qui se portent aux deux organes, en rampant d'abord ensemble sur les carotides, pour se séparer avec les divisions de ce tronc artériel. En conséquence, la sympathie est ganglionaire.

Nous observerons entre le cerveau et l'organe du goût, des sympathies analogues à celles des organes des sens précédens. Toutes les maladies du cerveau pervertissent ou abolissent momentanément le goût, d'une manière plus ou moins étendue. C'est au lit des malades qu'on observe ces dégoûts complets, et ces goûts si bizarres. C'est surtout dans les hospices d'aliénés qu'on peut faire cette remarque sous toutes les formes possibles ; les hypocondriaques et les mélancoliques offrent presque constamment une dépravation plus ou moins grande du goût.

Les influences que l'encéphale reçoit de l'organe du goût ne diffèrent pas de celles qu'il reçoit de tous les autres organes. Cependant il serait possible que des saveurs excessivement fortes ou désagréables fissent sur la langue et le palais une impression capable de réagir sur le cerveau, et d'y causer différens phénomènes sympathiques.

Les nerfs linguaux, glosso-pharyngiens et grands hypoglosses sont la voie de communication, au moyen de laquelle l'impression est transmise du cerveau aux organes gutturaux et de ceux-ci au cerveau. Les sympathies sont donc cérébrales puisque ces nerfs émanent du cerveau.

L'organe du toucher, la peau, en enveloppant tout le corps, présente une surface très-étendue, sur laquelle tous les agens extérieurs exercent une action continuelle. Tous les points de cette vaste surface sont sensibles et transmettent au cerveau les impressions qui s'y font sentir. Aussi les relations normales et sympathiques qui existent entre ces deux organes sont très-nombreuses. Quelles anomalies de sensibilité n'observe-t-on pas dans la plupart des maladies de l'encéphale, chez les maniaques, les hypocondriaques, les mélancoliques et surtout les femmes hystériques! Tantôt la sensibilité de la peau est exaltée au point de rendre douloureux le plus léger contact; tantôt elle est anéantie; d'autres fois elle est viciée de manière à exiger des pressions, des chatouillemens, des pincemens, des flagellations, etc. Les préoccupations intellectuelles paralysent pour ainsi dire la peau. Voyez le chasseur emporté à la poursuite de son gibier, il n'est buisson ni ronces qui l'arrêtent; il ne sent point les plaies qu'il se fait.

La réaction de l'organe du toucher sur l'encéphale est immense; elle est dans un exercice continuel; mais on ne doit regarder comme sympathiques que les phénomènes inaccoutumés qui résultent de cetaines impressions faites sur les tégumens. L'action d'un air froid ou d'un bain froid sur la peau cause à bien des personnes une céphalalgie qui se dissipe avec la cause qui l'a produite. Le chatouillement des hypocondres et de la plante des pieds exaspère tellement l'encéphale, que le délire en est quelquefois la suite. Une phlegmasie cutanée, limitée ou très-étendue, produit souvent, à son éruption, une sensation si douloureuse à la peau, que les convulsions, la somnolence, le délire, etc., en sont la suite. Un vésicatoire, imprudemment appliqué, a souvent produit le même effet. D'un autre côté, quels avantages n'obtient-on pas des rubéfians, vésicans et caustiques, comme dérivatifs ou comme révulsifs dans beaucoup de maladies du cerveau! Combien de céphalalgies, rebelles à tous les moyens les plus calmans, ont cédé à l'action d'un vésicatoire appliqué à la nuque ou à la tempe!

Quelque nombreuses que soient les relations sympathiques de la peau avec l'encéphale, elles s'expliquent bien naturellement par la quantité infinie de filets cérébraux qui vont se distribuer à cette enveloppe. Ces sympathies sont donc cérébrales; cependant elles ne sont pas toutes cérébrales : il en est de mixtes, il en est aussi de ganglionaires.

Une douleur de tête très-aiguë provoque, chez bien des personnes, une transpiration partielle ou générale. Une sueur abondante naturelle ou provoquée par des boissons ou des bains de vapeur entiers ou à mi-corps, dissipe souvent des céphalalgies rebelles. Un vésicatoire ne cause souvent aucune douleur ; il ne fait que développer une vessie remplie de sérosité et n'agit que sur le système ganglionaire, et cependant il dissipe une céphalalgie, etc., etc. Voilà des sympathies mixtes, dans lesquelles la sensation cérébrale a été en rapport avec l'action des ganglionaires sur les exhalans cutanés; c'est une sympathie cérébro-ganglionaire dans le premier cas, et ganglio-cérébrale dans les cas suivans.

Nous trouvons des cas de sympathies ganglionaires du cerveau avec la peau, lorsque dans une phlegmasie, une hydrocéphalite, une fièvre cérébrale, la guérison ou la diminution a lieu par des sueurs abondantes, générales ou partielles, naturelles ou sollicitées; par des vésicatoires; par un dépôt, etc., etc. Nous en trouvons un autre exemple, lorsqu'un cautère ou un séton à la nuque dissipe lentement un épanchement séreux ou purulent formé dans le cerveau. Dans tous ces cas, la communication est établie par les filets ganglionaires qui se rendent aux tégumens avec leurs vaisseaux, et qui réagissent par la grande chaîne ganglionaire sur les actes ganglionaires du cerveau, au moyen des filets qui le pénètrent avec les carotides et les vertébrales.

Il serait bien impossible que le cerveau et le cœur n'exerçassent par, l'un sur l'autre, une influence sympathique réciproque. Ces deux organes si essentiels à la vie, et en même temps, si dépendans l'un de l'autre, sont unis par des liens si intimes, que lorsque l'un souffre, il le réfléchit bientôt sur l'autre. Voyez dans la colère, le cœur battre avec force et envoyer, à la tête surtout, une quantité de sang qui la tuméfie d'une manière hideuse. Voyez dans la tristesse, au contraire, le cœur battre lentement, laisser le sang s'accumuler dans les gros vaisseaux, et nécessiter, de temps en temps, des soupirs pour activer la circulation et prévenir une stase fâcheuse. Dans la joie, les battemens sont un peu plus développés que dans l'état naturel; mais ils s'exécutent avec régularité, et le sang donne à la surface de la peau cette expression d'épanouissement qui annonce le bien-être. La moindre émotion, la moindre surprise causent de l'agitation dans les mouvemens du cœur: si cette émotion est trop vive, elle peut aller jusqu'à les suspendre et causer la mort, comme cela arriva à Léon x, qui mourut transporté de joie, en apprenant les désastres des Français; et comme cela arrive à la suite de fâcheuses nouvelles. Dans la plupart des maladies inflammatoires de l'encéphale et de ses dépendances. Le pouls devient plus petit, plus serré et souvent intermittent et irrégulier. Dans la plupart des épanchemens, il reste naturel ou devient plus lent (il est inutile, je pense, de rappeler ici que le pouls étant le résultat des contractions du cœur, en indique au juste la disposition). Dans les vésanies, le pouls garde à peu près son état naturel; à peine quelquefois devient-il un peu plus accéléré et plus fort.

Les sympathies que le cerveau reçoit du cœur ne sont pas moins constatées que celles qu'il exerce sur lui. Je ne parle point de la suspension des facultés intellectuelles par la cessation de la circulation, c'est un phénomène purement fonctionnel, sur lequel il est impossible de rien ajouter aux belles considérations qu'il a fournies à Bichat. Les physiologistes les plus distingués ont observé que beaucoup de facultés morales et intellectuelles étaient en rapport avec le développement du cœur. Presque toutes les maladies du cœur donnent au caractère du malade une physionomie particulière; c'est une promptitude de décision qui n'admet aucune préméditation. Un individu se livre aux plus belles espérances et sourit à un avenir plus heureux; un instant après, le désespoir s'empare de lui, et souvent la mort en est la conséquence.

Comment le cerveau communique-t-il avec le cœur, pour exercer sur lui une influence aussi grande? Il y a deux voies : le pneumo-gastrique qui envoie quelques filets aux plexus cardiaques, et les cordons de communication entre la moelle épinière et les ganglions cervicaux. Par laquelle de ces deux voies le cerveau transmet-il son influence? Sans doute, par toutes les deux. Cependant en nous reportant à ce que les expériences antérieures nous ont appris relativement à l'action de chaque système nerveux sur les contractions du cœur, en nous rappelant que ces contractions sont sous la dépendance directe du système nerveux ganglionaire, il deviendra évident que le cerveau ne transmet son influence qu'à ce système nerveux, qui provoque, après, les contractions du cœur; or le rameau de la huitième paire étant étranger à cette transmission, l'influence vient toute entière de la moelle épinière, c'est donc par la moelle épinière et par ses branches de communication que le cerveau réagit sur le cœur. Ainsi la sympathie s'exerce par le double ministère des nerfs cérébraux et des nerf ganglionaires; elle est une sympathie mixte; cérébro-ganglionaire, dans les réactions du cerveau sur le cœur; et ganglio-cérébrale, dans les réactions du cœur sur le cerveau.

L'idée ingénieuse que Bichat avait émise sur l'union du cerveau, du cœur et des poumons, dont il avait fait son trépied vital, et sur leur indispensable nécessité à l'entretien de la vie, prouve au moins le rôle important que ces organes jouent dans l'économie, et les relations intimes qui existent entre eux, puisque la vie cesse, aussitôt que les fonctions de l'un d'eux ont cessé. Les sympathies réciproques du cerveau et des poumons sont nombreuses ; elles sont même plus variées que celles du cœur. Cependant elles sont moins souvent mises en jeu, ou du moins les poumons ne paraissent pas agités, comme le cœur, à la moindre émotion. Néanmoins ils ne sont point étrangers à la réaction sympathique du cerveau, lorsqu'il est en proie à quelques passions vives. Comparez la respiration haute, courte, rapide et quelquefois suspirieuse de l'homme en colère, avec la respiration lente, douce et à peine sensible de l'homme plongé dans le chagrin ou dans la mélancolie. Voyez, dans ce dernier, de profonds soupirs se mêler souvent à la respiration. Voyez encore, au moment d'une nouvelle fâcheuse ou même très-agréable, les poumons contractés spasmodiquement, se refuser momentanément à l'introduction de l'air et ne reprendre que peu à peu leurs fonctions.

Au début des phlegmasies aiguës de l'encéphale et de ses dépendances, la respiration est ordinairement rapide ; quelquefois cependant entrecoupée. Lorsque la phlegmasie est plus avancée, et qu'il y a suppuration ou infiltration, lorsqu'il survient un épanchement aqueux ou sanguin, comme dans l'hydrocéphalite, l'apoplexie, les coups, la respiration prend un caractère particulier ; il y a souvent une distance très-grande entre une expiration et l'inspiration suivante : on dirait que le malade oublie de respirer; puis il succède deux ou trois mouvemens rapides de respiration. Qui ne connaît la respiration stertoreuse des apoplectiques, résultat de l'accumulation de mucosité dans les bronches, d'où les contractions des vésicules aériennes ne peuvent plus la chasser, parce que, sans doute, elles sont comme le reste du corps, en partie paralysées. J'ai parlé dans un autre endroit d'un catarrhe pulmonaire des vieillards, observé par un de mes amis; dans ce catarrhe, la toux n'est que symptomatique ou plutôt sympathique d'une affection cérébrale. Je ne rappelle point ici les expériences tentées sur le cerveau, la moelle épinière et les nerfs vagues pour agir sur la respiration, elles sont trop connues.

Si nous passons aux réactions des poumons sur le cerveau, nous les trouvons tout aussi bien caractérisées. L'oxide de carbone, porté par la respiration dans les poumons, produit une sorte d'hilarité signalée par les chimistes et constatée bien des fois. Un air chargé de certaines vapeurs cause bientôt une céphalalgie plus ou moins grave. Loin d'avoir sur le système nerveux une action défavorable, quelques maladies des poumons semblent au contraire en accroître l'activité. Le phthisique, arrivé au dernier degré du marasme, ne prévoit point la catastrophe qui l'attend; il semble vouloir, en quelques jours, vivre de nombreuses années, en redoublant d'activité, et en reportant son imagination sur un avenir qu'il embellit des projets les plus vastes. Si vers la fin des pneumonites et de certains catarrhes, le coma a lieu, c'est par une succession fonctionnelle qui n'a rien de sympathique. Dans ces deux cas, ou bien le sang, ne pouvant plus traverser librement les poumons, reste en stagnation et presque veineux dans les organes, ou bien la mucosité qui tapisse et remplit les cellules aériennes empêche le complément de l'hématose, et le sang retourne au cœur presque aussi peu favorable à l'entretien des fonctions, qu'il en était venu. Dans plusieurs catarrhes un peu intenses, chaque secousse de toux produit une sensation des plus douloureuses à la tête; il semble, suivant l'expression des malades, que la tête se fend.

Les poumons n'ont avec le cerveau qu'une voie directe de communication : ce sont les deux nerfs pneumo-gastriques. C'est par eux que s'opère la réaction sympathique de ces deux organes l'un sur l'autre. On ne peut en douter, lorsqu'on voit les sympathies du cerveau ne s'exercer que sur les fonctions qui sont du ressort des nerfs pneumo-gastriques, et que d'un autre côté l'excitation des poumons a porté sur ces deux nerfs; qui n'ont fait que la transmettre à l'encéphale. Lorsque les mouvemens des parois pectorales participent à la sympathie, la communication se fait par la moelle épinière et les nerfs intercostaux. Les voies de communication sont cérébrales ; les actes sympathiques qui ont lieu sont dépendans du système cérébral. Ces sympathies sont donc cérébrales.

Comme il serait impossible d'examiner en masse les relations sympathiques du cerveau avec l'appareil digestif; je les examinerai successivement à la bouche et dans l'estomac. A la bouche, j'ai déjà parlé des sympathies du goût. Après elles, les seules qui méritent de fixer notre attention, sont celles qui résultent de la dentition, et encore, sous ce rapport, les sympathies actives du cerveau, celles dans lesquelles cet organe agit sur la dentition, sont-elles à peu près nulles. Mais il n'en est pas de même des sympathies passives, celles dans lesquelles il est influencé : elles sont fréquentes et souvent suivies d'accidens graves, surtout chez les enfans. La douleur que cause l'éruption des dents est quelquefois nulle; d'autres fois elle est des plus aiguës, chez les adultes comme chez les enfans, mais principalement chez ces derniers; alors elle réfléchit sur l'encéphale une irritation vive, qui dure jusqu'à ce que la dent ait paru à l'extérieur. Tous les jours on observe la même chose lorsqu'une dent se carie. Suivant la mâchoire où le travail de la dentition ou de la carie a lieu, la communication s'opère par le maxillaire supérieur ou par le maxillaire inférieur, qui sont tous les deux des nerfs cérébraux, branches de la cinquième paire. Les deux actes douloureux sont de la dépendance de l'encéphale; l'irritation a porté sur les nerfs cérébraux; la douleur est la sensation cérébrale exaltée. Cette sympathie est donc cérébrale.

L'éruption des dents ne se borne pas toujours à causer des douleurs; souvent, chez les enfans surtout, la réaction est assez énergique pour déterminer une phlegmasie cérébrale ou une hydrocéphalite. Dans ces deux cas, le phénomène inflammatoire et exhalant étant des actes dépendans du système ganglionaire, la sympathie ne peut plus être cérébrale ; mais est-elle cérébro-ganglionaire, ou seulement ganglionaire? Elle sera l'une ou l'autre, suivant les circonstances. L'éruption s'est-elle manifestée par des douleurs aiguës, la réaction est d'abord cérébrale ; mais l'irritation de l'encéphale devient bientôt elle-même une cause de l'excitation ganglionaire, qui produit les phénomènes de phlegmasie ou d'exhalation des maladies sympathiques indiquées. La douleur est-elle nulle pendant l'éruption : alors l'irritation causée par la dentition n'agit que sur les filets ganglionaires des gencives, le gonflement indolent de ces parties a lieu : la réaction ne peut s'opérer que par la médiation du système ganglionaire. On voit aisément le cercle qu'elle est obligée de parcourir : l'impression reçue aux gencives est transmise aux ganglions cervicaux, et ceux-ci la transmettent au cerveau par les rameaux carotidiens.

De tous les organes il n'en est aucun avec lequel le cerveau entretienne des relations plus intimes qu'avec l'estomac. De tous les temps elles ont été remarquées, mais jamais on ne les a étudiées avec autant de soin qu'aujourd'hui; peut-être même l'enthousiasme a-t-il dépassé les limites de la sévère observation et de la vérité. Cependant nous pouvons, sans crainte d'erreur, assurer que les sympathies cérébro-gastriques sont bien certainement les plus nombreuses.

Une céphalalgie intense, une migraine ralentissent ou suspendent la digestion, causent même quelquefois le vomissement : les nerfs vagues sont le moyen de communication de l'encéphale avec l'estomac, ils sont aussi la voie de transmission de la sympathie. Une trop grande tension de l'esprit après le repas produit souvent le même effet et par la même voie. Une frayeur ou tout autre émotion vive a souvent arrêté instantanément la digestion. La répugnance qu'inspire un objet dégoûtant agit encore de la même manière [1] et par les mêmes voies.

Dans l'hydrocéphalite, les vomissemens sont fréquens, et quelquefois si rapprochés qu'ils pourraient facilement en imposer pour une affection de l'estomac, si on n'y apportait pas la plus grande attention. Dans quelques cas d'arachnitis, d'encéphalite, d'abcès, de dégénérescences variées, d'apoplexies, etc., les vomissemens ont souvent lieu; et si l'apoplexie survient après le repas, presque toujours la digestion est arrêtée.

Les sympathies passives sont également nombreuses. Tous les jours, certains alimens, une indigestion causent des douleurs violentes de tête. La gastralgie, la gastrite aiguë ou chronique, l'embarras gastrique, ou tout autre affection de l'estomac, produisent aussi de nombreuses réactions sympathiques sur le cerveau. Les boissons spiri-

[1] Je me rappelle qu'étant interne à l'Hôtel-Dieu de Paris, un de mes collègues régala ses amis avec des chats, sur lesquels il avait fait des expériences. Il les donna pour des lapins. Le lendemain il envoya à ses convives les différentes parties de la dépouille des animaux qu'on avait mangés la veille. L'un d'eux devina ce que cet envoi signifiait; il en conçut une telle répugnance qu'il se mit à vomir sur-le-champ, quoiqu'il fût à jeun. Les faits semblables ne sont pas rares.

tueuses, l'opium et les substances stupéfiantes produisent les effets les plus singuliers, lorsqu'ils sont ingérés dans les voies digestives. La voie de transmission a lieu par les pneumo-gastriques; l'impression faite sur l'extrémité de ces nerfs, ils la communiquent à l'encéphale. L'impression ayant lieu sur un nerf cérébral, la communication s'opérant par le même nerf, la douleur de tête étant un acte du cerveau ; ces différentes sympathies sont nécessairement cérébrales. La preuve de cela, c'est que les accidens primitifs se dissipent, dès que le vomissement a fait rejeter les substances, ou lorsqu'on a administré, par exemple, de l'ammoniaque contre l'ivresse, ou du vinaigre contre le narcotisme. Je n'ai pas besoin de dire que si ces moyens sont administrés trop tard, ils sont sans effet ; parce que l'affection sympathique du cerveau est devenue idiopathique, et que le poison a été absorbé.

Les sympathies cérébrales ne sont pas les seules qui existent entre le cerveau et l'estomac ; on en remarque souvent de mixtes, qui sont cérébro-ganglionaires dans les cas suivans : lorsqu'une céphalalgie, du chagrin, des contentions d'esprit causent une gastrite, et lorsqu'une irritation reçue par le pneumo-gastrique est transmise de l'estomac à l'encéphale et y cause tantôt un épanchement sanguin, comme dans l'apoplexie ; tantôt un épanchement séreux, comme dansl 'hydrocéphalite ; tantôt une congestion sanguine ou une inflammation ; parce que ces phénomènes dépendent du système ganglionaire, et que l'impression a été faite sur le système cérébral. Elles sont ganglio-cérébrales lorsqu'un épanchement, une congestion, un dépôt, etc., etc., suspendent la digestion, ou causent le vomissement ou des gastralgies, et lorsqu'une inflammation de l'estomac cause des céphalalgies, du délire, etc., parce que l'affection qui influence est sous la dépendance du système ganglionaire, et que l'affection sympathique est du ressort du système nerveux cérébral. Voilà ce qui se passe le plus ordinairement, ou du moins ce que l'expérience et le raisonnement indiquent. Cependant il est possible que, dans quelques cas, la transmission s'opère, indépendamment des nerfs vagues, par les filets carotidiens, les ganglions cervicaux et pectoraux, leurs branches communicantes, les nerfs splanchniques, le ganglion semi-lunaire, le plexus solaire et les gastriques.

B. — Les yeux, organes destinés uniquement à la vie cérébrale, n'entretiennent des relations bien intimes qu'avec le cerveau; aussi les sympathies qui existent entre eux et les autres organes, sont peu nombreuses. Cependant la vue d'une lumière trop vive, surtout si la rétine est irritée ou enflammée, cause quelquefois des convulsions : une ophtalmie interne; la piqûre du globe de l'œil, accidentellement ou dans l'opération de la cataracte, occasione fréquemment le vomissement. Dans l'un et l'autre cas, l'impression douloureuse est transmise au cerveau par des nerfs cérébraux, le nerf optique ou les nerfs des troisième, quatrième et sixième paires; le cerveau réagit, d'une part sur les muscles pour produire les convulsions; d'autre part sur les fibres musculaires de l'estomac, au moyen des nerfs vagues, pour causer le vomissement. Peut-on méconnaître dans ces phénomènes, des sympathies cérébrales, puisque tous les actes et les moyens de transmission appartiennent au système cérébral? Il n'est pas besoin de parler de la simultanéité d'action, de la convergence des deux yeux; cette synergie est une opération fonctionnelle qui ne demande point d'explication. Lorsqu'un œil est affecté, presque toujours l'autre s'affecte également: on en sent la raison et la cause.

Quelques lésions des branches faciales ou frontales de la cinquième paire ou du nerf facial produisent quelquefois la cécité pendant plus ou moins long-temps, ainsi que cela arriva à Alexandre, à la suite d'un coup de pierre. Si, dans quelques cas, l'action vulnérante a pu agir, en même temps, sur les parties sensibles de l'organe de la vision, comme le prétendent les auteurs, il n'en est pas toujours ainsi. La cécité est souvent sympathique, et alors la réaction se conçoit aisément; la lésion agit sur les nerfs cérébraux, le cerveau en perçoit l'impression et suspend son influence sur l'organe de la vue. Qui n'a mille fois eu l'occasion d'observer, chez les enfans, l'influence des vers et de la plupart des affections abdominales sur les organes de la vue? Et qui ne voit de suite que, s'il y a cécité, la sympathie est cérébrale, en ce sens, que l'excitation occasionée par les vers ou tout autre cause sur le tube intestinal est reçue par les nerfs cérébraux de ces organes et transmise au cerveau qui réagit sur la rétine? tandis que la sympathie n'est que ganglionaire, si elle se borne à la dilatation de la pupille; alors en effet l'impression reçue par les extrémités des nerfs ganglionaires des plexus mésentériques est transmise successivement jusqu'au ganglion ophtalmique, qui tient les mouvemens de l'iris sous sa dépendance directe. C'est par le même cercle de communication qu'agissent les émétiques et les purgatifs, lorsque dans les cécités sympathiques ils rétablissent la vue.

C. —Les sympathies de l'ouie ont la plus grande analogie avec celles de l'œil. Elles reconnaissent les mêmes agens de transmission, dans les cas semblables, et sont également le plus souvent cérébrales. En général, elles sont moins nombreuses que celles de la vision. On n'appellera pas surdité ou dyscousie sympathique, celle qui résulte de la présence d'un polype volumineux dans le pharynx où il bouche les conduits auditifs internes.

D. —Comme les fosses nasales ne sont pas seulement l'organe de l'odorat, elles ont aussi des sympathies plus multipliées. Je ne parle point de l'éternument que causent certaines odeurs, ou tout autre autre excitation incommode de la membrane pituitaire, et qui agissent sur l'encéphale; les premiers, par les nerfs olfactifs, et les seconds, par les nerfs maxillaires supérieurs; l'encéphale réagit d'une part sur les poumons, par les nerfs de la huitième paire; d'autre part, sur les muscles respirateurs, par les nerfs diaphragmatiques et les intercostaux. Une odeur vive et pénétrante cause quelquefois des convulsions, des spasmes : les mouvemens musculaires sont sous l'influence du système nerveux cérébral, par les nerfs cérébraux qui arrivent aux muscles qui les excitent ; l'impression de l'odeur s'est faite sur un nerf cérébral ; les actes de la sympathie et les moyens de transmission appartenant au système nerveux cérébral, la sympathie est cérébrale. Il en est de même lorsqu'une odeur dégoûtante produit le vomissement, l'impression de l'odeur est reçue et transportée au cerveau par les nerfs olfactifs ; cet organe réagit sur l'estomac, par les pneumo-gastriques, qui provoquent la contraction des fibres musculaires.

Certaines odeurs aromatiques causent souvent la syncope aux personnes douées d'une sensibilité exquise ; l'impression est cérébrale, comme nous l'avons vu, mais le phénomène sympatique est ganglionaire, puisque les contractions du cœur sont sous la dépendance du système nerveux ganglionaire, de sorte que la sympathie est cérébro-ganglionaire. En effet, l'impression désagréable étant transmise au cerveau, celui-ci, par la moelle épinière et les cordons communiquant avec les ganglions cervicaux, la réfléchit sur ces ganglions, qui réagissent sur le cardiaque et sur le cœur. L'impression ayant été désagréable, l'influence l'est aussi, et il en résulte une suspension ou une paralysie momentanée des contractions du cœur.

E. — Si l'impression des saveurs sur l'organe du goût, quelque repoussantes qu'elles soient, ne produit pas ordinairement des convulsions, elle s'en dédommage avec l'estomac dont elle provoque fréquemment les contractions antipéristaltiques, que cet organe soit vide ou plein. On voit par quels nerfs la transmission sympathique s'opère ; ainsi l'impression, le phénomène et les moyens de transmission étant sous la dépendance de l'encéphale, la sympathie est cérébrale.

Les sympathies passives de l'organe du goût, sont bien plus fréquentes que les autres. Il est peu d'organes qui, lorsqu'ils souffrent, ne réagissent sur la langue, d'une manière bien marquée. C'est avec l'estomac qu'il entretient ce rapport d'une manière bien plus intime qu'avec tous les autres, tellement qu'on pourrait dire que la langue est le miroir de l'estomac, comme on a dit des yeux qu'ils étaient le miroir de l'ame. De combien de variations le goût n'est-il pas susceptible dans les différentes affections nerveuses inflammatoires de l'estomac? Tantôt il est plus exquis ou plus mousse. D'autres fois, il est vicié, de manière à ne pouvoir supporter les substances d'une saveur agréable, et dont il faisait ses délices, et à faire prendre du plaisir dans les substances les plus ridicules, et même les plus dégoûtantes. Dans tous ces cas, la sympathie est cérébrale, lorsque les affections gastriques agissent sur les pneumo-gastriques, ce qui est le plus ordinaire ; mais lorsque les affections n'agissent que sur le système nerveux ganglionaire, la sympathie devient ganglio-cérébrale ; alors, voici la voie de transmission. Les filets du plexus gastrique portent la sensation successivement jusqu'aux ganglions thoraciques, où les branches communicantes spinales viennent la puiser, pour la transmettre au cerveau et de là à l'organe du goût. C'est par la même voie que s'opère la transmission sympathique des excitations gastriques sur les muscles de la langue, pour en déterminer les formes variées, larges, applaties, épaisses, effilées, etc. Cette disposition sympathique étant un acte cérébral, sera tantôt cérébrale, tantôt ganglio-cérébrale, comme la précédente. Mais ces variations de la langue ne sont rien auprès de celles qu'éprouvent les systèmes muqueux et capillaires. La plus légère affection de l'estomac se réfléchit sur la langue, qui devient blanchâtre, humide, sèche, rouge, fendillée, brune, noire, etc. Dans tous ces cas, le phénomène est ganglionaire, l'affection gastrique est ganglionaire aussi; la voie de transmission est facile à concevoir. En conséquence, la sympathie est ganglionaire.

Après l'estomac, l'appareil fonctionnel avec lequel l'organe du goût sympathise le plus est, chez la femme, l'appareil génital. Il a peu d'influence sur lui sans doute; mais il en reçoit des réactions nombreuses et dans des circonstances bien déterminées. Y a-t-il rien de plus bizarre et de plus varié que les nombreuses anomalies du goût chez la jeune fille qui approche de l'époque de la puberté, et chez la femme nubile dont l'écoulement périodique des règles éprouve quelques difficultés, ou dont l'utérus est malade, et surtout chez la femme qui est devenue enceinte? Dans tous ces cas, l'utérus a reçu l'impression, et la réaction s'est opérée sur l'organe du goût. Ce dernier acte dépend du système cérébral; mais l'impression a pu se faire sur les nerfs cérébraux comme sur les ganglionaires, puisque l'utérus reçoit ces deux ordres de nerfs. Si ce sont les nerfs cérébraux qui l'ont reçue, ils l'ont transmise à la moelle épinière, au cerveau, et celui-ci à l'organe du goût par les nerfs linguaux et grands hypoglosses : la sympathie alors est cérébrale. Si, au contraire, ce sont les nerfs ganglionaires qui ont reçu l'impression, ils la transmettent à leurs ganglions respectifs qui sont les ganglions sacrés; les rameaux spinaux communiquans viennent la puiser dans ces ganglions et la font arriver jusqu'à la langue, en la faisant passer par la moelle épinière; et dans ce cas, les deux ordres de nerfs ayant coopéré à la sympathie, celle-ci est mixte, et comme elle a commencé par le système ganglionaire, elle est ganglio-cérébrale. Lequel de ces deux modes de communication sympathique est le seul vrai? ou bien sont-ils vrais tous les deux ensemble ou alternativement? Peu importe : la communication nerveuse existe, c'est tout ce qu'il faut.

F.—Je ne rappellerai ici la réaction sympathique de la luette sur l'estomac, que pour faire observer que la titillation de cette partie agit sur les nerfs cérébraux, que la contraction antipéristaltique de l'estomac est un acte dépendant du système nerveux cérébral, et que la voie de communication est cérébrale. En conséquence, la sympathie est cérébrale.

G. — Je ne parlerai du resserrement spasmodique de la gorge et du larynx chez les femmes tourmentées d'une maladie de la matrice, et des changemens qu'apporte dans la voix du jeune homme, le développement des organes génitaux, que pour placer de suite ces phénomènes sympathiques dans la même classe que les anomalies du goût, parce qu'ils sont des actes cérébraux, et que les communications avec les organes génitaux sont de même nature, que, conséquemment la sympathie est, ou cérébrale, ou ganglio-cérébrale, selon que dans la matrice, l'impression est reçue par les nerfs spinaux ou par les nerfs ganglionaires.

H. — De tous les organes, le cœur est celui dont les actes physiologiques sont le plus limités. En effet, si on en excepte la nutrition, fonction commune à tous les organes; il n'agit que par la contraction de ses fibres. Sa fonction ne diffère de celle des autres muscles, qu'en ce qu'elle dépend du système nerveux ganglionaire. Cependant il est l'organe essentielle à la fonction la plus importante de la vie après l'inervation; aussi est-il en rapport de fonction avec tous les organes, puisqu'ils ne peuvent plus vivre ni fonctionner, dès qu'il cesse de leur envoyer les matériaux indispensables à la vie et à l'entretien des fonctions. Ce n'est que de cette manière qu'il agit sur tous les organes, comme on le voit dans la syncope, et là il n'y a rien de sympathique.

Mais en revanche, le cœur reçoit de tous les organes une influence sympathique des plus prononcées. Il est rare qu'un seul organe souffre, sans que le cœur en ressente quelque chose, et qu'il le témoigne par les changemens qui surviennent dans le rythme de ses contractions. Il n'est pas malade, et cependant ses battemens varient à chaque instant; tantôt il bat avec plus de force, d'autres fois avec plus de faiblesse; quelquefois ses contractions sont si rapides, qu'à peine on peut les compter; dans d'autres cas, elles sont d'une lenteur extraordinaire; dur, intermittent, filiforme, saccadé, etc., de combien d'anomalies le pouls n'est-il pas susceptible? Tous les organes ne produisent pas indistinctement ces divers modes du pouls. Depuis long-temps on a signalé le pouls céphalique, le pouls pectoral et le pouls abdominal. On a même précisé les différens pouls organiques, tels que le gastrique, l'intestinal, l'hépatique, etc. Ce serait une grave erreur que de prendre ces expressions à la lettre, parce que, suivant le mode d'affection, le même organe déterminera des contractions différentes. Au reste, ce n'est point là notre question : nous n'avons à nous occuper que de la réaction sympathique, de son mode et de ses voies de communication. Pour simplifier la manière dont nous devons envisager les innombrables sympathies du cœur, je ferai de suite observer que ses contractions étant sous la dépendance du système nerveux ganglionaire, la sympathie ne saurait jamais être cérébrale; elle ne peut être que mixte ou ganglionaire. Cela posé, nous voyons que l'excitation des organes qui va déterminer la sympathie du cœur, a lieu indistinctement sur les nerfs cérébraux et sur les nerfs ganglionaires; cependant, d'une manière plus particulière, tantôt sur les uns et tantôt sur les autres. L'affection pathologique se manifeste-t-elle par des douleurs aiguës, sans inflammation apparente, l'irritation n'a porté que sur les nerfs cérébraux, qui en transmettent la sensation au cerveau. Ce dernier, suivant la manière dont il est affecté, réagit ou non sur le cœur; et lorsqu'il réagit, les voies de communication sont faciles à trouver, dès que l'on connaît l'influence de la moelle épinière sur les mouvemens du cœur. Si l'affection pathologique d'un organe se manifeste sans douleur ou avec peu de douleur, et qu'il y ait réaction fébrile; ces deux actes de la sympathie, celui de l'organe excité, et celui de l'organe mis en action, étant des actes ganglionaires, la voie de communication sera nécessairement ganglionaire aussi, et l'enchaînement est facile à concevoir. Les organes les plus éloignés et les plus petits reçoivent des nerfs ganglionaires, qui leur arrivent unis aux vaisseaux qui leur sont destinés. Ces filets émanent des ganglions du centre, qui tous communiquent entre eux, et entretiennent les correspondances les plus éloignées. On voit ainsi comment la transmission s'opère. L'impression, arrivée aux ganglions cervicaux, est portée aux plexus ou ganglions cardiaques qui déterminent les mouvemens du cœur. Si l'inflammation est brusque et étendue, la réaction fébrile est plus intense, parce que l'impression est plus vive. Si l'inflammation est peu étendue, ou si elle ne se développe que lentement, l'impression est moins vive, la réaction peu sensible, et la contraction sympathique du cœur souvent nulle. C'est d'après ces données, que dans mon mémoire couronné sur *l'emploi de l'opium*, j'ai établi les quatre modes inflammatoires suivans : 1° inflammation avec douleur aiguë sans fièvre ; 2° inflammation avec peu ou point de douleur, sans fièvre ; 3° inflammation avec douleur aiguë et fièvre violente ; 4° inflammation avec peu ou point de douleur et fièvre intense. Mais ce n'est pas le lieu de nous occuper de ce sujet, plus long-temps.

Je ferai remarquer ici, que cette facilité du cœur à répondre à l'appel de tous les organes le met dans une espèce de dépendance, qui le rend, en quelque sorte, l'organe des autres organes. Sans parler des matériaux qu'il leur envoie sans cesse, il se ressent à chaque instant des impressions pathologiques qu'ils éprouvent, de façon qu'il donne souvent le premier signal de la maladie inflammatoire qui se développe. C'est là-dessus qu'était aussi fondée l'ancienne doctrine des fièvres. Cette expression, d'abord restreinte à quelques maladies dont le siége n'était pas bien connu, s'était insensiblement étendue à toutes les maladies qui causaient des variations dans la circulation ; et comme presque toutes les inflammations en déterminent, presque toutes les inflammations étaient devenues des fièvres ; on avait les fièvres rouge, érysipelateuse, variolique, pneumonique, etc. Cette manière de voir trop absolue, avait déjà subi de grandes réformes, lorsque dans ces derniers temps, un homme de génie, doué d'un talent supérieur, a attaqué avec véhémence cette ancienne doctrine des fièvres. Honneur lui soit rendu pour les services qu'il a rendus à la médecine, en renversant l'édifice mal assuré de l'ontologie fébrile. Il a beaucoup fait. Malheureusement, et pour sa gloire et même pour la science, il a échoué dans la doctrine qu'il a voulu substituer à l'ancienne. La facilité avec laquelle le cœur reçoit la réaction sympathique de tous les organes avait induit en erreur; M. Broussais n'a pas su se préserver de la même erreur. Ce que les anciens avaient fait pour le cœur, il l'a fait pour l'estomac. Comme ce viscère reçoit une influence plus ou moins marquée, de la plupart des autres organes malades; il a confondu cette réaction sympathique avec la maladie elle-même, et n'a vu partout que des gastrites, comme on ne voyait avant lui que des fièvres; de façon qu'au lieu d'avoir des fièvres cérébrales, des fièvres pneumoniques, etc., nous avons eu des gastrites cérébrales, des gastrites pneumoniques, ou des gastro-cérébrites, des gastro-pneumonites, etc. Je ne donnerai pour preuve que ce système était erroné, que les modifications nombreuses et importantes que lui ont déjà fait subir ses partisans les plus purs, en adoptant des idées contre lesquelles ils s'étaient d'abord élevés avec violence. Mais, abandonnons une digression qui ne doit rien faire préjuger contre les services immenses que M. Broussais a rendus aux sciences médicales, et qui deviendrait trop longue si on voulait examiner, sous toutes les formes, la question importante qui en a été l'occasion. Elle nous conduit à dire encore quelques mots des sympathies de l'estomac, à cause de la facilité avec laquelle il est affecté sympathiquement.

I. — Plus un organe exécute d'actes fonctionnels, plus ses sympathies sont nombreuses, parce que chaque acte peut être excité sympathiquement, isolément ou combiné. Or, l'estomac est, sous ce double rapport, un des organes les plus compliqués et les plus fréquemment excités sympathiquement; ses contractions, sa sensation cérébrale, son exhalation et sa sécrétion, sont les actes à l'aide desquels il remplit ses fonctions : tous peuvent être excités sympathiquement. Déjà nous avons vu les contractions de l'estomac se manifester dans les affections cérébrales et par l'irritation de la luette. La même chose a lieu bien souvent à la suite des plaies. Dans ce dernier cas, le phénomène se présente sous deux points de vue bien différens : ou bien l'estomac était vide, ou bien il était rempli d'alimens au moment de la blessure. S'il est vide et que le vomissement survienne, la réaction de la plaie sur l'encéphale se fait par les nerfs cérébraux; l'encéphale réagit, par les pneumo-gastriques, sur les fibres de l'estomac; la sympathie est cérébrale. Si l'estomac est plein, le phénomène peut avoir lieu de la même manière; mais le plus souvent, il s'opère une révulsion en faveur de la partie blessée; or, la direction fluxionnaire se passe dans les capillaires, qui sont sous la dépendance du système ganglionaire, de façon que la fluxion digestive diminue à proportion que celle de la plaie augmente : alors les alimens, n'étant pas arrosés par les sucs gastriques, deviennent une masse inutile et nuisible ; ils causeraient une indigestion, si l'encéphale, averti par les nerfs vagues, ne débarrassait l'organe, en sollicitant, par les mêmes nerfs, le vomissement. Ainsi il y a dans ce dernier cas, d'abord sympathie ganglionaire, plus, sympathie cérébrale ; et leur combinaison en fait une sympathie ganglio-cérébrale.

Très-souvent cette contraction de l'estomac est provoquée d'une manière bien violente par la première impression du germe dans la matrice : on sait combien les vomissemens sont fréquens dans les premiers temps de la grossesse. L'imprégnation du produit de la conception s'est fait sentir sur les extrémités des nerfs sacrés de l'utérus ; ceux-ci ont transmis au cerveau l'impression reçue, et le cerveau a réagi sur l'estomac. L'impression utérine et les contractions de l'estomac sont des actes cérébraux, la communication a lieu par des agens cérébraux ; la sympathie est donc cérébrale. Une douleur aiguë de l'estomac, qu'elle soit une gastralgie ou le produit d'une irritation quelconque occasionée par une plaie, une substance âcre ou corrosive, une inflammation, agit d'une manière souvent très-violente sur les muscles, et détermine des convulsions. Alors l'impression, reçue et transportée par les nerfs vagues au cerveau, est transmise par celui-ci aux fibres musculaires qui se contractent : la sympathie est cérébrale. C'est de la même manière qu'agissent, dans les cas semblables, les vers qui titillent les parois de l'estomac ou des intestins. Les vomissemens que provoquent une hernie étranglée, un volvulus, une entérite, etc., sont des sympathies cérébrales; on en voit la raison sans qu'il soit besoin de l'expliquer. Des vomissemens abondans de mucosités gastriques ont souvent débarrassé d'un catarrhe pulmonaire, d'une diarrhée, etc. Dans ces cas, la sécrétion folliculaire de l'estomac ayant été augmentée, a opéré sur ce viscère une révulsion fluxionnaire qui a fait cesser celle de l'organe malade. La sécrétion étant un acte soumis au système ganglionaire dans l'estomac et dans les organes influencés, la communication a nécessairement été établie par les nerfs ganglionaires : la sympathie est donc ganglionaire. C'est pour imiter la nature, que l'art emploie souvent des révulsifs adaptés aux fonctions de l'estomac. L'émétique et l'ipécacuanha jouent un grand rôle parmi les agens thérapeutiques, et le praticien habile sait tout ce qu'ils lui promettent de succès. Rappellerai-je ces douleurs sympathiques que la plupart des affections de l'estomac font éprouver au dos? Déjà nous avons examiné plus haut comment elles s'y transmettaient. Nous savons que les nerfs ganglionaires affectés douloureusement dans l'estomac malade, et ne pouvant par eux-mêmes transmettre au cerveau la sensation pénible qu'ils éprouvent, la transportent à leur centre naturel, aux ganglions thoraciques, et que là viennent la puiser les nerfs cérébraux, par les branches communicantes spinales. Cette communication des deux systèmes nerveux, en fait, dans cette hypothèse, une sympathie ganglio-cérébrale.

Si l'estomac est malade, tous les organes sont malades avec lui : l'estomac réagit sur tous, et tous se ressentent de cette influence sympathique. Dans chacun, le trouble a lieu selon les actes qu'il est chargé d'exécuter; comme ces actes sont infiniment variés, les sympathies seront elles-mêmes très-variées; les expliquer et même les énumérer toutes avec détail, serait un travail long et fastidieux.

Nous conclurons d'après tout ce qui a été dit jusqu'à présent, que rien n'est plus facile que de trouver la nature des deux actes sympathiques et leur voie de communication, et, par conséquent, d'établir le caractère et la place de la sympathie. N'ayant eu pour but que de faciliter l'intelligence de ces actes mystérieux de l'économie vivante, et non de faire un traité complet des sympathies. Je n'ai dû que donner des exemples. Ceux qui désireraient une plus longue énumération de ces actes peuvent consulter avec fruit, Barthez, Haller, Tissot, Bichat et surtout la savante physiologie du professeur Adelon. Les faits que j'ai rapporté sont suffisans pour en faire comprendre et pour en faire analyser tous les autres faits sympathiques, en leur en faisant une application méthodique. Ainsi je n'étendrai pas plus loin ces considérations; j'établirai seulement les conséquences suivantes.

1° Lorsque les deux actes, 1° de l'organe primitivement excité, 2° de l'organe mis secondairement en action, sont dépendans du système nerveux cérébral, à coup sûr la communication s'opère par les nerfs cérébraux, et la sympathie est cérébrale, que ce soient la sensation cérébrale ou les mouvemens musculaires qui soient mis en jeu.

2° Lorsque les deux actes sont dépendans du système ganglionaire, que ce soient des sécrétions, exhalations, inflammations, etc., les nerfs ganglionaires sont nécessairement les voies de communication entre les deux organes en relation, et la sympathie est ganglionaire.

3° Lorsqu'un des actes est dépendant du système cérébral et l'autre du système ganglionaire, les communications sont alors partagées, les deux systèmes nerveux y coopèrent; la sympathie est mixte.

4° Si l'excitation porte sur le système cérébral et que l'acte sympathique de l'organe éloigné soit dépendant du système ganglionaire, nécessairement la communication commence par le système cérébral, et se transmet au ganglionaire par quelques-unes des nombreuses anastomoses des deux systèmes; alors la sympathie est cérébro-ganglionaire.

5° Enfin, si l'excitation porte sur le système ganglionaire et que la réaction se manifeste par un acte dépendant du système cérébral, la voie de communication s'opère d'abord par le système ganglionaire qui a reçu l'impression, et en second lieu, par le système cérébral auquel cette impression est transmise pour être portée à l'organe affecté ; la sympathie est alors ganglio-cérébrale.

Quoique cette classification soit suffisante, elle est cependant susceptible de beaucoup d'extension. Bien des fois les phénomènes sympathiques sont bien autrement multipliés et complexes que ne le sont ceux que nous avons examinés, et que nous avons pris dans leur état de plus grande simplicité. En effet, un organe excité dans une seule de ses attributions, peut occasioner à la fois plusieurs modes de sympathie très-différens. Voyez, par exemple, dans une gastrite indolente, il n'y a d'irrité que les nerfs du plexus gastrique, qui est ganglionaire ; eh bien ! comptez, si vous le pouvez, les innombrables sympathies auquelles elle donne lieu : céphalalgie frontale, délire, brisement dans les membres, fièvre, frisson, chaleur, sécheresse de la peau, sueur, urine, selles, etc., etc. Mais quelque nombreuses que soient ces relations, il est facile de les prendre toutes les unes après les autres, et, par la méthode analytique, de leur assigner la place qu'elles doivent occuper dans notre classification. D'autres fois, un seul acte sympathique résulte de plusieurs excitations combinées. Dans ce cas, comme dans le précédent, il est facile d'analyser les phénomènes et leurs agens, de même que les agens de transmission, et l'on trouve ainsi le caractère de la sympathie.

La méthode analytique que j'ai suivie dans l'étude des sympathies, nous explique la différence et les contradictions apparentes qu'on trouve dans les opinions de plusieurs physiologistes sur ces phénomènes.

Les uns ont fait dépendre toutes les sympathies du cerveau, parce qu'ils avaient vu que le plus souvent ce viscère, centre du système nerveux cérébral, était l'organe intermédiaire. Les autres en plus grand nombre, ayant trouvé des sympathies bien évidemment indépendantes de la participation de l'encéphale, ont cru que ce viscère devait-être étranger à toutes, puisqu'il l'était à quelques-unes. D'autres ont cherché des explications dans les membranes, dans le tissu cellulaire, dans les vaisseaux, dans la symétrie, dans l'ame, dans les propriétés vitales, etc. Nous pouvons maintenant apprécier au juste chacune de ces opinions. Les dernières sont fausses. Quant aux deux premières, elles ne peuvent être exclusives ni l'une, ni l'autre; puisque beaucoup de sympathies, les ganglionaires, sont tout à fait indépendantes du système cérébral, et qu'un grand nombre d'autres, les cérébrales, n'ont lieu que par le ministère de ce système, et qu'enfin le plus grand nombre, peut-être, nécessite la participation des deux systèmes. Ainsi les uns et les autres avaient tort et raison.

En commençant ce chapitre, je pensais avoir tout au plus quelques pages à tracer. Mais l'importance du sujet et les prétextes que les sympathies ont fournis aux attaques dirigées dernièrement contre l'application de la physiologie à la pathologie, m'ont forcé insensiblement à lui donner une extension que j'étais loin de prévoir. Cependant je suis loin d'avoir épuisé la matière. Que de choses à dire encore sur un sujet toujours neuf, malgré tout ce qu'on en a dit! Si je ne m'abuse, je crois avoir répandu quelque jour sur cette question si obscure; je crois avoir saisi le fil de ce labyrinte où tant d'hommes célèbres se sont égarés. Si mes espérances ne sont point déçues, le rôle important que jouent les sympathies dans la physiologie et dans la pathologie sera mieux apprécié. On se rendra mieux compte de ces phénomènes si disparates, qui viennent si souvent compliquer une maladie, et en entraver le diagnostic. Bordeu, Barthez, Bichat, Roux, etc., etc., ont tous reconnu quel immense avantage résultait pour le médecin, de bien étudier les sympathies, non seulement pour arriver à la connaissance exacte des maladies, mais pour en mieux diriger le traitement, attendu que rarement le remède est appliqué sur l'organe malade: le plus souvent c'est par sympathie qu'on est obligé d'agir; car les révulsions ne sont que des sympathies. Ce sujet, toujours vaste, toujours nouveau, toujours fertile en considérations importantes, m'entraînerait trop loin; je laisse à d'autres le soin d'étendre à la pathologie et à la thérapeuthique l'application des principes que j'ai établis. Ce que j'ai dit, suffira, je pense, pour affaiblir la sensation qu'avait d'abord produite les argumens vifs et serrés qu'un homme d'un grand mérite a tirés de l'ignorance complète où nous étions sur la nature des sympathies. Je n'ai point son talent; mais j'aime et je recherche la vérité avec autant de zèle et de passion que lui, et j'ose espérer que des faits, présentés naïvement et avec candeur, auront l'avantage de faire triompher la cause de la vérité, malgré l'élocution facile et la dialectique pressante de M. Prus. J'ose plus espérer encore; je pense que ce savant reviendra de sa prévention contre l'application de la physiologie à la pathologie et à la thérapeutique, si jamais il prend connaissance de mon travail.

Comme la plupart des sympathies sur lesquelles il s'est appuyé, pour porter les coups les plus rudes et les plus sûrs à la doctrine dont il s'est déclaré l'adversaire, n'ont pu trouver place dans les exemples que j'ai choisis; je vais en examiner quelques-unes, afin de ne rien laisser à désirer, et de ne pas laisser croire que je n'ai fait qu'éluder la difficulté. J'apprécie trop le talent et la bonne foi de M. Prus, pour ne pas être persuadé qu'il verra dans cet examen, non point une critique, mais le désir de faire triompher une vérité dont je suis fermement convaincu.

« Quelles sont les sympathies physiologiques qui eussent pu nous faire deviner qu'une douleur à l'épaule droite est un signe de maladie du foie; qu'une douleur au genou annonce une luxation pontanée du fémur; que la coloration des pommettes, la chaleur aux pieds et aux mains, indiquent une affection du poumon; que les démangeaisons au nez et la dilatation de la pupille sont la suite de la présence des vers dans les intestins; que la rupture imminente d'une vomique dans la poitrine produit un resserrement de l'iris; que certaines affections du foie déterminent un penchant au suicide, et celles du poumon, l'excitation des organes génitaux; que les rêvasseries habituelles sont un signe d'anévrisme du cœur ou des gros vaisseaux; que les maux de gorge, avec coryza et larmoiement, présagent les maladies éruptives, et particulièrement la rougeole; que chez les femmes, une douleur à la partie supérieure postérieure de la tête, se lie à une affection de l'utérus; que certaines lésions des viscères abdominaux paralysent le sens de l'odorat, comme aussi certaines maladies de la matrice parviennent à opérer la perversion de la vue, du goût, de l'odorat et de la faim? Quiconque n'aurait étudié que la physiologie, pourrait-il prévoir que la phlegmasie des intestins grêles s'annonce par la faiblesse des muscles du tronc et des extrémités; que les glandes du cou s'engorgent par suite de l'inflammation du testicule; que ce dernier se rétracte d'ordinaire dans la néphrite calculeuse; que la colique métallique produit la paralysie des membres inférieurs presque exclusivement; que chez les enfans, comme chez les adultes et les vieillards, la dentition provoque la diarrhée, etc.? Quel est le premier degré ou le degré physiologique de toutes ces sympathies? On ne le connaît pas. Il est d'ailleurs une considération toute mathématique qui réduit à une simple question de calcul le point de décision qui nous occupe : combien y a-t-il de sympathies physiologiques? Dix ou douze espèces, au plus. Combien de sympathies pathologiques? Le nombre en est infini : donc la très-grande majorité de ces dernières ne peut être regardée comme l'excès des sympathies physiologiques; donc les conséquences tirées de la proposition contraire sont essentiellement fausses. (De l'irritation et de la phlegmasie, introduction, pag. XVIII.)

Certes, je n'ai pas affaibli les objections de M. Prus, je les ai laissé subsister dans leur entier. Qu'il me soit permis, avant d'y répondre, de faire quelques réflexions qui me semblent de la plus haute importance. Lorsqu'on veut combattre une théorie, il faut la présenter dans son ensemble, et ne point la dénaturer ni l'altérer, en la présentant sous un faux jour, ou en omettant les choses essentielles. M. Prus présente la doctrine physiologique comme l'histoire des maladies par la physiologie de l'homme sain sans avoir égard à l'observation de l'homme malade et des phénomènes nouveaux qui ont lieu pendant la maladie. S'il pense ainsi, il est dans l'erreur; s'il ne le pense pas, il emploie une tactique indigne de son talent, parce qu'il eût été aussi facile d'attaquer la doctrine de front et loyalement, que de tromper son lecteur en la lui dénaturant. Je ne pense pas qu'il soit entré dans la pensée d'aucun médecin dit physiologiste, de vouloir trouver la pathologie exclusivement dans la physiologie, et de négliger l'observation attentive des phénomènes morbides. Ce serait une contradiction inconcevable, puisque l'étude de la physiologie repose tout entière sur l'observation et l'expérience. Je suis loin de partager les erremens dans lesquels l'enthousiasme et l'exagération ont précipité le gastritisme, sous le nom séduisant de médecine physiologique. Mais je n'en suis pas moins convaincu que la médecine d'observation elle-même repose tout entière sur la physiologie étudiée en santé comme en maladie. Au reste, la profession de foi de M. Prus ne diffère pas de la mienne : *Une idée capitale*, dit-il à la seconde page de son livre, *domine cet ouvrage depuis le commencement jusqu'à la fin ; la voici : toute maladie dépend d'une altération des propriétés vitales.* Je le demande maintenant : que deviennent toutes ses déclamations contre l'application de la physiologie à la pathologie, puisque son livre entier repose sur cette base capitale, à moins qu'il pense que les propriétés vitales ne soient pas de la physiologie ? Pourquoi, alors, se déchaîner avec tant de véhémence contre l'union si naturelle de ces deux branches de la science médicale ? Si elle est vicieuse, lorsque M. Broussais et tant d'autres la professent, le sera-t-elle moins, lorsque M. Prus la professera lui-même ? Si j'avais l'intention de renverser la doctrine qu'il a voulu établir ; je n'aurais besoin pour cela, que de lui emprunter les raisonnemens dont il a fait usage le premier. Vous établissez que les maladies sont des altérations des propriétés vitales. Connaissez-vous bien ces propriétés ? savez-vous combien il y en a, comme elles sont, où elles sont, ce qu'elles font ? Savez-vous même si elles existent ? Quoi ! vous ignorez tout cela, et c'est sur la science qui devrait l'enseigner, et qui ne l'enseigne pas, que vous voulez fonder une autre science, celle des maladies (ouvrage cité, introduction, *page* x). Ainsi M. Prus est amplement tombé dans la même erreur qu'il reproche si amèrement à ses antagonistes; mais tout cela ne détruit point ses objections.

Je rappellerai encore que tous les phénomènes de l'homme vivant, en maladie comme en santé, sont des actes d'organes; qu'en conséquence, les actes de l'homme malade sont tout aussi physiologiques que ceux de l'homme sain, et que dès-lors il est absurde de vouloir les séparer de la physiologie, sous le prétexte qu'il faut les étudier; comme s'il ne fallait pas étudier les fonctions les plus simples, l'acte de la vision, par exemple, pour les connaître. Certainement l'homme malade diffère de l'homme sain, car s'il n'en différait pas, il n'y aurait pas de maladie. Puisqu'il en diffère, les phénomènes doivent différer aussi; et pour cela, ces phénomènes n'en sont pas moins physiologiques, puisqu'ils sont des actes d'organes. La douleur à l'épaule, au genou, la chaleur de la paume des mains et des pieds, la démangeaison du nez, etc,, ne sont-elles pas des sensations cérébrales? La coloration des pommettes, les engorgemens glanduleux du cou, les dépôts, etc., ne sont-ils pas des actes du système capillaire sanguin? Les paralysies, les perversions des sens, les hallucinations, etc., ne sont-elles pas des actes viciés ou suspendus, dépendant de l'encéphale? Parce que ces phénomènes n'existent pas en santé, vous voudriez nous faire croire qu'ils ne sont pas physiologiques, et que la physiologie est inutile à l'étude de l'homme malade. La physiologie, dites-vous, ne dit pas pourquoi ces phénomènes ont lieu : le pourquoi, il est vrai, est inconnu, et le sera long-temps sans doute; mais quelle est la science qui donne le pourquoi? Savez-vous même pourquoi le foie plutôt que le rein sécrète la bile? Lorsque vous aurez exclu la physiologie de la pathologie, le saurez-vous mieux? Aurez-vous gagné quelque chose à cette scission? Non. Eh bien! laissez les choses telles qu'elles sont, et ne vous privez pas des lumières d'une science sur laquelle vous basez toute votre théorie, et que vous invoquez si souvent; ou bien, trouvez le moyen de la remplacer avantageusement. Ce n'est point là l'intention de M. Prus; il a une instruction trop solide et un esprit trop juste pour avoir cette prétention; il emprunte lui-même, à chaque instant, les secours de la physiologie, et il rend hommage aux services qu'elle rend à la pathologie; mais, révolté par les prétentions exagérées d'une doctrine vicieuse sous bien des rapports, il s'est laissé entraîner à son zèle contre l'erreur, de façon qu'en attaquant la doctrine dite physiologique, il est allé quelquefois au delà du but, en confondant avec elle l'application de la physiologie à la pathologie, qui, faite avec sagesse, en devient la clef et le mobile.

C'est dans l'homme malade que l'observateur retrouve ce grand *consensus*, cette liaison intime, cette conspiration unique de toute l'économie vivante, et c'est dans les sympathies seules qu'il peut se faire une idée juste de cette harmonie sublime qui lie et enchaîne tous les organes, et qui n'en fait qu'un seul tout indivisible. Quels sont les liens qui établissent cette union, cette correspondance des organes ? Nous les avons déjà indiqués ; ce sont les deux systèmes nerveux, qui seuls président à à tous les actes vitaux, chacun selon ses attributions. Leur distribution à tous les organes, leurs communications nombreuses et réciproques, suffisent pour expliquer toutes les relations sympathiques qu'entretiennent les organes entre eux. Ainsi en faisant l'application du principe établi, il nous sera facile d'arriver à la solution des objections présentées par M. Prus (1). La douleur qui se fait sentir du côté de l'épaule droite dans la plupart des maladies du foie, est la même que celle qui se fait sentir au bas du dos dans les maladies de l'estomac. Les nerfs ganglionaires, affectés dans l'organe malade, transportent par les splanchniques aux ganglions thoraciques supérieurs droits, l'impression douloureuse qu'ils ont reçue dans le foie, et les nerfs cérébraux la puisent dans les ganglions, pour en donner connaissance au cerveau ; c'est une sympathie ganglio-cérébrale. La douleur du genou est le résultat d'un cercle complet ; les nerfs cérébraux de l'articulation coxo-fémorale transportent

1 Je sais que M. Broussais a déjà réfuté les objections de M. Prus ; mais je ne connais pas son travail : ainsi que nous nous rencontrions ou non, tout ce que j'ai dit et pourrai dire encore à ce sujet ne m'est suggéré par aucune influence étrangère ; mes idées ne sont que le résultat de ma propre conviction (novembre 1826).

la sensation au cerveau qui la reporte au genou. Peut-être le cercle ne va-t-il pas jusqu'au cerveau, et se borne-t-il aux divisions du plexus sacré : dans l'un et l'autre cas, la sympathie est cérébrale. La coloration des pommettes dans la phthisie pulmonaire est un acte dépendant du système capillaire sanguin, qui est sous la dépendance du système ganglionaire ; la destruction tuberculeuse du poumon est sous l'influence du même système ; ces deux actes sont donc ganglionaires. La communication ne peut avoir lieu que par les filets ganglionaires, qui, des poumons se rendent aux ganglions thoraciques et cervicaux, et de ceux-ci aux pommettes. La sympathie est donc ganglionaire. Il serait tout aussi facile d'expliquer les autres sympathies, que ces trois premières ; mais comme tout le monde peut aisément trouver cette explication, il deviendrait inutile et fastidieux de la poursuivre. Ainsi, je me bornerai à ces trois, afin de ne pas alonger ce travail déjà trop long ; elles suffisent pour prouver que je n'ai point reculé devant la difficulté, puisque je l'ai résolue en partie, et que j'ai donné le moyen de résoudre le reste.

CHAPITRE IX.

INFLUENCE DU SYSTÈME NERVEUX GANGLIONAIRE SUR L'ORGANE DE LA VISION.

Le mécanisme de la vision est bien connu, sans doute; c'est une fonction presque toute physique, et il serait bien impossible de rien ajouter à ce qu'on en connaît. Cependant, il faut le dire, quelques phénomènes relatifs à l'inflammation de l'organe de la vision sont encore mal appréciés, et réclament des explications plus en rapport avec les progrès de la physiologie. C'est ce qui m'a engagé à faire quelques expériences sur ces divers phénomènes, afin d'arriver, s'il était possible, à une solution plus satisfaisante.

Tout le monde sait qu'en dirigeant un faisceau de lumières sur un œil sain, la pupille se contracte vivement, et que celle de l'œil du côté opposé se contracte de même. Cette synergie bien connue a été expliquée, surtout dans ces derniers temps, par MM. les docteurs Gendrin [1] et Flourens [2]. Les expériences qu'ils ont faites à ce sujet sont très-importantes; j'étais dans le temps arrivé moi-même

[1] *Recherches physiologiques sur la motilité*, pag. 11 et suivante.

[2] *Détermination des propriétés du système nerveux*, ou *Recherches physiques sur l'irritabilité et la sensibilité*, Mémoire présenté à l'institut, et dont le rapport, fait par M. Cuvier, fut inséré dans le *Journal de physiologie* du 11 octobre 1822.

à quelques résultats par des expériences analogues que je crois devoir consigner ici pour la régularité de ce travail. Rappelons auparavant que les deux systèmes nerveux envoient des nerfs à l'appareil de la vision, et qu'en conséquence, tous les deux doivent concourir à l'exercice de cette fonction. Le système cérébral envoie le nerf optique, dont l'épanouissement forme la rétine : il envoie en outre les troisième, quatrième, sixième paires et une partie de la cinquième aux annexes de l'œil, et surtout à ses agens moteurs, et quelques filets qui vont s'unir aux nerfs ciliaires, pour pénétrer avec eux dans le globe de l'œil. Les nerfs ganglionaires sont : 1° Le ganglion ophtalmique qui, fût-il séparé du reste du système nerveux ganglionaire, comme l'ont pensé quelques anatomistes, n'en serait pas moins un ganglion, mais qui forme avec ce système une chaîne non interrompue, ainsi que l'ont démontré les recherches minutieuses du célèbre Petit [1], de Fontana [2], et de MM. Ribes, Cloquet, Bock, etc. ;

[1] *Mémoire de l'Académie royale des sciences*, année 1727, pag. 1. Ses recherches à cet égard sont des plus curieuses. Il y démontre surtout l'erreur de ceux qui pensent que l'intercostal tire son origine de la cinquième et de la sixième paires cérébrales.

[2] Girardi prétend que Fontana avait démontré plusieurs fois cette communication en poursuivant les filets carotidiens, dans l'intention de prouver, non cette continuité, mais la fausseté de l'opinion de ceux qui plaçaient l'origine du grand sympathique dans les nerfs de la troisième ou de la cinquième paire, puisque ces filets ne s'en détachent point, mais se réunissent à ces paires pour pénétrer dans l'orbite ; *ideòque*, dit Girardi, en parlant de Fontana, *finem illud discendum esse quod hactenùs omnes initium appellabant.* Au reste, c'était l'opinion des savans.

2° les filets artériels qui se rendent dans l'orbite avec l'artère ophtalmique et les autres artérioles qui y pénètrent. Pour bien apprécier l'influence de chaque système, il faut donc agir sur le cerveau, sur les nerfs optiques, sur le ganglion ophtalmique et sur le grand sympathique lui-même. C'est la marche que j'ai suivie dans mes expériences et je vais les exposer dans cet ordre.

Exp. cxxxvii. Après m'être assuré, sur un chien dogue de vingt jours, que les deux iris répondaient à l'impression de la lumière en se contractant tous les deux à la fois, qu'on dirigeât la lumière sur les deux yeux ou sur un seul; j'ai brisé la voûte du crâne, et j'ai enlevé avec rapidité le cerveau. Les pupilles s'étant dilatées, j'ai dirigé une lumière vive sur l'œil gauche et je n'ai remarqué aucun changement dans la dimension des deux pupilles. J'ai répété trois fois la même expérience : sur deux chiens, j'ai cru remarquer une légère oscillation contractile de l'iris de l'œil exposé à la lumière, sans que celui de l'œil opposé ait jamais répondu à cette excitation sympathique.

Je dus penser que l'impression profonde portée sur toute l'économie par l'ablation du cerveau, et la mort qui arrive bientôt après une semblable opération, avait nui à cette réaction sympathique, puisque le docteur Gendrin l'avait obtenue une fois sur trois. En conséquence, mon expérience pouvait-être nulle, et je ne dus me permettre d'en tirer aucune induction, d'autant mieux que je pensai que j'obtiendrais un résultat plus positif en produisant moins de délabrement.

Exp. cxxxviii. Sur un chien de moyenne taille et adulte, je m'assurai de la susceptibilité des deux iris, et après, j'ouvris le crâne; je soulevai légèrement les lobes antérieurs du cerveau, et avec un instrument j'allai couper les deux nerfs optiques derrière leur entrecroisement, c'est-à-dire, entre cet entrecroisement et leur origine. Les deux pupilles parurent un peu plus dilatées; je dirigeai une lumière vive sur l'œil gauche; la pupille de l'œil droit parut se contracter bien sensiblement; je supprimai la lumière; un moment après, je la dirigeai sur l'œil droit, et l'iris gauche ne se contracta point; je la reportai sur le gauche, même immobilité.

Cette expérience me parut devoir annuler l'expérience précédente. En effet, d'après l'immobilité des iris et surtout de celui de l'œil opposé à celui sur lequel avait été dirigé le faisceau de lumière, on serait porté à regarder la médiation du cerveau, comme nécessaire dans cette action synergique des deux iris; tandis que d'après cette dernière expérience, cette médiation serait reconnue inutile, attendu que l'iris s'est contracté, quoique la communication des yeux avec le cerveau fût interceptée. Elle ne permettrait plus de penser que le cerveau est nécessaire à cette transmission, et en est l'organe réagissant; d'autant moins que les expériences suivantes vont nous faire voir, qu'on ne peut pas même avoir la présomption que la communication puisse s'opérer par les seuls nerfs optiques au moyen de leur entrecroisement.

Exp. cxxxix. Je pratiquai, sur un autre chien,

la section des deux nerfs optiques au devant de leur entrecroisement. Les pupilles se dilatèrent un peu. Je dirigeai le faisceau de lumière sur un œil : l'iris s'est contracté légèrement des deux côtés avec des oscillations irrégulières. Ces deux faits étaient trop importans pour ne pas être vérifiés plusieurs fois.

Exp. cxl. J'ai coupé une seconde fois les nerfs optiques sur un chien avant leur entrecroisement; j'ai vu les pupilles se dilater d'abord, et s'agiter quelquefois par un mouvement de resserrement irrégulier. J'ai dirigé un faisceau de lumière sur un œil, ce mouvement de l'iris n'a pas paru s'augmenter. J'avais, pour terme de comparaison, un chien intact, sur lequel l'impression de la lumière était vivement sentie, et faisait contracter bien régulièrement les deux iris. Le mode de contraction des iris du chien opéré ne présentait aucune analogie avec celui des iris du chien sain, et il était impossible de rien en conclure.

Exp. cxli. La même expérience fut répétée sur deux autres chiens. Sur tous les deux il n'y eut aucune de ces oscillations ni spontanées, ni par l'impression de la lumière.

Exp. cxlii. J'ai refait quelquefois l'expérience en coupant les nerfs optiques au devant de leur entrecroisement. La dilatation de la pupille a été constante, l'immobilité de l'iris l'a été sur trois chiens, et les contractions oscillatoires ne se sont reproduites d'une manière sensible que dans un cas. Elles n'avaient rien de plus ressemblant aux contractions fonctionnelles de l'iris que les contractions des expériences précédentes.

EXP. CXLIII. Sur deux chiens, j'ai enlevé le crâne et les lobes antérieurs du cerveau, et après avoir brisé la voûte orbitaire, j'ai fait la section des deux nerfs optiques à leur entrée dans les orbites. Les pupilles se sont dilatées, et à peine ai-je pu remarquer quelques faibles oscillations, aussi bien sans lumière qu'avec la lumière.

Ces expériences qui auraient pu paraître contradictoires au premier coup-d'œil, ne le sont plus, grâce à la sévérité avec laquelle j'en ai examiné chaque phénomène, pour mieux les analyser. Ainsi, il est évident qu'une fois le cerveau détruit, la communication synergique n'a plus lieu, et qu'il en est de même lorsqu'on détruit la continuité des nerfs optiques dans un point quelconque de leur étendue. Il est inutile de faire observer que je fais abstraction complète des effets de la destruction du cerveau et des nerfs optiques sur la vision. La cécité qui en est le résultat, en est une conséquence trop rigoureuse et trop connue. Je ne dois point non plus faire mention des expériences par lesquelles on a assuré que la rétine n'était sensible qu'à la lumière. Ainsi dans la partie du mécanisme de la vision, relatif au système cérébral, nous voyons, 1° que ce système est, comme on le sait, la partie qui perçoit l'impression de la lumière, puisque cette impression n'est plus transmise au cerveau, dès que les nerfs optiques sont détruits; 2° qu'il établit la communication entre la rétine et l'iris, puisqu'il n'y a plus de réaction sur les mouvemens de celle-ci, dès que le cercle de communication est interrompu : ce sont la rétine, les nerfs optiques, le cerveau, les nerfs de la troisième paire, qui, par le rameau de communication, vont s'unir aux ganglions ophtalmiques, dont les rameaux ciliaires se rendent à l'iris, qui composent ce cercle. On pourrait être conduit à conclure encore, que les nerfs cérébraux sont aussi les agens du mouvement de l'iris, puisque la destruction ou la section de ces nerfs a en même temps paralysé ce diaphragme membraneux. Cette paralysie n'a point été l'effet direct de la section des nerfs optiques, mais seulement l'effet consécutif, parce que dans ces cas, l'impression de la lumière n'étant plus transmise au cerveau, celui-ci n'a plus pu réagir sur le ganglion.

Exp. cxliv. Sur un chien lévrier, j'ai pratiqué une incision à la tempe gauche, afin de pénétrer dans l'orbite, derrière le globe oculaire ; j'ai dirigé des ciseaux minces et aigus sur le nerf optique, et j'ai détruit les parties placées à son côté externe. En observant la pupille, je l'ai vue se contracter d'abord plus vivement ; à mesure que l'expérience avançait, je l'ai vue se dilater, pour rester immobile, même en dirigeant brusquement la lumière sur l'œil gauche. Mais en la dirigeant sur l'œil droit qui était intact, la pupille de cet œil s'est contractée comme d'habitude.

Exp. cxlv. J'ai fait la même incision sur la tempe droite, et je suis allé chercher le ganglion ophtalmique avec les mêmes ciseaux, la mobilité de l'iris a bientôt été suspendue ; mais en même temps, l'animal est resté aveugle. J'ai tué le chien pour l'ouvrir, et j'ai trouvé, que du côté gauche le nerf optique était désorganisé dans une assez grande épaisseur, en même temps que le ganglion ; et que du côté droit, le ganglion était intact et le nerf coupé presque en totalité. Cette autopsie m'expliqua la cécité de l'animal, et consécutivement la paralysie de l'iris a prouvé que j'avais manqué mon but, puisque j'avais agi sur le nerf optique bien plus que sur le ganglion.

Exp. cxlvi. J'ai ouvert le crâne à un jeune chien basset, j'ai enlevé le lobe antérieur gauche, du cerveau. Les deux pupilles se sont contractées lorsque j'ai dirigé un faisceau de lumière sur l'œil gauche. J'ai brisé la voûte surorbitaire, avec précaution ; j'ai suivi avec la pointe d'un petit scalpel, le côté externe du nerf optique ; j'en ai isolé le ganglion ophtalmique, et je l'ai coupé en devant. J'ai présenté le faisceau de lumière à l'œil gauche ; l'iris de cet œil est resté immobile, tandis que celui de l'œil droit s'est contracté. J'ai présenté la lumière à l'œil droit, son iris a continué à se mouvoir, suivant l'intensité de la lumière, tandis que l'iris de l'œil gauche est resté immobile. J'ai voulu briser la voûte orbitaire droite; mais l'animal a pris un spasme tétanique, et a succombé rapidement.

Exp. cxlvii. Après avoir enlevé le crâne et les lobes antérieurs du cerveau à un chien, les yeux étant sensibles à la lumière et les pupilles se contractant, soit que la lumière fût dirigée sur les deux yeux ou sur un seul, j'ai brisé les deux voûtes orbitaires ; j'ai disséqué et isolé le ganglion ophtalmique, et j'en ai fait la section : les deux pupilles sont restées immobiles, malgré une lumière vive que j'ai présentée successivement ou à la fois et à plusieurs reprises aux deux yeux.

Exp. cxlviii. La même expérience a été pratiquée de la même manière sur un autre chien ; l'iris n'a pas conservé son immobilité complète. Lorsqu'on touchait l'œil pour l'ouvrir, il faisait remarquer une petite contraction tremblante, espèce d'oscillation qui n'avait rien de régulier, et qui paraissait moins influencée par la lumière que par l'action mécanique de la pression sur le globe de l'œil. Après la mort, la dissection a démontré que le ganglion était détruit.

Cette dernière expérience paraîtrait contradictoire aux deux précédentes, si on se contentait d'un examen superficiel. En effet, d'après les expériences cxlvi et cxlvii, l'iris ayant été paralysé par la destruction ou la désorganisation du ganglion ophtalmique, on devrait en tirer la conséquence naturelle que l'iris reçoit de ce ganglion, par les nerfs ciliaires ou mieux iridiens, l'influence nerveuse qui détermine l'action de son tissu ; tandis que l'expérience cxlviii viendrait infirmer cette première conséquence, puisque après la destruction du ganglion, les mouvemens de l'iris ont continué. Mais, je le répète, cette contradiction n'est qu'apparente ; la contraction oscillatoire qui a persisté ne ressemble en rien aux contractions régulières de l'iris, lorsqu'une lésion physique n'a point altéré le ganglion ophtalmique. Un seul fait pouvait laisser des doutes. Aussi, avant d'asseoir mon jugement et de me prononcer, j'ai répété ces expériences bien des fois. Les résultats ont toujours été les mêmes ; la pupille a conservé invariablement le même diamètre, ou elle n'a présenté que de légères variations dues aux oscillations de l'iris. Examinés comparativement avec ceux qu'on observe sur l'œil d'un animal sain, ces mouvemens ne présentent plus, ni régularité, ni précision, ni étendue ; ils sont tout-à-fait distincts des mouvemens fonctionnels. Je ne saurais mieux les comparer qu'aux mouvemens désordonnés du cœur arraché de la poitrine ou privé de communication avec les ganglions cardiaques. Le cœur alors se contracte, parce qu'il a en lui l'organe de la contraction; mais cette contraction n'est plus dirigée par son excitateur naturel, elle n'est plus normale. Il en est de même de l'iris après la désorganisation ou la section du ganglion ophtalmique : il continue quelquefois de se contracter; mais ce ne sont plus des mouvemens réguliers, des mouvemens dirigés par leur agent d'influence. Il ne se contracte que parce qu'il conserve en lui l'organe de contraction, mais privé de son directeur normal. Ce n'est que de cette manière qu'on peut se rendre raison des expériences contradictoires que MM. Gendrin et Flourens ont faites à ce sujet. Ils ont vu les contractions de l'iris persister; l'un, après l'ablation du cerveau ; l'autre, après celle des tubercules quadrijumeaux, reconnus le sens interne de la vision.

Cela est si vrai que, dans son dernier ouvrage imprimé, *Expériences sur le système nerveux*, M. Florens reconnaît, d'après de nouvelles expériences, que la section des tubercules, en paralysant la vision, paralyse aussi les mouvemens de la pupille. Rien ne le prouve mieux que les observations faites par M. Bartels, médecin à Marbourg [1]. Le 14 octobre 1824, six voleurs furent décapités; chez les uns, la pupille fut de suite immobile, chez les autres, elle se resserra et se dilata bien visiblement sans aucune excitation extérieure, et chez quelques-uns elle se dilata par l'excitation, et se resserra après pour se dilater encore. M. Flourens [2] a vu en outre la piqûre des tubercules quadrijumeaux, ainsi que celle du nerf optique, produire dans l'iris des contractions vives et prolongées. Ce qui s'explique aisément lorsqu'on fait attention qu'en irritant l'organe de la sensation, cette piqûre rend l'impression de la lumière plus sensible et entraîne nécessairement la réaction sur l'iris. Ainsi, nous pouvons conclure de tout ce qui précède, que les mouvemens réguliers de l'iris sont sous la dépendance directe du ganglion opthalmique, et que l'impression de la lumière ne les détermine que par une sympathie synergique dont le cercle est établi, de la rétine au cerveau par les nerfs optiques, et du cerveau au ganglion opthalmique par

[1] *Revue médicale*, janvier 1825, pag. 133.

[2] *Recherches physiques sur l'irritabilité et la sensibilité.* Rapport de M. le baron Cuvier à l'Institut (1822).

les nerfs de la troisième paire, et enfin de ces ganglions à l'iris. Ainsi nous voyons impression et sensation cérébrales de la lumière, transmission par des nerfs cérébraux aux ganglions, puis action sollicitée par des nerfs ganglionaires. La sympathie est donc de la classe mixte des cérébro-ganglionaires que j'ai établies dans le chapitre précédent. La sympathie serait toujours la même, lors même que le cercle de transmission ne comprendrait pas le cerveau, et qu'il ne se ferait, ainsi que l'explique M. le docteur Gendrin, que par les filets des nerfs oculo-moteurs communs, les ganglions ophtalmiques et les nerfs ciliaires. Il en serait encore de même si les rameaux de la cinquième paire cérébrale étaient des nerfs accessoires de la vision et des autres sens, ainsi que quelques expériences de M. Magendie semblent l'établir. L'insuccès des expériences CXLIV et CXLV m'a porté à recommencer, parce qu'il m'importait de constater pendant plus long-temps que je n'avais pu le faire en brisant la voûte orbitaire, les effets de la destruction du ganglion ophtalmique.

EXP. CXLIX. J'ai pratiqué une incision à la tempe gauche d'un jeune dogue; j'ai dirigé une pince à dissection très-délicate vers la partie postérieure du globe de l'œil, j'ai divisé et désorganisé tout ce que j'ai pu saisir, jusqu'à ce j'aie aperçu un changement remarquable dans la pupille. Elle s'est d'abord resserrée, et bientôt après elle s'est un peu plus dilatée que celle du côté opposé. Certain alors que j'avais atteint le ganglion, j'ai lacéré avec force dans ce point, autant qu'il m'a été possible. L'iris est resté immobile à la présentation d'un faisceau de lumière. J'ai pansé la plaie avec soin. De l'inflammation et un dépôt ont eu lieu ; enfin, après dix-sept jours, la guérison a été complète. L'iris de l'œil gauche est resté immobile, quel que fût l'éclat du faisceau de lumière que j'aie dirigé sur l'un des deux yeux, ou sur les deux ; cependant l'animal paraissait voir les objets qu'on présentait à cet œil. Pour bien m'en assurer, il eût fallu faire une semblable opération à l'autre œil ; mais la difficulté de son exécution et les tatonnemens qu'elle exige, me firent aller au plus expéditif, et je crevai l'œil droit. Le chien continua à voir les objets, et à se diriger de manière à ne pas laisser douter que la vision s'exécutait. La vue était-elle aussi nette, aussi étendue, surtout suivant le degré de lumière auquel les objets étaient exposés ? Je n'en sais rien. Je rapporte le fait tel qu'il est, sans me permettre d'en tirer d'autres conséquences que celles qui en découlent rigoureusement. L'iris resta toujours immobile. Je gardai l'animal plusieurs jours, et l'ayant fait périr dans une autre expérience, je disséquai l'orbite. Je vis bien distinctement qu'avec la pince, j'avais détruit le ganglion ophtalmique, puisque je ne trouvai rien de semblable ; il n'y avait partout qu'un tissu cellulaire dense et homogène. Je placerai ici une remarque qui pourra paraître d'abord insignifiante, mais qui, plus tard, nous fournira le sujet de quelques réflexions importantes : c'est que, dans toutes les expériences où le ganglion ophtalmique a été détruit ou coupé, l'influence de cette section a paru ne s'exercer que sur l'iris ; l'œil et la conjonctive ont conservé leur blancheur et leur aspect naturel.

Ce que les expériences et les vivisections nous ont appris, se trouve confirmé par une foule de faits pathologiques. Le cerveau est-il irrité ou enflammé ? La rétine devient plus sensible à la lumière, dont elle reçoit même une impression douloureuse, l'iris se contracte et la pupille se resserre. Lorsqu'un épanchement quelconque s'effectue dans la boîte osseuse du crâne, si la compression atteint les tubercules quadrijumeaux ou les nerfs optiques à leur origine ou dans leur trajet, la paralysie a lieu, la rétine est insensible à la lumière, et la pupille se dilate et reste immobile. Voyez ce qui se passe dans les différentes terminaisons des céphalites, des arachnitis, des hydrocéphalites, des apoplexies, etc. ; voyez encore ce qui se passe dans la paralysie de la rétine ou du nerf optique par quelque plaie, une compression ou une désorganisation quelconque ; cette membrane nerveuse, devenue insensible à la lumière, ne transmet plus d'impression ; la pupille dilatée reste immobile même à la lumière la plus vive.

Je sais que quelques physiologistes ont prétendu que l'iris était lui-même sensible à l'action de la lumière, et se contractait parce qu'il en recevait l'impression directe et non par synergie. Les faits déposent victorieusement contre cette opinion. Si pourtant on voulait chercher dans la cataracte une preuve en sa faveur, sous prétexte que le cristallin, devenu opaque, empêche les rayons lumineux d'arriver à la rétine, et que l'iris ne s'en contracte pas moins. Il ne s'agirait que d'interroger un malade atteint de la cataracte, pour se convaincre de la fausseté de ce raisonnement; il vous dirait qu'un nuage épais, un corps opaque lui semble interposé entre l'œil et l'objet lumineux; mais qu'il distingue parfaitement bien le jour de la nuit, la clarté de l'obscurité; qu'il aperçoit même les gros objets comme une ombre, sans les reconnaître; enfin que cette lueur qu'il aperçoit lui suffit encore pour se conduire. La disposition anatomique des différentes parties de l'œil et la nature du cristallin affecté, suffisent pour nous expliquer cela. Le cristallin, placé derrière la pupille, laisse, entre l'iris et lui, un léger intervalle par lequel quelques rayons lumineux peuvent se porter encore, ou se réfléchir sur la rétine : en outre, il est rarement assez opaque pour intercepter complètement les rayons lumineux; de sorte que la rétine recevant toujours l'impression de la lumière, réagit comme nous l'avons dit précédemment. Cela est si vrai, que l'opérateur instruit qui trouve une pupille immobile, en conclut la paralysie de la rétine, et qu'il se garde bien d'entreprendre une opération au moins inutile.

L'état pathologique du ganglion ophtalmique est moins connu, ou plutôt il ne l'est pas du tout; aussi, pouvons-nous tirer difficilement des conséquences de ses affections. Cependant je suis persuadé que dans certain cas de dilatation ou de constriction de l'iris sans lésion de la vision, c'est le ganglion ou les nerfs iridiens qui sont le siége de l'affection. Je suis convaincu que dans la dilatation des pupilles, par la présence des vers dans les intestins ou par l'abus de la masturbation, c'est le système nerveux ganglionaire qui, seul, est affecté, et qui influence l'iris, puisque la vision n'a pas éprouvé d'altération, et que, dans ce cas, le cercle bleuâtre qui se prononce autour des yeux est un phénomène dépendant du système nerveux ganglionaire, puisqu'il se passe dans les capillaires sanguins. Voyez encore la dilatation de la pupille que produit l'extrait de bella-donna; la rétine est intacte, et conserve sa sensibilité, quoique la pupille soit dilatée souvent au point que l'iris ne paraît plus. Je suis persuadé qu'un instrument, qui, pénétrant dans l'orbite, irait atteindre le ganglion ophtalmique, produirait des phénomènes qui se passeraient principalement dans l'iris. Cette supposition n'est point gratuite; elle est vraie, et elle vient d'être confirmée par l'expérience. M. le baron Larey a soumis à l'examen de la section de chirurgie [1], un militaire, âgé de 27 ans, ayant reçu un coup de fleuret déboutonné, à l'angle interne de l'œil gauche, en dehors et en dessous de la caroncule lacrymale; l'instrument ayant glissé entre l'œil et la paroi interne de l'orbite; ce malade a éprouvé une paralysie incomplète de cet organe, marquée par la dilatation de la pupille, l'immobilité de l'iris, et une

[1] Académie royale de médecine, séance du 6 juin 1825.

aberration de la vision telle que le blessé n'apercevait plus que la circonférence des objets. Qui ne voit dans ce fait que la pointe de l'instrument est allé blesser 1° quelques fibres du nerf optique, ce que prouve l'espèce d'aberration survenue dans la vision; 2° le ganglion ophtalmique, ce que prouve l'immobilité de l'iris?

Ainsi, expériences et observations pathologiques, tout nous prouve, 1° que dans le mécanisme de la vision, le système nerveux cérébral est seul chargé de recevoir les impressions de la lumière et des objets visuels; 2° que le système nerveux ganglionaire préside aux mouvemens de l'iris; 3° que la synergie qui lie l'iris à la rétine est une sympathie cérébro-ganglionaire.

J'ai dit que, outre le ganglion ophtalmique et ses nerfs, le système ganglionaire envoyait encore à l'œil et à ses annexes des filets nerveux, qui pénétraient dans l'orbite avec l'artère ophtalmique et les autres artérioles qui s'y rendent. Ces filets viennent du ganglion cervical supérieur, et sont, la plupart, une division des deux rameaux qui pénètrent dans le crâne, par le trou carotidien, en s'épanouissant sur l'artère carotide.

Le trajet profondément caché de ces nerfs les soustrait à l'action des agens expérimentateurs; ce n'est donc pas sur eux qu'il a fallu agir pour obtenir des résultats, ce n'est que sur le cordon du grand sympathique au cou, et sur le ganglion cervical qui est leur origine. J'ai commencé par l'expérience la plus facile, la section du cordon symthique au cou. Son union intime avec le nerf de la huitième paire chez les quadrupèdes, ne permet pas de couper l'un sans l'autre. Ainsi dans toutes les expériences où j'ai fait la section de l'intercostal, j'ai toujours coupé le pneumo-gastrique. La distribution connue de ce dernier nerf, empêche de soupçonner que sa section puisse avoir quelque influence sur les yeux; seulement l'impossibilité de faire autrement, a constamment nécessité l'emploi des moyens propres à prévenir la suffocation, en entretenant la respiration chez l'animal opéré. J'en avertis de suite, afin de me dispenser de le répéter à chaque expérience.

Exp. cl. J'ai fait, sur un chien canard, la section du cordon cervical du grand sympathique du côté gauche. L'œil de ce côté a perdu de son éclat, il est devenu plus humide et chassieux. Le lendemain, la conjonctive était rouge surtout du côté interne. Peu à peu elle s'est boursouflée, et s'est avancée en partie sur la cornée. L'œil n'a pas cessé de recevoir l'impression de la lumière; cette impression parut même plus vive un moment. L'iris n'en a reçu aucune influence marquée; il a continué de se contracter suivant la vivacité de la lumière : cette remarque ayant été commune à toutes les expériences, je ne la reproduirai pas. Je ne parle point des phénomènes respiratoires et gastriques qui ont eu lieu, je les ai signalés autre part. Cet état de l'œil a persisté cinq à six jours; après lequel temps, l'engorgement de la conjonctive a peu à peu diminué, l'écoulement chassieux est devenu moins abondant ; et le chien aurait paru guéri, si la conjonctive n'eût pas conservé cette rougeur qui existait encore quinze jours après.

Exp. CLI. J'ai fait la même expérience, mais du côté droit, sur un chien barbet. Les résultats furent les mêmes. L'œil devint chassieux et terne ; la conjonctive se boursoufla et s'avança sur la cornée, toujours du côté interne plus particulièrement. Je remarquai de plus une espèce d'agitation de l'animal qui commença le quatrième jour de l'opération. Il se levait, se tournait, se couchait, agitait brusquement les membres ou la tête ; donnait un peu de la voix et tout cela sans suite. Le lendemain et le surlendemain il y eut moins d'agitation, mais une espèce de somnolence, dont il sortait par moment pour y être bientôt replongé. Ces accidens durèrent sept à huit jours, après lesquels ils se dissipèrent insensiblement ; et l'œil revint à son état presque naturel.

Exp. CLII. Je refis la même expérience et du même côté sur un autre chien. J'observai les mêmes phénomènes oculaires et cérébraux que dans la dernière expérience : son issue fut aussi la même.

Exp. CLIII. La même expérience fut encore répétée, mais du côté gauche, comme dans la CL^e^. Tous les phénomènes gastriques, respiratoires et oculaires eurent lieu; mais le chien n'eût point d'agitation, seulement il devint plus tranquille, il sembla chercher à dormir et ne le put pas d'abord ; il dormit ensuite avec beaucoup de facilité. Les accidens dissipés et la plaie guérie, je fis la même section du côté droit, trois semaines après la première. La respiration fut beaucoup plus gênée, et je fus obligé de l'entretenir artificiellement. L'œil droit devint larmoyant et chassieux; mais l'agitation du chien, causée par la plaie et la manœuvre de la respiration, n'a pas permis d'attribuer rien de positif à l'affection cérébrale. L'œil devenait rouge, lorsque l'animal succomba vingt-trois heures après l'opération. Les yeux ne présentèrent rien de particulier à la dissection, qu'un peu plus d'épaisseur par l'engorgement des capillaires sanguins. Le crâne fut ouvert : la pie-mère et l'arachnoïde étaient gorgées de plus de sang que dans l'état naturel.

La conclusion rigoureuse que l'on peut tirer de ces expériences, c'est que, par la section du cordon cervical du grand sympathique, on n'agit que sur quelques actes de l'appareil de la vision; ces actes sont la sécrétion lacrymale et muqueuse et la circulation capillaire. L'œil devient larmoyant et chassieux, la conjonctive devient rouge et se boursoufle. Voilà un fait. Comment s'opère-t-il? c'est là ce qu'il nous importe de bien apprécier. Y a-t-il excitation, augmentation d'action des organes chargés de ces fonctions? ou bien y a-t-il atonie, faiblesse ou paralysie? Si l'excitation est la cause de ces phénomènes, elle ne peut les produire qu'en déterminant l'inflammation, ainsi qu'on les observe dans toutes les ophtalmies intenses. Si, au contraire, l'atonie ou la paralysie en sont la cause, il n'y aura point d'inflammation. Il ne s'agit donc que d'établir si les phénomènes sont le résultat de l'inflammation, en un mot si la section du cordon du grand sympathique a produit une ophtalmie. Dans l'ophtalmie il y a bien larmoiement, chassie, rougeur et tuméfaction de la conjonctive; mais dans une ophtalmie aussi intense que le serait celle que nous aurions observée après cette section, il y aurait douleur vive et impression insupportable de la lumière, non-seulement sur l'œil malade, mais sympathiquement sur l'œil sain. Je dis que la douleur a manqué ici : du moins c'est ce que l'on peut inférer de ce que les chiens opérés n'ont jamais cherché l'obscurité, de ce qu'on pouvait leur promener le doigt sur les paupières, sans qu'ils en parussent incommodés; tandis que lorsqu'ils ont une ophtalmie intense, on les voit fuir la lumière, et recevoir une impression très-douloureuse du moindre attouchement sur les paupières. Pour m'en convaincre, j'ai déterminé une ophtalmie intense sur l'œil gauche de deux chiens, en leur introduisant du suc de tithymale sur la conjonctive. L'inflammation a été vive; les chiens fermaient les yeux et cherchaient l'obscurité; ils éprouvaient une vive douleur par le plus léger contact. Ainsi point de doute, cette tuméfaction, ce larmoiement, cette chassie ne sont point l'effet d'une inflammation, ni d'une excitation. Dès-lors l'alternative n'est pas douteuse : ils sont les résultats de l'atonie ou plutôt de la paralysie des systèmes sécréteurs et capillaires de la partie. Cette assertion, en apparence contradictoire avec toutes les opinions admises, n'est cependant que l'expression de la vérité. L'habitude où l'on est de regarder ces phénomènes comme un effet constant de l'inflammation, n'a guère permis de soupçonner la vérité. Cependant plusieurs auteurs ont signalé des rougeurs et des tuméfactions que l'observation ne leur permettait pas de placer au rang des inflammations, et sur lesquelles M. Gendrin a depuis répandu le plus grand jour [1]. Quoi qu'il en soit des idées admises, voici ce qui se passe. Rappelons-nous que le système nerveux ganglionaire préside aux sécrétions et à la circulation capillaire. Lors donc que, par la section ou la destruction des nerfs ganglionaires d'un organe, on a paralysé son action sécrétoire et capillaire, le sang ne cesse pas pour cela de lui arriver, parce qu'il y est poussé avec force par les contractions du cœur; mais ne trouvant plus dans les capillaires l'énergie nécessaire à leur réaction, il les distend peu à peu, y reste presque en stagnation, boursoufle la partie lorsqu'elle offre assez de laxité pour le permettre, et en détermine la rougeur et le gonflement, comme on le voit à la conjonctive. Mais, me dira-t-on, s'il en est ainsi, la sécrétion des larmes et de la mucosité devrait être anéantie. Cette objection serait vraie, si les nerfs avaient été coupés près de l'œil : au lieu qu'ayant été coupés très-loin, le ganglion cervical et le plexus gangliforme qui en éternise la chaîne sur la carotide, régénèrent en quelque sorte l'action du système nerveux; mais ils ne la régénèrent pas en en-

1 *Histoire anatomique des inflammations.*

tier, puisque l'action des capillaires et même des organes sécréteurs se trouve singulièrement modifiée. Ainsi la sécrétion qui a lieu n'est pas une sécrétion d'excitation; elle a lieu, parce que le sang, presque en stagnation, fournit plus de matériaux aux organes sécréteurs, et que, poussé de proche en proche, il passe par les glandules plutôt qu'il n'y est appelé. C'est une sécrétion passive qui s'opère. Ainsi il n'y a pas paralysie complète des agens sécréteurs et capillaires de l'appareil visuel, mais diminution de leur action. Pour qu'il y eût paralysie complète, il faudrait, comme je l'ai dit, qu'on eût coupé les nerfs ganglionaires après tout renflement gangliforme, ce qui est impossible. Mais en interceptant la communication de la partie céphalique du système ganglionaire avec la partie du tronc, on en a diminué l'influence, et les organes s'en sont ressentis. J'ai essayé dans les expériences suivantes de diminuer encore l'influence du système ganglionaire en détruisant le ganglion cervical supérieur.

Exp. CLIV. Après avoir fait une incision sur le côté gauche d'un chien, j'ai dirigé mon bistouri en haut derrière les carotides, afin de mettre à découvert le ganglion cervical. Le sang a bientôt coulé si abondamment qu'il ne m'a pas été possible d'achever l'opération.

Exp. CLV. J'ai recommencé la même expérience sur un autre chien; mais au lieu de poursuivre l'incision avec le bistouri, j'ai plutôt séparé que coupé les parties, en glissant le bout d'une pince à dissection. De cette manière j'ai évité l'hémorragie.

J'ai saisi, autant que possible, le ganglion cervical, je l'ai lacéré et désorganisé. Le lendemain l'animal parut très-agité; l'œil était terne et la conjonctive rouge. Le troisième jour le chien était dans un état de somnolence stupide; la conjonctive très-gonflée s'avançait sur la cornée. Cet état fut stationnaire pendant onze jours, après lesquels la tuméfaction de la conjonctive diminua un peu. L'animal conservait un air de stupidité qui ne paraissait pas vouloir diminuer. Je voulus essayer de faire la même opération du côté opposé, mais l'animal mourut d'hémorragie avant qu'elle fût achevée. L'œil ne présenta de particulier que le boursouflement de la conjonctive. Le cerveau avait les capillaires du côté gauche injectés et gorgés de sang; les ventricules contenaient une assez grande quantité de sérosité : le ganglion était désorganisé dans ses trois quarts inférieurs.

Exp. clvi. Je tentai la même opération sur deux autres chiens; sur l'un il n'y eut aucun phénomène relatif ni à l'œil ni au cerveau. Sur le second, la mort arriva dans la nuit qui suivit l'opération, sans qu'il y eût aucun des phénomènes précédemment observés; seulement l'animal rendit par la bouche beaucoup de sang. Sur l'un de ces chiens, le ganglion était resté parfaitement intact; sur le second, il n'avait été que légèrement altéré; mais le pharynx était ouvert, et l'estomac contenait une quantité considérable de sang, de sorte que la mort fut le résultat d'une hémorragie.

Exp. clvii. Un autre chien fut opéré avec plus

de succès. Il présenta les mêmes phénomènes, le cerveau était infiltré dans son lobe gauche et ses enveloppes. Je détachai un lambeau considérable de la conjonctive qui était très-gonflée et très-rouge; je le placai sous un petit filet d'eau, et en quelques instans il fut réduit à un tissu filamenteux, blanchâtre et dépouillé de sang. Je plaçai comparativement sous un filet d'eau semblable, une portion de conjonctive enflammée que j'enlevai de l'œil de l'un des chiens auquel j'avais fait naître artificiellement une ophtalmie. Le tissu de cette partie perdit de l'intensité de sa couleur; mais il ne reprit plus l'aspect filamenteux; il resta dense et homogène.

Ces expériences confirment l'opinion que nous avons émise sur le mode d'action du grand sympathique sur les capillaires du cerveau et de l'œil. Le ganglion cervical étant altéré, l'influence ganglionaire a été moins grande que dans les expériences où le cordon cervical seul avait été coupé, puisqu'il n'y a eu qu'un boursouflement considérable avec un suintement à peine sensible. Ce n'était plus de la chassie; la sécrétion de ce liquide était viciée. Nous avons encore acquis par cette dernière expérience (CLVII) la certitude que le boursouflement rouge de la conjonctive n'est point une inflammation, qu'il n'est qu'une congestion des capillaires sanguins, effet purement passif de la distension des capillaires par l'impulsion du sang. La facilité avec laquelle le tissu boursouflé a perdu le sang qu'il contenait est une preuve que ce fluide n'avait été que déposé dans le tissu, et qu'il ne lui avait point été assimilé par le travail inflammatoire. Aussi le tissu enflammé ne s'est point dépouillé du sang qui, en se combinant à lui, en avait changé la nature. Si la congestion est passive dans la conjonctive, elle l'est nécessairement dans les capillaires cérébraux. Les mêmes causes produisent les mêmes effets.

Les conséquences de physiologie pathologique qui découlent de ce phénomène, étaient d'une trop haute importance, pour ne pas exiger qu'il fût confirmé par les mêmes expériences et par d'autres encore. Ainsi, j'ai plusieurs fois pratiqué tantôt la section du cordon du grand sympathique indifféremment de l'un ou de l'autre côté du cou, tantôt la désorganisation ou l'ablation du ganglion cervical supérieur. Toutes les fois que l'animal a vécu assez long-temps, la congestion capillaire a eu lieu, toujours du côté opéré, et quelquefois au bout d'une heure ou deux. Il serait inutile de rapporter les nuances nombreuses qui ont été observées sur ces divers chiens, et qui ont tenu, bien souvent sans doute, à la manière dont l'opération a été faite, au caractère de l'animal, et à la patience plus ou moins grande avec laquelle il a supporté l'opération. Non content de ces résultats, j'ai voulu les rendre plus positifs encore par d'autres expériences.

Exp. clviii. J'ai fait la section des deux cordons cervicaux du grand sympathique. Les phénomènes respiratoires ont été très-graves et ont fait succomber le chien en quinze heures. L'une des deux conjonctives était devenue plus terne ; on y remarquait seulement quelques capillaires injectés.

Exp. clix. La même expérience a été faite sur deux autres chiens. L'un a eu le même sort que le précédent; l'une des deux conjonctives s'était boursouflée. L'autre a survécu trois jours. Pendant ce temps, les deux conjonctives se sont ternies puis gonflées, et les deux yeux sont devenus chassieux. L'animal a paru d'abord très-inquiet et agité, puis il a été calme et dans un état de torpeur accompagné de légers mouvemens convulsifs; c'est dans cet état qu'il a succombé. La pie-mère cérébrale était injectée, surtout sur les lobes moyens et antérieurs; les ventricules contenaient un peu de sérosité.

Exp. clx. J'ai sacrifié plusieurs chiens pour faire à la fois l'ablation des deux ganglions cervicaux supérieurs. Ou bien cette ablation n'était que partielle, ou bien les animaux ont péri d'hémorragie, au moment même de l'opération, ou bien ils ont succombé trop tôt pour que les résultats pussent être d'aucune utilité. Cependant, à force de tentative, j'ai trouvé les deux ganglions, et je les ai enlevés presque sans accidens instantanés, sur un chien qui a survécu cinq jours. Dès le moment de l'expérience, il a manifesté de l'agitation et de l'inquiétude : il cherchait toujours à s'isoler, et n'était plus sensible aux caresses. Les yeux ont perdu leur éclat, puis ils sont devenus rouges, et la conjonctive s'est tuméfiée. Le chien était dans une somnolence sans cesse interrompue; enfin le coma est arrivé et il a succombé. Les yeux étaient rouges, tuméfiés comme dans les autres cas ; le cerveau était injecté, comme je l'ai rarement observé ; la pie-mère et l'arachnoïde étaient vraiment gorgées de sang sur les lobes moyens et antérieurs. Ainsi l'influence du grand sympathique s'étend à toutes les parties auxquelles il va se distribuer en accompagnant les divisions de l'artère carotide.

Quelle source inépuisable de réflexions ne trouvons-nous pas dans les phénomènes cérébraux qui suivent la section du grand sympathique ou de son ganglion supérieur, et dans les résultats d'anatomie pathologique trouvés après la mort! En considérant que ces phénomènes ont tous été produits par cette section, n'est-on pas naturellement porté à soupçonner, dans bien des maladies en apparence cérébrales, une origine toute différente de celle qu'on a cru leur reconnaître? Je n'en doute point. Il est encore un grand nombre d'affections dont l'étiologie nous est tout à fait inconnue, et qui proviennent sans doute du système ganglionaire. Qui ne voit que l'influence de ce système doit en effet être la source d'une foule de phénomènes jusqu'à ce jour mal appréciés? Dans la circonstance qui nous occupe, des accidens cérébraux ont lieu ; l'autopsie démontre les altérations pathologiques de l'organe encéphalique, les conséquences paraissent naturelles ; cependant il n'en est rien ; le cerveau n'a été malade que secondairement. Le véritable organe affecté, c'est le système ganglionaire, dont l'action paralysée a été cause des phénomènes que l'encéphale a présentés. Si la diminution ou la soustraction de l'influence du système ganglionaire a pu produire si souvent, les phénomènes cérébraux que nous avons observés dans les expériences précédentes, ne peut-on pas raisonnablement en conclure que la même chose aura lieu, toutes les fois que cette influence sera modifiée par une affection pathologique quelconque de la partie supérieure du système ganglionaire? Ce système affecté ne doit-il pas réagir puissamment sur les organes dont les actes fondamentaux dépendent de lui? Tous les jours nous voyons des congestions cérébrales s'annoncer par une ophtalmie de congestion et non d'inflammation, qui est due le plus souvent, ainsi que la congestion cérébrale, à l'affection du système nerveux ganglionaire. Dans ces cas, la médication d'une prétendue ophtalmie a-t-elle toujours été bien rationnelle? Ne voit-on pas que, bien des fois, elle aurait pu être mieux dirigée? D'après cela on peut juger la vaste carrière que ce sujet de physiologie pathologique présente à parcourir. C'est une matière neuve, malgré les efforts de quelques sociétés savantes qui en ont fait le sujet de prix à décerner, et malgré les travaux de quelques médecins distingués. Les fonctions du système nerveux ganglionaire, mal connues jusqu'à ce jour, n'ont pu aider qu'imparfaitement, et souvent elles ont dû conduire à l'erreur, parce qu'elles étaient elles-mêmes une erreur. Ce n'est point ici le lieu d'étudier l'influence du grand sympathique dans les maladies, je me contente de l'indiquer. On voit combien il reste à faire. Plus j'y réfléchis, plus je me persuade que le moment est venu où le système nerveux ganglionaire va jouer le rôle important qu'il y joue réellement, et qui est encore méconnu. En examinant attentivement, on se convaincra que bien des phénomènes cérébraux, dus à une congestion, ne sont que le résultat de l'affection primitive des ganglions cervicaux ou de leurs nerfs; que bien des affections générales qui ont été jusqu'à ce jour le sujet et le prétexte des discussions les plus violentes de la part des différens partisans des doctrines médicales, trouveront une explication naturelle qui fera cesser ces divisions en donnant la solution du problème. Je ne pousse pas plus loin ces réflexions; elles seraient déplacées dans ce chapitre. Peut-être un jour y reviendrai-je pour leur donner toute l'extension et tout le développement dont elles sont susceptibles; je n'ai pour le moment d'autre intention que celle de montrer une mine riche à exploiter, et de provoquer sur ce vaste sujet les recherches propres à l'éclairer. Déjà quelques idées ont été émises [1], mais elles ne peuvent pas être adoptées, parce qu'elles ne sont point en harmonie avec les fonctions du système ganglionaire; elles ne peuvent être regardées que comme des conjectures. Cependant malgré cela elles prouvent que

1 M. Legallois fils, *Revue médicale*, juin 1826, pag. 418. Aperçu sur quelques maladies qui paraissent consécutives, etc., etc.

MM. Yvan de Lagarde et Lenormand. Observations de catalepsie. *Revue médicale*, juillet, 1825, pag. 72.

Lobstein. *De structurâ, usu et morbis magni sympathici nervi.*

les esprits prennent la direction qu'il est si nécessaire de leur imprimer, et que l'étude du système ganglionaire deviendra de jour en jour plus importante par les progrès qu'elle fera faire à la physiologie et à la pathologie. Je reviens à mon sujet.

On demandera peut-être pourquoi la conjonctive et l'arachnoïde se boursouflent et deviennent le siége d'une congestion plutôt que tout autre tissu qui reçoit également l'influence du système ganglionaire. Cette objection spécieuse est bien faible; elle tombe d'elle-même, si l'on fait attention que le système capillaire est en quelque sorte libre dans la conjonctive, ou du moins qu'il n'y est point resserré par un tissu dense, comme à la peau, ou dans les autres membranes de l'œil. Dans ces parties en effet, les capillaires sont soutenus par un tissu dense et serré qui les empêche de céder facilement à l'impulsion du sang.

Les expériences que j'ai faites sur le grand sympathique au cou, relativement à son influence sur l'organe de la vision, ne sont pas nouvelles. Déjà en 1712, le célèbre Petit en avait pratiqué le plus grand nombre, et en 1725 il les renouvela en y en ajoutant d'autres pour en faire le sujet d'un mémoire de physiologie des plus curieux que je connaisse pour l'époque. Ce travail, inséré le premier parmi les mémoires de l'académie royale des sciences de 1727, contient des recherches et des réflexions du plus haut intérêt. Ses expériences sur le cordon cervical du grand sympathique sont précises et bien faites. L'auteur a bien observé les phénomènes qui en résultent; il a signalé avec attention ce que la section du nerf vague causait d'accidens du côté du larynx des poumons et de l'estomac : il a signalé avec autant d'exactitude les phénomènes qui se sont passés du côté des yeux : il n'a fait aucune mention des accidens cérébraux. Parmi les phénomènes oculaires, il en a observé un que je ne trouve consigné dans aucune de mes notes, sans doute parce que je n'y ai pas pris garde : c'est le rappetissement du globe de l'œil qu'il a remarqué à peu près constamment. Je crois le fait, parce qu'il a été recueilli par un observateur trop digne de foi ; il est d'ailleurs en harmonie avec mes opinions sur les fonctions du système ganglionaire et sur l'influence que les yeux en reçoivent; il en est même une preuve de plus. La sphéricité et la tension du globe de l'œil ne sont entretenues que par la plénitude complète et constante de sa cavité. Aussitôt que les humeurs qui y sont renfermées en quantité convenable viennent à diminuer par défaut d'exhalation, la plénitude cesse, la tension est moins grande, et les membranes de cet organe reviennent sur elles-mêmes. Or, dans la section du cordon cervical du grand sympathique, l'influence de ce nerf cesse ou du moins diminue ; la formation des liquides oculaires n'a plus lieu, ou du moins elle est insuffisante pour entretenir la plénitude nécessaire au volume de l'œil. Les membranes se rétractent par la contractilité de leur tissu et diminuent la capacité de l'œil. Il s'opère en outre le même phénomène que sur le cadavre : l'œil, privé de l'influence nerveuse ganglionaire, est dans un état de mort, et il laisse, comme sur le cadavre, transuder une partie des humeurs qu'il contient; de là peut-être la source de cette chassie plus abondante, observée sur les yeux des chiens soumis aux expériences indiquées. Ainsi je le répète, cette prétendue ophtalmie est occasionée par la section du nerf ganglionaire qui cesse son influence; elle n'est point, ainsi qu'on l'a dit dernièrement, l'effet d'une sympathie gastrique. L'estomac peut être en même temps affecté; mais alors, ou bien cet état sera idiopathique, et ce sont deux maladies qui n'ont de commun que leur simultanéité: ou bien il reconnaîtra la même cause que l'ophtalmie, l'affection du système ganglionaire; et dans ce dernier cas, il y a toujours des symptômes de congestion cérébrale, parce que le cerveau se trouve compromis, puisque ses nerfs ganglionaires ont la même origine et la même source que ceux des conjonctives. Plusieurs physiologistes ont répété les expériences de Petit; mais M. Dupuy, professeur à l'école vétérinaire d'Alfort, est presque le seul qui, de concert avec M. Dupuytren, s'en soit occupé de manière à vérifier l'action des nerfs ganglionaires sur les yeux. Ils ont enlevé les deux ganglions gutturaux sur plusieurs chevaux; la pupille s'est d'abord un peu resserrée, et la conjonctive a ensuite rougi. Plusieurs de ces animaux ont survécu de deux à trois mois; ils ont maigri et ont éprouvé une infiltration générale des membres. Leurs expériences prouvent, non-seulement l'influence des nerfs ganglionaires sur les capillaires, et sur la nutrition des yeux et de la conjonctive, mais encore leur réaction pathologique sur toute l'économie, lorsqu'ils sont lésés dans une partie essentielle.

En nous résumant il reste prouvé, en premier lieu, que le système nerveux cérébral est l'agent 1° de la sensation de la lumière; 2° des mouvemens de l'œil; en second lieu, que le système nerveux ganglionaire est l'agent 1° des mouvemens de l'iris; 2° des actes de nutrition, de circulation et de sécrétion de l'appareil de la vision.

CHAPITRE X.

INFLUENCE DU SYSTÈME NERVEUX GANGLIONAIRE SUR LES PASSIONS.

Une immense carrière nous resterait à parcourir, si nous voulions embrasser tout ce que nous offriraient d'intéressant l'étude des passions, leur siége, leurs effets moraux, physiologiques et pathologiques, et le rôle que joue le trisplanchnique dans la marche de leurs phénomènes. Mais ce travail ne comporte pas de semblables développemens : ils seraient tout-à-fait déplacés dans le cadre que nous nous sommes tracés. Que n'a-t-on pas dit en effet sur les passions, et à quelles opinions contradictoires ne s'est-on pas souvent laissé entraîner? Les effets des passions sont en général connus, parce qu'ils se reproduisent à chaque instant; mais ils sont si multipliés et si variés, qu'ils ont conduit à des données fausses et à des explications mensongères, dès qu'on a voulu dévoiler l'enchaînement de leurs phénomènes. Cela pouvait-il être autrement, lorsqu'on voit aujourd'hui même les hommes les plus distingués ne point s'entendre, je ne dis pas sur leur nature, mais même sur leur siége? Consultez les ouvrages les plus modernes, et vous verrez de quels écarts est capable l'imagination, dès qu'elle s'élance sans boussole et sans guide. A la place des faits, vous trouverez des idées ingénieuses et hardies. Aussi que de vague et de contradictions! mais jetons un voile sur ce dédale d'erreurs, et cherchons la vérité dans l'exposition et dans l'examen des faits et de l'observation : ce n'est que là que nous pourrons la trouver. Je ne crains point de le dire, la physiologie des passions est encore à faire. C'est un sujet neuf, malgré le titre dont un auteur célèbre a décoré son volumineux et spirituel roman : car, à part le titre, il n'y a peut-être pas un mot de physiologie dans son ouvrage. Quelque séduisante que puisse être l'idée d'exécuter un semblable travail, je ne l'entreprendrai point : il serait au dessus de mes forces; d'ailleurs, comme je l'ai dit, il serait déplacé dans cet ouvrage. Je dois ne point m'écarter de mon sujet. Ainsi je n'entreprendrai point de distinguer les passions des affections; je n'essayerai point d'établir la différence qu'il peut y avoir entre elles et les penchans et les besoins ou appétits; de savoir, par exemple, si la passion sentimentale de l'amour est la même que le besoin de s'approcher d'une femme. Je ne céderai point au désir de démontrer que les effets physiologiques, pathologiques et thérapeuthiques des passions prouvent que le philosophe, le moraliste ou le métaphysicien doit être médecin pour traiter ce sujet : ou plutôt qu'il appartient au seul médecin de le traiter convenablement. Quel est en effet le médecin qui n'est pas forcé tous les jours de combattre les résultats pathologiques des passions, et souvent les passions elles-mêmes, ou même d'en faire naître de nouvelles pour dissiper les maladies qu'elles ont engendrées? et comment supposer qu'il puisse les employer sans les connaître, sans étudier leurs contrastes, ou les moyens de les combattre l'une par l'autre pour les neutraliser? Que nous importent aussi les nombreuses divisions des anciens et des modernes, depuis Pythagore et Platon jusqu'à Bichat et M. Alibert? Que nous importent encore les explications fondées sur les esprits animaux, sur les principes du bien et du mal, sur les ames pensantes et les ames animales, sur les *pneuma*, etc.? Ces rêves de la métaphysique ne peuvent plus nous occuper. Je dois examiner seulement le rôle que le système nerveux ganglionaire joue dans les passions. Pour cela il nous faut auparavant en déterminer le siége.

§ Ier.

SIÉGE DES PASSIONS.

Aucun sujet de philosophie n'a plus excité la curiosité que le siége des passions. Moralistes, métaphysiciens, physiologistes, tous s'en sont occupés avec une égale ardeur; tous ont fait des recherches plus ou moins fructueuses; tous ont émis des opinions plus ou moins vraisemblables. Il faudrait des volumes pour les exposer toutes. Ce ne peut pas être mon but. Je me contenterai de les rattacher à trois chefs principaux. Les uns, avec Descartes et Gall, les ont placées dans le cerveau : les autres, en plus grand nombre, les ont placées, avec les anciens, dans différens viscères : *splene rident, felle irascuntur, jecore amant, pulmone jactantur, corde sapiunt*, etc., avaient dit ceux-ci; ce qui prouve qu'ils en avaient observé les effets : les autres enfin, depuis qu'on s'est occupé du trisplanchnique, les ont placées, avec Bichat et Virey, dans les principaux foyers de ce nerf. Vouloir entrer dans une discussion approfondie de chacune de ces opinions, afin de chercher ce qu'elle peut avoir de vrai ou de vraisemblable, et ce qui peut avoir conduit à la vérité ou à l'erreur, serait nous engager dans des recherches sans fin, plus curieuses qu'utiles. Comme il nous importe seulement de connaître le siége des passions, nous ferons abnégation de tout ce qui peut avoir été dit jusqu'à ce jour, et nous chercherons dans les faits seuls et dans l'observation ce qui peut nous faire connaître ce siége tant désiré.

Rappelons d'abord ce que nous avons déjà dit bien des fois, que chaque organe remplit ses fonctions, et les remplit seul; qu'aucun autre ne peut le remplacer, comme il ne peut en remplacer aucun autre.

En portant nos regards sur les classes inférieures des êtres organisés, nous voyons les fonctions intellectuelles diminuer et disparaître, à mesure que les organes des sens diminuent et disparaissent, et avec eux, nous voyons les passions s'éclipser aussi. Pourrait-on sensément supposer quelques-uns de ces états violens de l'ame, à l'informe zoophyte qui n'a d'autre occupation que de prendre les alimens qui se présentent, et de les digérer? Osera-t-on davantage croire susceptible de passion l'immobile végétal, qui, privé de cerveau et d'intelligence, ne jouit que de son système ganglionaire et de sa vie nutritive? Mais, sans chercher des exemples dans ce dernier échelon de l'organisation, prenons au premier rang un malheureux privé de l'usage des yeux et des oreilles, et nous aurons un être réduit à la triste condition du lourd zoophyte; comme lui, il n'aura d'autre affection, d'autre passion que celle de boire et de manger.... Cependant sa structure est la même que celle de l'homme le plus passionné; ce n'est donc pas le cœur, le poumon, le foie, la rate, l'estomac, le centre phrénique, le plexus solaire, etc., qui est le siége des passions, puisque ces organes jouissent de leur intégrité, et que les passions sont muettes. Le cerveau de ce malheureux, dira-t-on, est aussi bien organisé que les autres viscères, et même que le cerveau de l'homme qui jouit de tous ses sens; s'il était le siége ou l'organe des passions, elles auraient dû être aussi développées chez lui que chez tout autre: son impassibilité plus grande est donc une preuve que ce n'est pas non plus dans le cerveau qu'il faut en chercher le siége. Cette objection pourrait nous conduire à placer les passions dans les organes mêmes des sens, si nous ne savions pas que ces organes ne sont que les agens du cerveau, auquel ils ne font que transmettre les impressions qu'ils ont reçues, et qu'à cause de cela, ils sont placés à la circonférence, comme des sentinelles destinées à l'avertir de tout ce qui se passe au dehors, chacun selon son emploi. Si l'organe d'un sens était le siége de la passion, la passion devrait s'éteindre avec la destruction de l'organe, et cependant il n'en est rien: un organe disparaît, et la passion reste. Un jeune homme promène avec délices ses regards sur la beauté qui fait l'ornement d'une soirée. Il la voit pour la première fois: il ne lui adresse pas même la parole, et il se retire enivré de la passion la plus violente. C'est par les yeux que s'est introduit le poison subtil, les yeux seuls devraient être le siége de l'amour. Cependant, qu'un accident fasse perdre la vue à ce jeune homme, ou qu'une maladie le prive de ses yeux, il ne cessera pas d'aimer. Les yeux, il est vrai, ont vu l'objet séduisant; mais la sensation a été perçue, et l'organe percevant est devenu celui de la passion. La supposition que je viens de faire n'est point une fiction, elle est dans la nature, et l'histoire a recueilli le fait suivant. Un homme, dans la force de l'âge, épouse une jeune et jolie femme dont il est vivement épris. Peu après son mariage, une cataracte le prive de la vue. Son amour ne fait que s'accroître pendant près de quarante ans. Un habile oculiste lui promet de lui rendre la vue. Cette espérance est pour lui la source d'un nouveau bonheur; il se promet de revoir les traits adorés de son épouse, c'est là ce qui le flatte le plus. Le succès de l'opération est complet. Il revoit sa femme vieille et décrépite. Son aspect l'effraye; il ne peut pas la reconnaître : et lorsqu'il ne peut plus s'en défendre, des traits aussi changés dissipent les prestiges de l'amour, et lui font maudire le talent de l'opérateur habile qui lui avait rendu la vue. Si les miracles que l'amour opère par les yeux, sont les plus fréquens, ils ne sont pas uniques : tous les jours les accens mélodieux d'une virtuose trouvent par les oreilles le chemin du cœur. Bien souvent aussi les illusions des sens ont fait naître des passions qui se sont dissipées avec l'erreur. A qui n'est-il pas arrivé de voir l'amour qu'avait inspiré un objet éloigné, dont l'imagination s'était plu à faire un modèle de perfection, s'évanouir à la vue de l'objet lui-même, qui n'était rien moins que ce qu'on s'était figuré ? Un prisonnier renfermé dans la Bastille, voyait par sa fenêtre une femme qui habitait une petite maison de l'autre côté du fossé ;

son imagination exaspérée par la solitude et la continence, lui représente cette personne comme une beauté accomplie. Il lui fait des signes auxquels elle finit par répondre. Une espèce de correspondance télégraphique s'établit entre les deux amans. Le prisonnier voit sa passion faire tous les jours de nouveaux progrès, et il nourrit les plus douces espérances de bonheur. Son amante trouve le moyen de favoriser son évasion. Il court chez elle, cherche en vain la beauté qu'il s'était représentée, et voit, sur-le-champ, la plus froide indifférence succéder à l'amour le plus violent. Qui ne connaît encore l'histoire de Raymond Lulle, qui aimait une femme à l'adoration, et qui en prit la plus grande aversion, à la vue d'un ulcère cancéreux qu'elle lui montra au sein? Dans tous ces cas, c'est bien par les sens que la passion a pris naissance; mais elle ne s'y est point développée avec la sensation, ou plutôt la sensation ne s'y est point arrêtée; elle a été perçue par le cerveau, et le cerveau est devenu le siége de la passion. Sans cela, ce mari devenu aveugle, aurait-il conservé son amour quarante ans après avoir perdu la vue? Comment une personne qui n'a ni beauté, ni voix agréable, pourrait-elle, par son esprit, séduire toutes les facultés de l'ame, et inspirer la passion la plus forte? Ce n'est donc qu'en parlant aux sens et à l'organe de l'intelligence qu'une personne a pu inspirer de l'amour; c'est en exaltant l'imagination, cette fonction suprême de l'encéphale: de même que pour le combattre, il a fallu parler aux sens, et détromper l'imagination, en présentant les objets d'une tendre passion sous les traits de la laideur ou de la décrépitude, ou en les montrant avec des infirmités dégoûtantes. Vainement vous emploieriez tous les philtres imaginables, le temps de leur pouvoir n'est plus : ils ne donneront ni n'éteindront l'amour; cependant cela devrait être, si le siége de l'amour se trouvait dans les organes intérieurs, et surtout dans les principaux foyers du trisplanchnique. Il n'y a plus que les sots qui croient encore aux effets de certains breuvages quelquefois les plus dégoûtans. C'est en voyant les traits, en écoutant la voix, en touchant le satin de la beauté, que l'amour se glisse dans notre cœur; ce sont là les véritables et uniques philtres.

Faisons pour les autres passions ce que nous avons fait pour l'amour, et nous verrons que toutes se ressemblent dans leur mode de développement. Que leurs objets soient physiques ou idéaux, c'est toujours en agissant sur l'encéphale par les sens ou par l'imagination qu'ils les font développer. Quelque irascible que soit un homme, il se gorgera en vain de liqueurs spiritueuses, il ne se mettra point en colère, si rien ne vient le contrarier; mais tenez-lui quelques propos injurieux, montrez-lui quelque objet révoltant, faites-lui éprouver quelque douleur vive et réitérée, piquez ou blessez son amour-propre, et vous le verrez s'enflammer souvent avec la promptitude de l'éclair. Cependant les liqueurs ont agi sur les viscères et sur les nerfs trisplanchniques, tandis que les injures, les affronts, les railleries, les contrariétés, les douleurs physiques n'ont agi que sur l'encéphale. Lorsque vous voulez combattre la colère, vous ne pouvez vous promettre de réussir, qu'en détournant l'objet qui l'a provoquée, en commandant à l'imagination, ou en la dirigeant sur des objets différens. C'est une erreur de croire qu'un verre d'eau fraîche soit capable de l'arrêter. Celui qui, dans un accès de fureur, a la complaisance de boire un verre d'eau, n'était pas bien en colère, et le temps de l'avaler a suffi pour achever de l'abattre, de même que l'aurait fait tout autre moyen qui aurait détourné son attention pendant le même temps. Si le siége de la colère était dans le foie ou dans le fiel, la volonté n'aurait aucune influence directe sur elle, parce-qu'elle n'en a aucune sur cet organe, ni sur le liquide qu'il sécrète. Cependant nous voyons tous les jours les hommes de tête triompher de la colère, ainsi que le faisaient les admirables exemples de modération que nous offre l'antiquité dans Socrate, Aristide, Démocrate, Caton, Auguste, Titus; ainsi que le fit Achille offensé, qui se renferma dans sa tente, et ne voulut en sortir qu'à la mort de son ami Patrocle; illustre colère qu'a célébrée le plus grand des poètes, dans la plus belle des épopées. Celui qui est capable de réprimer ainsi les mouvemens de la colère ou de la fureur, n'a-t-il pas exécuté un acte d'une forte volonté? Or, la volonté étant une des plus belles fonctions de l'encéphale, elle ne peut commander qu'aux actes dépendans de l'encéphale : si elle peut maîtriser ou dompter la colère, cette passion rentre donc dans les attributions de l'encéphale; la conséquence est de rigueur.

Passons à la crainte et voyons comment on s'y prend pour l'inspirer. Ce n'est point en faisant avaler un verre d'eau froide, d'eau tiède, ou de toute autre préparation propre à agir sur les viscères internes ou sur le trisplanchnique: ces moyens sont impuissans. Il faut imprimer fortement dans l'imagination l'idée d'un mal futur quelconque, de douleur ou de péril physique ou moral. Or, je le demande, l'imagination est-elle du ressort de l'encéphale ou du trisplanchnique? Pour calmer un homme en proie à la crainte d'un danger quelconque et dissiper ses alarmes, les potions et les boissons sont encore inefficaces; il faut représenter à son imagination abattue tous les moyens propres à détruire la première impression qu'elle a reçue. Un brave est frappé d'une terreur panique: pour la combattre, vous lui démontrez la fausseté ou la futilité de ce qui l'a causée; ou bien vous aiguillonnez son amour-propre en parlant à son honneur, et vous le voyez revoler au combat avec d'autant plus d'intrépidité qu'il veut effacer sa honte. Un malade se désole sur le danger imaginaire d'une affection peu grave: ce n'est point en lui prescrivant froidement une potion ou des pilules, que vous dissipez ses craintes et relevez son courage et ses espérances; c'est en lui persuadant, par tous les raisonnemens possibles, que son mal n'est point celui qu'il redoutait, et que vous allez triompher infailliblement de la cause de son effroi. Il n'a rien pris, et déjà le calme moral a dissipé l'agitation, et a fait circuler dans ses veines un sang moins impétueux. Il ne se passe pas de jour que la pratique de la médecine n'ait à signaler les effets avantageux ou nuisibles de l'influence de l'imagination sur le physique. Aussi, je le dis avec conviction, le médecin habile à captiver la confiance et à persuader son malade, doit peut-être un plus grand nombre de succès à ce talent qu'aux remèdes qu'il prescrit, et le plus souvent une potion ne sera pour lui qu'un moyen de plus de commander à l'imagination, ou de faire la médecine morale par des remèdes. Peut-être même l'ignorant qui inspire la confiance obtiendra-t-il des succès plus réels et plus nombreux, que le savant dont l'abord rude et repoussant glacera d'effroi son malade. Voilà pourquoi le charlatanisme triomphe si souvent. Mais combien l'homme d'un savoir profond devra l'emporter sur l'ignorant disert, lorsqu'à ses talens il joindra l'art de parler avec l'éloquence de la persuasion et de commander la confiance, lorsque tout ce qu'il dira sera reçu avec la foi des oracles.

Lorsque les qualités vicieuses des méchans nous inspirent de la haine, est-ce sur le trisplanchnique qu'elles ont agi? et sera-ce encore sur lui qu'il faudra agir pour dissiper les préventions fâcheuses qui ont fait quelquefois naître cette passion? n'est-ce pas plutôt en retraçant à l'imagination les belles qualités de la personne haïe, ou en prouvant par le raisonnement la fausseté des sujets de plainte ou l'innocence d'actions mal interprétées? Or, tous ces moyens, tous ces raisonnemens n'agissent et ne peuvent agir que sur l'encéphale. C'est donc dans cet organe qu'il faut placer le siége de la haine. Nous y sommes d'autant plus fondés, que cette passion est le résultat exclusif des raisonnemens plus ou moins justes sur les qualités ou sur la conduite des individus qui en sont l'objet.

Si l'on veut produire la joie ou la tristesse, n'est-ce pas encore sur l'encéphale qu'on agira, soit en flattant ou révoltant les sens, soit en agissant sur l'imagination par des idées agréables ou pénibles, ou par la perspective d'un avenir riant ou malheureux? les boissons alcooliques peuvent disposer à la joie par le mode de sensation qu'elles opèrent sur le système nerveux cérébral, et non sur le système ganglionaire; elles peuvent même causer une véritable joie par la sensation agréable qu'elles produisent sur l'organe du goût, sens lié, comme tous les autres, à l'encéphale.

Que nous examinions toutes les autres passions qu'on regarde comme secondaires ou dérivées des six que nous avons signalées et qu'on dit primitives, nous trouverons toujours les mêmes moyens de développement et les mêmes moyens de les combattre ou de les neutraliser. Prenez en particulier l'ambition, l'orgueil, l'envie, la jalousie, l'émulation, le mépris, la pitié, la peur, la vengeance, la timidité, etc., etc., c'est toujours sur le système cérébral qu'agiront les moyens que vous emploierez pour les exciter ou pour les éteindre. Il n'en est pas une non plus qu'une forte volonté ne puisse dompter ou réprimer. Ce sont les personnes qui ont le système nerveux cérébral le plus susceptible, qui sont aussi les plus soumises à l'influence des passions, les plus promptes à en ressentir les effets. Comparez sous ce rapport les personnes douées d'un tempérament nerveux, bilieux ou sanguin, avec les personnes lymphatiques. N'est-ce pas d'après une observation fondée sur les mêmes principes, qu'on regarde en général avec une sorte de défaveur l'homme qui aurait traversé sa jeunesse sans passion? Si encore nous descendons à ces malheureux, en quelque sorte déshérités de la nature, et que le peu de développement de leurs fonctions intellectuelles a condamnés à une condition au dessous de la brute, nous les voyons vivre longtemps, parce qu'ils sont exempts de ces passions qui rongent l'existence. En seraient-ils exempts, si elles avaient leur siége dans les viscères pectoraux ou abdominaux ou dans le trisplanchnique qui, chez ces sujets, ont une prééminence de développement si marquée? N'est-ce pas aussi dans la jeunesse et surtout dans l'âge viril, époque à laquelle le système nerveux cérébral est doué de la plus grande énergie, que les passions exercent plus d'empire? N'est-ce pas aussi pendant les seuls momens que le système cérébral est en activité de service, pendant la veille, que les passions se développent, croissent et produisent leurs effets? tandis qu'elles s'éteignent ou s'assoupissent toutes, aussitôt que la vie cérébrale s'assoupit elle-même pendant le sommeil. Et cependant le système nerveux ganglionaire ne s'endort point; son influence est aussi active, peut-être plus, pendant le sommeil que pendant la veille : les viscères internes exécutent leurs fonctions avec la même régularité; ils ne connaissent point le sommeil. Comment les passions seraient-elles donc suspendues, si elles résidaient dans eux?

Si à ces preuves du siége des passions dans l'encéphale, nous ajoutons que les actes directs par lesquels elles se manifestent sont des actes cérébraux, ainsi que le confirme l'influence de la volonté, de la constitution et du sommeil sur eux, pourra-t-il rester quelque doute? Je ne crois pas devoir entrer dans l'examen de ces actes : cette analyse longue et minutieuse n'ajouterait rien à la force de nos raisons pour établir notre conviction. Plus tard nous verrons à quoi sont dus les phénomènes dépendans de la vie ganglionaire qui se manifestent. Je ne les indique ici que pour éviter le reproche d'avoir voulu les laisser ignorer en les taisant, dans la crainte qu'ils fournissent des armes contre notre opinion. Le raisonnement et l'étude des passions chez l'homme nous ont conduit à une conclusion rigoureuse. Ce qui nous dispense de rechercher des preuves dans les expériences pratiquées sur les animaux vivans. Les vivisections au reste n'auraient pu nous être que d'un bien faible secours, attendu que les animaux ne peuvent avoir que bien peu de passions, ainsi que nous l'avons déjà dit, et que l'a fait agréablement remarquer l'auteur ingénieux de l'*Amusement philosophique sur le langage des bêtes.*

Elles n'ont, dit le père Bougeant, point d'idées abstraites, point de raisonnemens métaphysiques, point de recherches curieuses sur tous les objets qui les environnent, point d'autre science que celle de se bien porter, de se conserver, d'éviter tout ce qui leur nuit, et de se procurer du bien. C'est pour cela que la nature a donné si peu d'étendue à la connaissance des bêtes; elle a nécessairement aussi borné à proportion leurs désirs, leurs passions et par conséquent leurs besoins. La gloire, la grandeur, les richesses, la réputation, le faste et le luxe, sont des noms inconnus aux bêtes. Tout parle dans un chien amoureux comme dans l'homme le plus passionné. Mais ne croyez pas qu'il perde du temps à faire des complimens à sa belle sur sa beauté, sur sa taille, son esprit, sa naissance, sa jeunesse; tous ces avantages sont pour lui autant d'idées inconnues, etc. D'une part le petit nombre des passions, d'autre part la difficulté de les bien apprécier, malgré les efforts de ce révérend père pour nous faire connaître le langage des bêtes, s'opposent à des recherches étendues sur un tel sujet. Cependant j'ai essayé quelques expériences dont voici les résultats.

Exp. clxi. J'avais inspiré à un chien basset l'aversion la plus grande, en le contrariant et en lui faisant éprouver quelques douleurs toutes les fois que je le voyais. Lorsque ce sentiment fut porté à son comble, au point que l'animal entrait en fureur aussitôt qu'il m'apercevait ou qu'il m'entendait, je lui fis crever les yeux; je pus alors paraître devant lui sans qu'il manifestât l'aversion qu'il me portait. Je parlai, et de suite ses aboiemens et ses mouvemens de rage ne purent laisser de doute sur la passion qui l'animait. Je lui détruisis la membrane du tympan et je désorganisai autant que possible l'oreille interne. Lorsqu'une inflammation intense l'eut rendu à peu près sourd, je remplis encore son oreille de cire. Il parut ne plus entendre du tout. Alors je pus paraître à côté de lui, parler à haute voix, et même le caresser, sans qu'il entrât en fureur; il parut même sensible à mes caresses.

J'avais excité une passion violente dans un chien. Aussitôt que l'objet de sa haine se présentait devant lui, cette aversion se réveillait et s'exprimait avec énergie, dès qu'il en était averti n'importe par quel sens. J'ai successivement détruit les deux sens qui informaient le cerveau de la présence de cet objet; et alors la passion ne s'est plus manifestée, parce que l'encéphale n'a plus été en rapport avec l'objet de la passion. Je ne parle pas d'une expérience semblable que j'ai pratiquée sur un autre chien, parce qu'elle a donné le même résultat.

Exp. CLXII. Je commençai par crever les yeux et par désorganiser les oreilles internes à un autre chien de la même espèce. Dix jours après, l'animal ne paraissant plus souffrir, je lui fis une plaie au milieu du dos, après m'être assuré qu'il ne voyait ni n'entendait. A chaque instant j'irritai sa plaie en la piquant avec un aiguillon. Le chien ne fit d'abord que crier et chercher à s'échapper. L'impossibilité où il en était l'exposant à recevoir sans cesse les impressions de douleur les plus vives, il finit par passer à un état de fureur qui alla en augmentant, au point qu'il y entrait aussitôt qu'on lui touchait la partie même la moins douloureuse de son corps, quel que fût l'instrument dont on se servît, et quelle que fût la personne qui l'employât.

Dans ce cas, la fureur ou la colère était produite par une douleur physique. Le chien n'avait aucun souvenir, ni aucun sujet de haine contre personne : il en aurait eu que cela n'eût été d'aucun effet sur lui, puisque la vue et l'ouïe étaient abolies, et que d'ailleurs plusieurs personnes, qu'il n'avait jamais vues, ont provoqué sa colère en irritant sa plaie. Peut-on raisonnablement soupçonner que la douleur de cette plaie ait agi sur les viscères internes ou sur le trisplanchnique? Une semblable opinion ne serait qu'une supposition dénuée de toute preuve : tandis qu'il est évident que la douleur a été perçue par l'encéphale, et que celui-ci a réagi pour produire les phénomènes de la colère. Je ferai d'ailleurs observer que la fureur cessait, lorsqu'on cessait de causer de nouvelles douleurs; et qu'elle recommençait, aussitôt qu'on irritait de nouveau la plaie. Si les organes thoraciques ou abdominaux eussent été le siége de la colère, les choses se seraient-elles passées ainsi? Il est évident, pour qui veut voir sans prévention, qu'un système nerveux qui n'admet point d'intermittence dans ses actes, et que des organes qui ne font rien que sous son influence vitale, auraient une passion continue une fois qu'elle serait développée, parce que cet acte devrait ressembler aux autres actes de leurs fonctions. Au lieu de cette continuité d'action, la colère ne s'est renouvelée que par les sensations physiques également suspendues et renouvelées. Or, l'organe qui seul percevait si bien ces douleurs, a dû seul être le siége ou l'organe de la passion. Comme on pouvait objecter que les filets du nerf grand sympathique pouvaient établir directement la communication entre la plaie et les viscères profonds, et leur transmettre la sensation de douleur toutes les fois qu'on la renouvelait, et réveiller en eux la passion aussi bien que je le suppose pour les nerfs cérébraux, je fis l'expérience suivante.

Exp. CLXIII. On m'avait apporté deux fort belles salamandres. J'en attachai une, assez étroitement par le milieu du corps, un peu au devant des pattes de derrière. A force de la piquer à plusieurs reprises, je la fis mettre dans une véritable colère, qu'il ne me fut pas possible de méconnaître. Je lui fis la section de la moelle épinière au dessous de l'occiput. Elle continua à vivre; mais j'eus beau l'irriter et la piquer, elle n'exécuta que de faibles mouvemens indécis, en tous sens, et sans manifester d'agitation ni de colère. Je fis à l'autre salamandre la même section de la moelle spinale. Je l'irritai en la piquant comme la précédente; ses mouvemens furent à peu près les mêmes dans tous les sens, surtout en devant et en arrière.

Cette double expérience me semble concluante. Si les filets nerveux du système ganglionaire ont pu, sur le chien de l'expérience CLXII, transmettre la sensation de douleur aux grands foyers du trisplanchnique, et provoquer ainsi la colère, ils ont dû agir de la même manière chez les salamandres, puisque rien n'a intercepté la communication de l'enveloppe cutanée avec ces foyers. Cependant, malgré l'intégrité de cette communication, malgré les piqûres douloureuses qu'on a faites sur la peau de ces animaux, la colère ne s'est point manifestée. On ne peut pas dire que la faculté de se mouvoir leur manquait, et qu'ils n'ont pas pu exprimer ce qui se passait dans leur intérieur, puisque les deux salamandres continuaient leurs mouvemens. On ne dira pas non plus que ces reptiles ne sont pas susceptibles de se mettre en colère, puisque avant de commencer l'expérience, nous nous sommes assurés sur l'un deux qu'il n'était point du tout impassible. La seule communication des tégumens avec l'encéphale avait été interceptée par la section de la moelle ; c'était donc l'encéphale qui percevait auparavant les causes de la colère, et qui réagissait pour la manifester.

Exp. CLXIV. J'ai fait mettre en colère successivement trois cochons d'Inde. Après les avoir laissé calmer, je leur ai pratiqué, avec un stilet aigu et tranchant, la section de la moelle épinière au dessous de l'occiput. J'ai vainement cherché à les stimuler, ils n'ont plus manifesté de sensation perçue, par conséquent plus de colère.

Malgré le succès de cette expérience, je n'ose pas lui ajouter une grande importance. La vie, chez ces animaux, est trop limitée, trop courte et trop difficile à entretenir après la section de la moelle spinale, pour qu'on puisse bien apprécier les effets des sensations et des passions. Ainsi, je l'abandonne bien volontiers, quoique cependant elle concoure avec la CLXIII^e à prouver de plus en plus que c'est le cerveau, et non le trisplanchnique, qui est le siége de la passion qu'on suscitait, puisqu'il n'a plus été possible de la faire naître aussitôt que la communication a été interceptée entre la peau et l'encéphale, quoique rien n'eût intercepté celle qui lie l'enveloppe cutanée au trisplanchnique et aux viscères profonds. L'histoire du Danemarck nous fournit un fait singulier, qui vient encore à l'appui de notre opinion :

Le roi Harald, qui vivait dans le milieu du dixième siècle, avait fondé sur la côte de Poméranie, une ville nommée Julin ou Jomsbourg ; il y avait envoyé une colonie de jeunes Danois, et en avait donné le gouvernement à un nommé Palnatocko. Ce nouveau Lycurgue avait fait de sa ville une seconde Lacédémone ; tout y était uniquement dirigé vers le but de former des soldats ; il avait défendu, dit l'auteur de l'histoire de cette colonie, d'y prononcer seulement le nom de la peur, même dans les dangers les plus imminens. Quelques-uns d'entre eux, ayant fait une irruption dans les états d'un puissant seigneur norvégien, nommé Haquin, furent vaincus, malgré l'opiniâtreté de leur résistance ; et les plus distingués ayant été faits prisonniers, les vainqueurs les condamnèrent à mort. Cette nouvelle, au lieu de les effrayer, fut pour eux un sujet de joie. Un guerrier nommé Torchill, qui leur tranchait la tête, leur demanda successivement ce qu'ils pensaient. Le quatrième fit cette réponse singulière : « Je souffre la mort de bon cœur, et cette heure m'est agréable : Je te prie seulement, ajouta-t-il, en s'adressant à Torchill, de me trancher la tête le plus promptement qu'il sera possible ; car c'est une question que nous avons souvent agitée à Julin, de savoir si l'on conserve quelque sentiment après avoir été décapité ; c'est pourquoi je vais prendre ce couteau d'une main, et si, après avoir été décapité, je le porte contre toi, ce sera une marque que je n'ai pas entièrement perdu le sentiment, si je le laisse tomber, ce sera une preuve du contraire ; hâte-toi de décider cette question. » Torchill, ajoute l'historien, se hâta de lui trancher la tête, et le couteau tomba.

Si la volonté, animée par un sentiment fanatique qui n'est autre chose qu'une passion, n'a plus eu d'influence sur les membres de ce guerrier intrépide, il faut donc que la passion se soit évanouie avec la volonté. Or, la décapitation n'a fait que séparer la tête du tronc. Si la passion eût été ailleurs que dans le cerveau, par exemple dans les viscères ou dans le trisplanchnique, ceux-ci auraient dû influencer les membres, puisque leur communication avec la moelle épinière, n'avait point été détruite, et que c'est de cette partie de l'appareil cérébral que les membres tirent leur influence.

Ainsi, à l'observation se joignent les expériences directes sur les animaux, pour nous convaincre de plus en plus que le siége des passions est dans l'encéphale : car si l'encéphale est le siége d'une passion, il est le siége de toutes; et quoique dans les animaux sur lesquels nous avons expérimentés, nous n'ayons pu agir que dans les cas de colère et de haine, c'est comme si nous avions agi dans tous les cas possibles de passions, parce que toutes se ressemblent dans leurs moyens de développement, dans leurs effets et dans leur décroissement. La conclusion devient donc rigoureuse ; le cerveau est le siége des passions. Dès-lors notre tâche serait remplie : puisque le système nerveux ganglionaire n'en est pas le siége, il leur est étranger, son rôle n'est plus rien, et il n'exerce sur elles aucune influence. Cependant une assertion aussi tranchée serait fausse, ou tout au moins aventureuse : car si l'on avait établi cette impassibilité absolue du système ganglionaire dans les passions, pourquoi verrions-nous dans leur violence, la circulation s'accélérer, se suspendre ou se ralentir; le système capillaire cutané s'épanouir ou se crisper, les larmes ou la salive couler abondamment, l'ictère se développer, le vomissement avoir lieu, une sensation pénible ou agréable se fixer dans la région épigastrique ; des engorgemens, des anévrismes en être la conséquence, etc., etc. ? Cette énumération d'actes qu'excitent les passions, étant sous la dépendance du système nerveux ganglionaire, ce système ne peut donc pas être tout-à-fait étranger aux passions, il y joue donc un rôle quelconque, primitif ou secondaire. Rien n'est plus certain, et c'est ce rôle qu'il nous reste à examiner.

§ II.

RÔLE QUE JOUE LE SYSTÈME NERVEUX GANGLIONAIRE DANS LES PASSIONS.

Quoique le trisplanchnique ne soit pas le siége des passions, il ne peut rester étranger à ces secousses violentes qui remuent l'économie tout entière. Je dirai même qu'il joue un rôle très-important dans la plupart des actes qui manifestent les passions. Pour le bien étudier ce rôle, il suffit d'analyser ces actes et de les bien apprécier, afin de rapporter à chaque système nerveux ce qui est de son ressort. Pour mettre plus de clarté dans cet examen, je présenterai d'abord l'influence que le système ganglionaire reçoit des passions et sa réaction, et ensuite l'influence qu'il exerce sur les passions. C'est dans l'observation même des phénomènes qui se manifestent pendant le plus haut degré de violence de la passion, que nous trouverons la solution que nous cherchons : nous devons donc commencer par exposer ces phénomènes.

Chez un homme qui entre en fureur, l'économie entière partage l'état violent où il se trouve. Les fonctions intellectuelles sont bouleversées, la sensibilité a été exaspérée, les idées sont concentrées sur un seul point, et la moindre impression sur les organes des sens devient cause d'une exaltatation plus grande. Les muscles se contractent avec force, et semblent dans un état convulsif; ils ont doublé d'énergie. La parole est plus rapide, les expressions n'arrivent pas aussi vite que les idées, et elles font paraître balbutier : les lèvres sont tremblantes. Les organes intérieurs destinés aux fonctions assimilatrices, prennent aussi part à cet état d'exagération. Le cœur précipite ses contractions, accélère la circulation, et envoie plus de sang aux organes ; la face se colore, s'anime ; les yeux s'injectent, deviennent brillans : le cerveau s'engorge, et souvent un épanchement apoplectique vient terminer cette scène terrible et dégoûtante. Plus de sang se présente aux organes sécréteurs, et sollicite de plus abondantes sécrétions : la salive coule, la peau se couvre de sueur, la bile afflue dans l'estomac. La circulation accélérée envoie plus de sang aux poumons; le besoin de respirer devient plus grand pour une plus rapide hématose, et la respiration est plus courte et plus fréquente. Le vomissement a lieu, tantôt par stimulation directe, tantôt et le plus souvent par indigestion, l'action de l'estomac étant suspendue par le trouble général.

Dans ce tableau de l'homme en colère nous trouvons deux ordres de phénomènes, représentés les uns par des actes dépendans directement du système nerveux cérébral, les autres par des actes dépendans du système ganglionaire. Les actes cérébraux sont le trouble des fonctions intellectuelles, l'exaltation de la sensibilité et surtout des organes des sens, les vociférations, le tremblement des lèvres, les mouvemens musculaires et les vomissemens. Les actes ganglionaires sont l'accélération de la circulation, la coloration de la face, l'injection des yeux, l'engorgement du cerveau, l'augmentation des sécrétions et l'accélération de la respiration. Le premier ordre de phénomènes n'a pas besoin d'explication ; ils sont tous l'effet de l'influence directe de l'encéphale qui préside à leur exécution. Le second ordre, dépendant du système nerveux ganglionaire, ne reçoit de l'encéphale qu'une influence secondaire, qu'une influence communiquée et réfléchie. C'est-à-dire que le cerveau violemment agité communique son état aux différentes parties du système des ganglions, et que celui-ci réagit sur les organes et modifie leurs actes. Rappelons-nous ce que nous avons dit dans le chapitre des sympathies, et il nous sera facile d'en faire ici l'application. Les communications des nerfs spinaux avec les ganglions cervicaux, qui fournissent les nerfs cardiaques, nous expliquent pourquoi la circulation est accélérée. L'abord du sang dans les capillaires nous explique leur turgescence : les communications des nerfs cérébraux avec les nerfs ganglionaires des différentes parties où cette turgescence est plus marquée, et surtout avec ceux des glandes salivaires, hépathiques, etc., expliquent pourquoi la face se tuméfie, et pourquoi certaines sécrétions ont lieu de préférence. D'après cela, nous pouvons regarder ces actes ganglionaires comme autant de sympathies, qui appartiendront à la classe des sympathies cérébro-ganglionaires. Tel est l'enchaînement des phénomènes ; mais si l'on voulait savoir pourquoi chacun a lieu, plutôt que tel autre, je répondrais naïvement : nous n'en savons rien, ou ce qui est la même chose : *sic voluere fata.*

De même que dans la colère, les phénomènes de la joie sont expansifs. L'imagination riante communique avec facilité ses idées, la volubilité est plus grande, et les expressions plus faciles et même plus recherchées. Les mouvemens acquièrent plus d'agilité et plus de souplesse. Le cœur bat un peu plus vite, la face s'anime légèrement et s'épanouit, la peau devient plus souple : toutes les fonctions intérieures s'exécutent avec plus de facilité. Nous retrouvons ici les deux ordres d'actes que nous avons signalés en parlant de la colère. L'encéphale exerce sur eux la même influence directe sur les actes cérébraux, et indirects sur les actes ganglionaires. Il répand son bien-être sur toute l'économie.

Nous ferons la même remarque pour les phénomènes qui sont déterminés par les passions sentimentales, l'amour et l'amitié. Ces phénomènes paraissent différens ; mais le mode de transmission est toujours le même. C'est tout ce qu'il nous est possible de savoir sur chaque passion en particulier. Vouloir connaître la cause des nuances que présentent les phénomènes des passions qui paraissent avoir de l'analogie, c'est vouloir la chose impossible. On demandait à un amoureux spirituel pourquoi il aimait si fort une personne qui n'avait ni grâces, ni qualités : c'est, répondit-il, parce que je l'aime.

Si nous examinons les effets des passions tristes, nous trouvons, il est vrai, d'autres phénomènes ;

mais il nous sera toujours facile de les rattacher aux mêmes causes et aux mêmes principes.

Un homme en proie à un chagrin cuisant se concentre tout dans lui-même, au physique comme au moral. Il est insensible à tout; rien ne lui fait une impression capable de l'intéresser ou de fixer son attention; il semble même oublier les objets de ses plus tendres affections; et pour être plus concentré, moins détourné de ses tristes pensées, il fuit le monde et cherche la solitude. Les organes de la sensibilité et des sens semblent s'émousser; les contractions musculaires sont plus lentes, elles semblent avoir perdu de leur énergie et de leur force. Le cœur se contracte avec plus de lenteur, pousse moins de sang aux organes et le laisse accumuler profondément. La circulation languissante porte moins d'excitation et moins d'activité aux organes; la chaleur vitale languit par le défaut d'abord du sang, la nutrition se fait moins et laisse maigrir le corps; les capillaires cutanés, vides et resserrés, laissent prendre à la peau un teint décoloré et blême; l'exhalation cutanée et les sécrétions sont moins actives; le besoin de réparer ne se fait pas sentir et l'appétit se perd. Les évacuations sont presque nulles; l'urine n'est rendue que rarement et la constipation est des plus opiniâtres. Le sang, refoulé intérieurement, circule lentement, ralentit la respiration, engoue les poumons, et nécessite de temps en temps cette respiration profonde et suspirieuse qui les débarrasse momentanément. Il reflue dans les gros troncs veineux, et de proche en proche dans les viscères parenchymateux les plus voisins, et y occasione ces engorgemens sanguins, d'abord passifs, et qui peu à peu deviennent maladie essentielle, parce que la présence et la stagnation du sang, trop long-temps continuées, finissent par déterminer sa combinaison pathologique avec les tissus modifiés. De là ces nombreux engorgemens chroniques du foie, de la rate et de l'estomac qui sont la conséquence fréquente des passions tristes.

Comme dans les cas précédens, nous retrouvons dans les phénomènes de la tristesse les deux ordres de phénomènes cérébraux et ganglionaires. Toutes les modifications de l'imagination, de la sensibilité et des sens, et la diminution dans l'énergie musculaire sont des actes cérébraux. La lenteur de la circulation, la diminution des sécrétions, l'amaigrissement et la crispation capillaire cutanée sont des actes ganglionaires. Nous retrouvons en outre une série d'actes consécutifs à la lenteur de la circulation. C'est la stase du sang dans les troncs veineux et consécutivement encore les engorgemens des viscères; mais ces actes sont eux-mêmes ganglionaires, et de plus, la conséquence d'un autre acte ganglionaire, de sorte qu'ils se rattachent au dernier ordre; et comme les uns et les autres ne se développent que sous l'influence indirecte de l'encéphale, ils constituent, comme dans la colère, des sympathies mixtes, cérébro-ganglionaires. Il est inutile de rappeler les voies de communication : elles sont toujours les mêmes, et nous les avons suffisamment développées en parlant des sympathies.

Si nous portons nos regards sur la frayeur, la crainte, ou sur toute autre passion, nous trouverons toujours des actes cérébraux, dépendant directement de l'influence de l'encéphale et des actes ganglionaires produits par une influence secondaire.

Ainsi, dans tous les cas, il y a toujours réaction directe sur les organes de la vie de relation, et réaction indirecte sur les organes de la vie nutritive. L'effet varie selon la passion; mais le mode de transmission reste le même. Que ce soit le cœur, le foie, l'estomac, qui soient le siége principal des phénomènes de réaction, le point de départ est toujours dans le cerveau; c'est lui qui, modifié le premier, modifie à son tour les autres organes. Le plus souvent ce sont les organes du centre : cependant il ne faut pas croire que les autres en soient exempts; déjà nous avons vu la vessie et le rectum se contracter avec moins d'énergie dans la tristesse, et nous les voyons, au contraire, se contracter quelquefois spontanément dans la frayeur, et faire rendre involontairement les urines et les matières fécales. Les voies de communication de ces deux organes avec le cerveau ont été suffisamment démontrées dans les chapitres de la défécation et de l'émission des urines. Disons encore que la matrice n'est pas non plus à l'abri de l'influence des passions : une émotion vive, un sentiment de pudeur, suppriment les évacuations, ou arrêtent les contractions utérines : la frayeur, la colère, une joie excessive provoquent souvent l'avortement, et des évacuations sanguines ou muqueuses. Le tissu de l'utérus doit, pour se contracter, jouir de l'influence du système nerveux cérébro-spinal, transmise par les nerfs sacrés : c'est donc par ces nerfs qu'il est différemment modifié, selon la modification du cerveau par la passion; mais si la passion a suspendu ou déterminé les contractions utérines, alors la sympathie est cérébrale, parce que ces contractions sont sous l'influence directe de l'encéphale : si, au contraire, elle a réagi sur l'exhalation sanguine, la sympathie est cérébro-ganglionaire, parce que cette évacuation est sous l'influence du système ganglionaire et qu'elle n'a dû être influencée que secondairement par les communications des nerfs sacrés avec les plexus sacrés et les hypogastriques. Nous savons aussi combien les affections de l'ame agissent sur l'évacuation séminale; il est facile de savoir comment, en se rappelant les voies de communications que nous avons signalées dans le chapitre de la génération.

Nous avons vu jusqu'à présent le système nerveux ganglionaire jouer un rôle passif dans les phénomènes des passions; c'est-à-dire qu'il a reçu son influence du cerveau, quoiqu'il ait agi activement dans les actes dont il a ensuite été l'agent incitateur. Nous avons annoncé qu'il jouait un rôle actif, que nous n'avons point encore étudié et qu'il nous importe de faire connaître. Quelques mots suffiront pour cela; mais ils sont indispensables, sans eux notre théorie ne serait pas complète. Tous les jours en effet nous voyons les maladies de certains organes changer totalement le caractère d'un individu, et faire naître chez lui la disposition à des passions auxquelles son caractère primitif paraissait bien étranger. Tous les jours l'observation démontre que les affections chroniques de tel ou tel organe disposent à un genre de passion déterminé, et c'est cette remarque qui avait le plus contribué à accréditer l'opinion qui place le siége des passions dans les organes pectoraux et abdominaux. L'observation a aussi fait voir qu'en général les affections organiques du cœur et des poumons disposent plutôt aux passions expansives, gaies et généreuses, et que les affections organiques des viscères sous-diaphragmatiques disposent, au contraire, aux passions tristes et mélancoliques. Les unes et les autres exaltent le système nerveux par les longues souffrances qu'elles occasionent et exagèrent l'irritabilité et la susceptibilité; ce qui rend l'individu plus impressionnable et plus irascible. Il n'est pas besoin de dire que par souffrance, je n'entends pas seulement la douleur, parce que le système nerveux cérébral peut la percevoir, et que dans la plupart de ces engorgemens ou altérations organiques, il n'y a pas ordinairement de douleur, attendu que la maladie se passe presque en entier dans des tissus et sur des actes dépendans du système nerveux ganglionaire, qui, pour ne pas transmettre la sensation de la douleur, n'en souffre pas moins.

Si nous voulions nous borner à indiquer les voies de communication et de transmission qui lient les organes malades avec le système cérébral, notre tâche serait bientôt remplie : nos recherches sur le cœur, sur les poumons, l'estomac, les intestins, et sur tout le chapitre des sympathies nous les ont fait connaître. Ainsi nous dirions : le cœur réagit, ou bien par les filets qu'il reçoit de la huitième paire, ou bien par les ganglions cervicaux, au moyen desquels les nerfs cardiaques communiquent avec les nerfs spinaux : les poumons transmettent leurs impressions morbides au moyen de la huitième paire : nous dirions la même chose de l'estomac et ainsi des autres organes. Mais il est une question assez délicate et très-curieuse, sur laquelle je vais essayer de donner quelques explications physiologiques : c'est de savoir pourquoi les affections des organes sus-diaphragmatiques, le cœur et les poumons, disposent plutôt aux passions gaies et expansives, et les affections des organes sous-diaphragmatiques, estomac, foie, intestins, etc., disposent plus spécialement aux passions tristes. Je sais qu'il y aurait à cela une réponse bien simple, ce serait d'attribuer cette propriété à chaque organe, de la même manière qu'il jouit de celle qui constitue sa fonction spéciale, sans que le pourquoi nous soit connu pour l'un plutôt que pour l'autre. Cependant je ne m'arrêterai point à cette réponse évasive, je vais chercher à la trouver dans les fonctions mêmes des organes, et à démontrer l'enchaînement physiologique qui lie leurs affections avec les changemens qu'elles apportent dans le caractère et dans les passions.

1° Les affections du cœur, dit-on, augmentent

le courage, la grandeur d'ame, et donnent même plus d'activité et une tournure plus heureuse aux fonctions intellectuelles : toutes les passions sont modifiées sur ce type de grandeur ; en un mot, c'est le tempérament sanguin exagéré. Cette opinion n'est pas entièrement fondée ; elle n'est vrai que jusqu'à un certain point, et souvent elle est en défaut. Pour la mettre d'accord avec l'observation la plus rigoureuse, et pour en expliquer les contradictions nombreuses, il faut étudier les effets divers des maladies du cœur sur la circulation. Sous ce rapport, nous les distinguerons en deux classes : 1° les unes augmentent en quelque sorte la circulation, en lui donnant plus de force ou plus d'activité ; 2° les autres la troublent, la ralentissent ou la gênent plus ou moins. A la première classe appartiennent les anévrismes par hypertrophie, et surtout les anévrismes du ventricule gauche. A la seconde classe appartiennent toutes les affections organiques qui diminuent la force des contractions musculaires du cœur, ou qui rétrécissent les ouvertures de communication de cet organe, de manière à diminuer la quantité de sang qu'il envoie aux autres organes ; telles sont les cardites chroniques, les dépôts, les dilatations passives ou anévrisme par atrophie, les rétrécissemens des orifices, les ossifications des valvules, etc. On conçoit maintenant pourquoi, dans le premier cas, les fonctions intellectuelles seront augmentées, et pourquoi la force physique le sera également : le sang qui porte aux organes les matériaux de leur nutrition et le stimulus de leurs fonctions, y arrive en plus grande quantité et exagère son incitation. Le surcroit de force, d'activité, d'excitation donne nécessairement plus de confiance dans nos moyens, et inspire le courage, la grandeur d'ame, et souvent les imprudences ou les emportemens contre ce qui peut s'opposer à nos désirs ou à nos projets. Cela est si vrai, que lorsque l'anévrisme a fait les progrès qui, en rendant plus lentes et plus faibles les contractions du cœur, ralentissent et troublent la circulation, les idées de grandeur et de magnanimité sont remplacées par les craintes presque continuelles d'une mort prochaine. On comprend également pourquoi les affections organiques de la seconde classe rendent, au contraire, pusillanime et sans cesse timoré. Elles sont dans le même cas que l'anévrisme arrivé au dernier degré que nous avons indiqué : elles ne permettent pas au cœur d'envoyer aux organes une quantité suffisante du sang nécessaire à l'entretien normal de leurs fonctions, et souvent encore le sang qu'il envoie est déjà altéré, parce qu'il a long-temps été retenu dans les cavités cardiaques ou dans les vaisseaux pulmonaires, avant d'être envoyé, et qu'il y a perdu une partie de ses qualités vivifiantes.

2° Pour bien apprécier l'influence des maladies des poumons sur les passions, il faut se rappeler que leur fonction spéciale est d'opérer dans le sang un changement chimico-vital, qui, en le rendant rouge de noir qu'il était, lui donne les qualités vivifiantes qui vont porter aux organes leur aliment et leur stimulant matériel. Il est évident, d'après cela, que toutes les maladies des poumons qui s'opposeront plus ou moins à cette conversion du sang, le rendront moins apte à l'entretien des fonctions et à la stimulation normale des organes. Les maladies, au contraire, qui sembleront rendre cette conversion plus prompte ou plus grande, activeront la circulation, en rendant les contractions du cœur plus fréquentes, et feront envoyer aux organes un sang plus vivifié, plus rouge, en un mot, plus stimulant. Examinons en effet ce qui se passe dans les différentes affections des poumons, et nous verrons que celles de la première classe, telles que la péripneumonie, la vomique, l'œdème des poumons, l'hydrothorax, etc., en rendant l'hématose plus difficile et moins complète, sont loin d'inspirer de la gaîté ou de disposer aux passions expansives. L'organe de l'intelligence et les autres, ne recevant que des matériaux mal élaborés, ne sont pas bien disposés. Ils souffrent, au contraire, de cette mauvaise hématose, et les idées prennent une teinte bien plus sinistre qu'agréable; tandis que dans les maladies de la seconde classe, et surtout dans la phthisie pulmonaire, l'hématose est plutôt activée ou augmentée que diminuée, quoique bien souvent une grande partie des poumons soit détruite ou compacte, et paraisse devoir diminuer d'autant l'accomplissement de l'hématose. Mais dans cette maladie, il y a une augmentation inconcevable d'activité dans la fonction du poumon sur le sang, puisque l'expérience a démontré à tous les praticiens que, dans la phthisie pulmonaire, le sang était plus rutilent que dans l'état de santé. Tous les jours une hémoptysie, une inflammation partielle aiguë de l'organe malade nécessite de petites saignées chez les phthisiques; le sang veineux conserve même plus de rougeur, plus de plasticité qu'il n'en a d'habitude. Voilà le fait : il ne s'accorde pas bien avec la destruction d'une grande partie de son organe vivifiant, si l'on ne veut lui accorder que le pouvoir d'opérer une hématose régulière et uniforme. Mais si l'on envisage que l'action de tous les organes peut être accidentellement accrue, on reconnaîtra qu'ici l'hématose est augmentée dans les poumons, que le mode d'excitation que leur imprime le développement des tubercules exalte dans eux l'acte ou les actes qui opèrent la transformation du sang et la rendent beaucoup plus prompte et plus grande dans les parties encore saines de l'organe. Les poumons renvoient donc au cœur, très-rapidement, un sang plus riche de principes vivifians ou incitateurs. Le cœur averti se contracte plus promptement et envoie ce sang aux organes. Le cerveau en reçoit une surexcitation qui se manifeste par une activité intellectuelle plus grande; les travaux du cabinet et les projets ne coûtent rien; l'encéphale est dans une activité permanente : il semble, qu'averti d'une destruction prochaine, il veuille vivre de longues années en quelques jours. Tous les organes reçoivent la même surexcitation, en recevant le même sang : tous redoublent d'activité et acquièrent une énergie qui use plus vite encore la vie. Qui ne connaît le penchant des phthisiques au plaisir de l'amour? Chez eux la digestion se fait bien, et souvent même, presque aux portes du tombeau, ils digèrent très-bien des alimens d'une très-difficile digestion.

3° Dans les organes sous-diaphragmatiques, l'influence des altérations pathologiques ne saurait plus être la même ; elles n'ont d'effet commun que l'augmentation de la susceptibilité nerveuse ; parce qu'une longue souffrance, quel qu'en soit le siége, produit toujours cet effet. Mais leur influence dépendant de la fonction lésée de l'organe, ne saurait jamais disposer aux passions gaies. Développons cette opinion.

Le foie, la plus volumineuse des glandes, est l'organe secréteur de la bile, fluide indispensable à l'accomplissement de la digestion. Il est en outre traversé par le système veineux abdominal, qui s'y ramifie en capillaires excessivement ténus, avant de se réunir au système veineux général. Qu'une altération quelconque survienne dans le foie, toujours elle viciera ses fonctions, mais à des degrés bien variés. Selon ce degré, les effets seront différens sur les passions. Si l'affection du foie se développe au milieu de son tissu sans l'altérer, comme le ferait un kyste, la réaction sera nulle, parce que les fonctions de l'organe n'en souffriront point. Si l'affection ne désorganise point le tissu, ou ne le désorganise que dans une étendue peu considérable, la réaction sera encore peu appréciable. Cependant il peut se faire dans ces cas, que la partie malade produise sur l'organe entier une surexcitation, qui, sans nuire à la sécrétion de la bile, lui fasse donner des qualités nouvelles et capables de produire dans l'économie un état particulier de surexcitation, qui caractérisera le tempérament bilieux exagéré et voisin de la mélancolie. Tout prend chez lui une activité plus grande; mais tout se rembrunit comme son teint. Si la maladie du foie est assez étendue pour nuire à la sécrétion de la bile dans sa quantité comme dans ses qualités, et pour gêner la circulation de la veine-porte, alors la bile agit non-seulement par ses qualités vicieuses sur l'économie, mais encore en rendant la digestion plus difficile et moins complète, et en ne laissant plus introduire qu'un chyle mal élaboré, dont l'arrivée au cœur est en outre gênée dans le passage de la veine-porte au foie. L'organisme reçoit donc une double influence dans ce cas: influence de la part d'une bile viciée, qui ne peut que causer une impression pénible; influence de la part d'un chyle de mauvaise qualité, qui, en réparant les pertes de l'économie, ne fournit aux organes qu'un aliment plus propre à entretenir des impressions désagréables et nuisibles, qu'à entretenir cet état de bien-être et de satisfaction qui constitue la santé. Il est bien impossible alors que les idées puissent être gaies, puisque toute l'économie souffre, et se trouve avertie par une mauvaise chymification d'une tendance à la destruction. Ce fâcheux effet est encore augmenté par la gêne de la circulation abdominale, et l'embarras qu'elle doit causer dans les autres viscères

4° Les affections de l'estomac produisent nécessairement une impression de souffrance qui se réfléchit dans toute l'économie, et qui ne peut pas disposer aux passions gaies. Elles nuisent en outre à la digestion; alors, ou bien le malade mange moins, et ses alimens fournissent moins de chyle pour réparer les pertes des organes, et ceux-ci souffrent de cette privation; ou bien les alimens qu'il mange, sont mal digérés, mal élaborés; le chyle qui en résulte n'est plus d'aussi bonne qualité, et il ne peut donner au sang celles qui lui sont nécessaires pour fournir aux organes une alimentation salutaire et une excitation normale. Le cerveau se ressent, ainsi que les autres organes, de cette double influence; il en souffre, et il ne peut que donner aux idées la teinte rembrunie qu'il reçoit.

5° Nous retrouverons dans les affections de la rate, des intestins, des reins, etc., la même influence sur les passions. Elles transmettront à l'encéphale d'autant plus de disposition à la tristesse et à la mélancolie, qu'elles occuperont un organe plus important, et que, par leur étendue, elles agiront sur un plus grand nombre de nerfs. Toujours nous trouverons, 1° impression de souffrance qui va retentir dans tous les organes, et les affecte désagréablement; 2° viciation d'une fonction dont les effets plus ou moins nuisibles, sont toujours par l'enchaînement normal, le *consensus* de toutes les fonctions.

Je ne m'étendrai pas davantage sur ce sujet important. Je crois en avoir dit assez, pour avoir établi d'une manière irrécusable, 1° que le cerveau est le siége des passions; 2° que le trisplanchnique, influencé par l'encéphale, réagit sur les autres organes, et y détermine des actes soumis à son influence; 3° que le système nerveux ganglionaire n'a d'autre influence sur la production des passions, que celle qu'il exerce en réfléchissant sur le cerveau les impressions plus ou moins pénibles qu'il reçoit dans les viscères splanchniques; 4° que les organes de l'hématose et de la circulation exercent une influence plus directe sur la disposition aux passions, suivant la quantité et la qualité du sang qu'ils envoient aux organes, surtout au cerveau; 5° que les organes qui coopèrent à la formation du chyle, exercent la même influence, suivant la quantité et les qualités du chyle qu'ils envoient.

Ma tâche est remplie: je n'ai rien négligé de tout ce qui pouvait contribuer à jeter quelque jour sur la grande et importante question que j'ai traitée. J'ai cherché à surprendre la nature en l'interrogeant de toutes les manières: observations pathologiques, expériences sur les animaux vivans, analogie, tout a été mis à contribution. Mes inductions ont toujours été sévèrement déduites des faits. Aussi je suis arrivé à établir, avec une précision rigoureuse, quels sont dans l'économie les actes qui dépendent de chaque système nerveux, et le rôle que chacun joue dans l'exercice compliqué des fonctions. Cette analyse n'avait point encore été faite. Elle fera mieux apprécier une foule de phénomènes physiogiques, qui étaient encore enveloppés d'un voile obscur ; elle donnera même une physionomie nouvelle à l'étude de la physiologie ; elle exercera une influence non moins grande dans l'étude de la pathologie, en rendant plus facile l'appréciation de chaque phénomène morbide. Cette prétention est justifiée par le soin que j'ai pris de montrer l'harmonie qui existe entre les actes physiologiques et les actes pathologiques, en faisant constamment l'application des lois de la physiologie aux phénomènes de la pathologie. Ce que j'ai dit et démontré peut facilement suppléer à ce que je n'ai pas pu dire. Cependant j'aurais désiré de pouvoir donner le développement nécessaire aux idées qui ne sont qu'émises ou indiquées, en les réduisant en une espèce de corps de doctrine, en faisant, en un mot une physiologie pathologique. Mais ce travail aurait dépassé les bornes de cet ouvrage : il aurait formé un second ouvrage lui-même. D'ailleurs j'ai tracé la marche, et l'on peut faire aisément, à chaque maladie, l'application des lois physiologiques, en analysant soigneusement les actes auxquels elle donne lieu. On peut en outre consulter la plupart de mes ouvrages, on y trouvera l'étiologie de plusieurs maladies basées sur cette analyse des actes morbides. Cependant pour mieux démontrer l'usage qu'on en peut faire, je vais en exposer succinctement l'application à la théorie de la phlegmasie.

L'inflammation, ce type de la plupart des autres affections pathologiques, nous présente des phénomènes qui ont été signalés de tout temps, rougeur, tuméfaction, chaleur et douleur : la chaleur et la douleur ne sont pas constantes. En analysant les actes auxquels ces phénomènes sont dus, il sera facile d'en déduire une théorie rationnelle de la phlegmasie. La rougeur est la tuméfaction dépendent de l'abord d'une plus grande quantité de sang dans la partie malade. Cet afflux est un acte de la circulation capillaire, il se passe tout entier dans les petits vaisseaux : il ne peut être le résultat de l'accroissement d'activité de la grande circulation, parce que le cœur, en l'accélérant, pousse également le sang en plus grande quantité à toutes les parties, et que le plus souvent il n'y a point d'accélération de la circulation dans la phlegmasie. La chaleur, lorsqu'elle existe, est due à la même cause, à la présence d'une plus grande quantité de sang, véhicule du calorique. Ces trois phénomènes sont donc dépendans du même acte, de l'abord du sang dans la partie. Or, cet acte se passant dans les capillaires, ne peut comme eux être que sous la dépendance du système nerveux ganglionaire. Mais comme il n'a pas lieu dans l'état normal, il faut qu'une cause accidentelle intervienne toujours pour le faire exécuter. Qu'une épine soit enfoncée dans une partie, elle cause de l'irritation, et l'irritation cause à son tour la fluxion inflammatoire. L'irritation est donc la cause de l'inflammation. Et, passant du connu à l'inconnu, nous conclurons que dans les organes profonds, soustraits à l'action des agens physiques, et même dans les organes superficiels, lorsque aucun agent physique n'a causé d'irritation appréciable, il a fallu une cause interne quelconque pour déterminer cette irritation et consécutivement la phlegmasie. Il est aisé de se rendre compte des différences de la partie enflammée sous le rapport de la température, en réfléchissant aux deux états, aigu et chronique, sous lesquels l'inflammation se présente. Dans le premier cas, la circulation locale est accélérée ; sans cesse un sang nouveau est appelé dans la partie et dans son voisinage, et avec lui plus de calorique. Dans le second cas, la partie enflammée présente seule un engorgement, dans lequel le sang est presque dans un état de stagnation par l'espèce de combinaison qui s'en est opérée avec les tissus : la circulation capillaire du voisinage n'est plus accélérée, il n'y a plus d'afflux de sang, par conséquent plus d'afflux de calorique.

Le quatrième phénomène de la phlegmasie, ou la douleur, n'existe pas toujours : c'est une vérité pratique trop connue pour y insister. Elle est le résultat constant de l'irritation des nerfs cérébraux : point de douleur sans cette irritation ; elle est la sensation cérébrale viciée ; elle ne peut être perçue que par le centre cérébral, auquel elle est transmise par le nerf irrité. La douleur n'est donc pas un phénomène nécessaire à la phlegmasie, elle n'en est donc pas un caractère distinctif et spécial. Non sans doute, puisque la moitié au moins des phlegmasies existe sans douleur, et qu'un membre paralysé et insensible n'en devient pas moins le siége d'érysipèles, de phlegmons, etc. Voilà pour les phénomènes locaux : l'inflammation est avec ou sans douleurs. Mais la phlegmasie ne se borne pas toujours à ces phénomènes, souvent elle s'accompagne de phénomènes généraux plus ou moins intenses, selon le degré ou la violence de l'inflammation : c'est alors la fièvre ou la diathèse inflammatoire. La série des phénomènes auxquels elle donne lieu, précède souvent la maladie, et souvent aussi elle en est la conséquence ou la réaction, selon que l'inflammation est maladie locale ou maladie localisée, ainsi que je l'ai développé dans un mémoire sur ce sujet. Mais de quelque manière qu'on les envisage, ces phénomènes sont toujours l'effet de la circulation augmentée, et la circulation dépendant du système nerveux ganglionaire, la cause première remonte donc à ce système. Je fais abstraction de l'état pathologique du sang, parce que je dois ne m'occuper ici que du jeu des solides. Lorsque ces phénomènes généraux existent, les phénomènes locaux n'en sont pas moins les mêmes, c'est-à-dire qu'ils existent avec ou sans douleur; ce qui m'a fait établir les quatre modes inflammatoires suivans : 1° Inflammation sans douleur et sans fièvre; 2° inflammation sans douleur et avec fièvre; 3° inflammation avec douleur et sans fièvre; 4° inflammation avec douleur et fièvre.

Ces quatre états de l'inflammation sont vrais; ils se présentent chaque jour dans l'exercice de la médecine. Les praticiens savent bien les apprécier; et ce n'est point sur la violence de la douleur qu'ils jugent de l'intensité de l'inflammation, et qu'ils en basent le traitement antiphlogistique. Mais ce que nous savons maintenant de plus, c'est pourquoi et comment une douleur aiguë peut exister dans une partie sans qu'il y ait la moindre trace d'inflammation, et pourquoi une inflammation assez intense peut exister sans douleur : l'analyse des phénomènes inflammatoires et leur répartition à chaque système nerveux selon ses attributions, nous ont conduit à cette précision en quelque sorte mathématique ; ôtez cette distinction, tout rentre dans le chaos et l'arbitraire. En revenant à l'épine que nous avons supposé enfoncée dans une partie, il nous est facile d'en expliquer les effets. Les filets des deux systèmes nerveux se rencontrent partout : ils peuvent être irrités ensemble ou séparément. Si l'irritation ne se fait sentir que sur un nerf cérébral, il en résulte de la douleur et rien de plus. Si l'épine atteint les seuls filets ganglionaires, il n'y a point de douleur, parce que ces nerfs ne la transmettent point au cerveau ; il n'y a que la réaction de ce système, d'abord sur la circulation des capillaires du voisinage, qui en se développant constituent la congestion inflammatoire et la phlegmasie locale, et ensuite sur le cœur et sur tout l'arbre circulatoire, d'où naissent les symptômes généraux qui constituent la fièvre ou diathèse inflammatoire, qu'il faut bien distinguer de la simple fièvre d'irritation. Si les deux ordres de nerfs sont à la fois irrités, on aura à la fois douleur et phénomènes inflammatoires. Cette étude nous démontre aussi la différence qu'il y a entre l'irritation et la douleur. L'irritation existe toutes les fois que la sensation spéciale de l'un des deux ou des deux systèmes nerveux se trouve élevée pathologiquement au dessus de son type normal ; mais il n'y a douleur que lorsque cette exaltation pathologique de sensation intéresse les nerfs cérébraux. Ainsi l'irritation peut exister sans douleur ; mais la douleur ne peut pas exister sans irritation. L'irritation des nerfs ganglionaires précède toujours l'inflammation, dont elle est la cause; mais elle ne la produit pas toujours. Enfin l'inflammation est ou non accompagnée de douleur selon que les nerfs cérébraux sont irrités ou non irrités.

On sent à quels heureux développemens nous arriverions, en poursuivant cette analyse et en en faisant l'application aux différentes tumeurs, aux excroissences, aux dégénérations de tissus, etc. Mais de semblables détails ne peuvent convenir qu'à un ouvrage *ex professo* sur la physiologie pathologique. Le peu que nous en avons donné suffit pour montrer combien, avec cette méthode et cet esprit d'investigation, on pourrait répandre de lumière sur cette branche importante de la médecine.

P. S. La jeune fille bicéphale [1], dont j'ai parlé (p. 182), vient de mourir à Paris, au milieu de novembre 1829. L'autopsie codavérique a démontré l'existence des deux estomacs, ainsi que je l'avais annoncé.

[1] Ritta-Christina.

FIN.

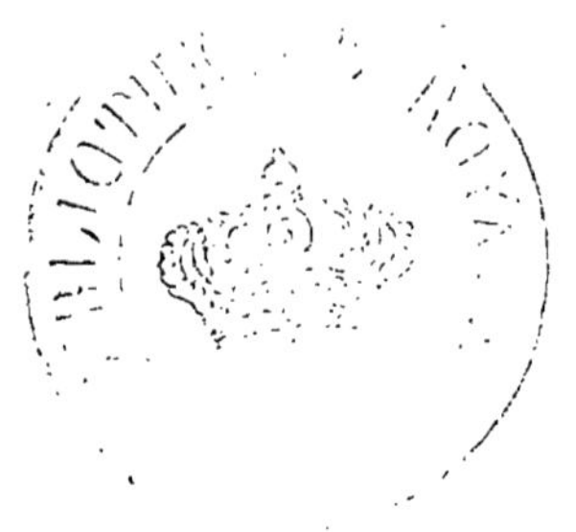

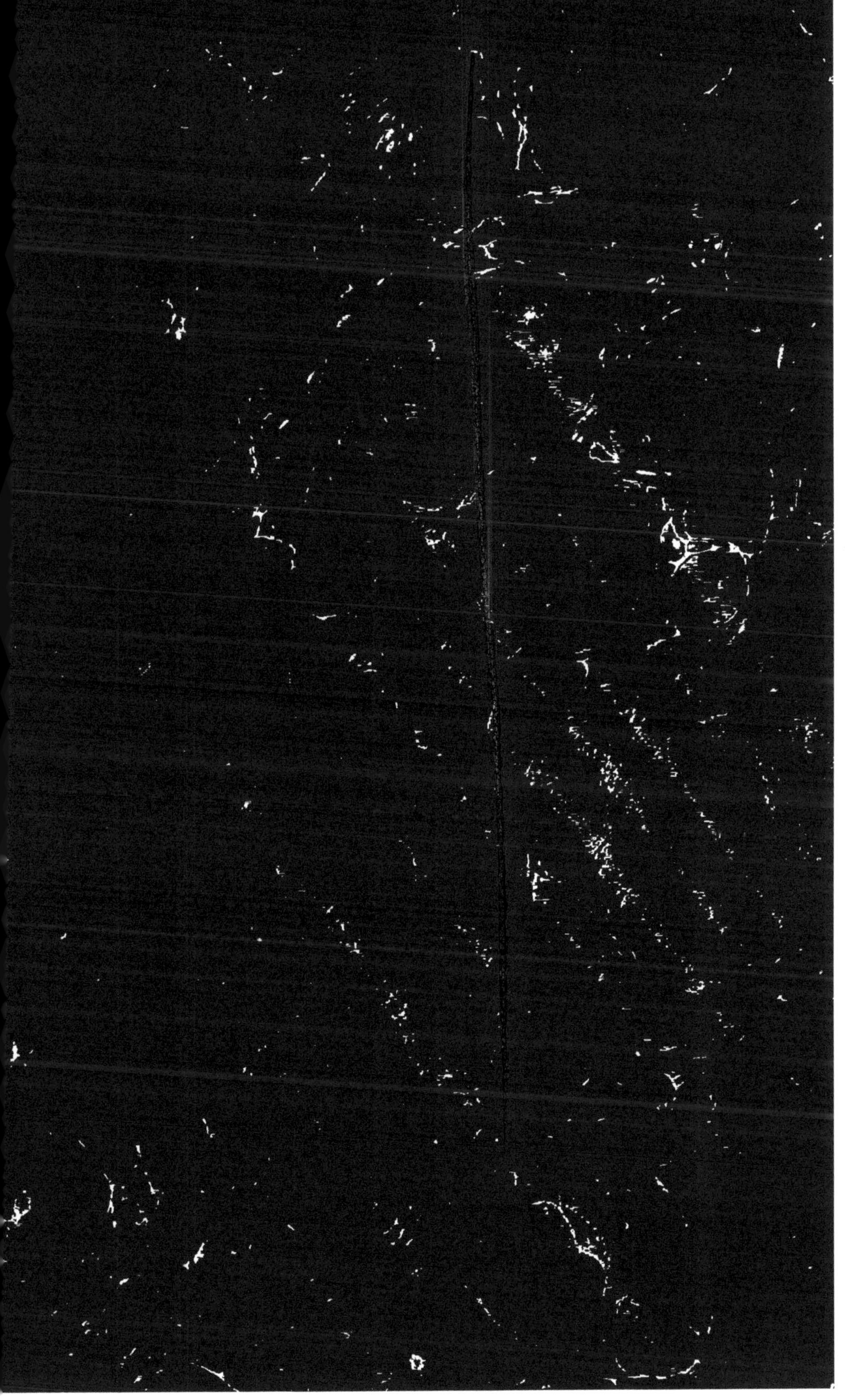

www.ingramcontent.com/pod-product-compliance
Ingram Content Group UK Ltd.
Pitfield, Milton Keynes, MK11 3LW, UK
UKHW021841190726
13855UKWH00001B/86